现代中医经络学

李定忠　李秀章　著

中医古籍出版社
Publishing House of Ancient Chinese Medical Books

图书在版编目（CIP）数据

现代中医经络学/李定忠，李秀章著．—北京：中医古籍出版社，2019.2（2021.4重印）
ISBN 978-7-5152-1847-2

Ⅰ.①现… Ⅱ.①李… ②李… Ⅲ.①经络-研究 Ⅳ.①R224

中国版本图书馆CIP数据核字（2018）第271993号

现代中医经络学

李定忠　李秀章　著

责任编辑　孙志波
封面设计　韩冬雪
出版发行　中医古籍出版社
社　　址　北京东直门内南小街16号（100700）
电　　话　010-64089446（总编室）　010-64002949（发行部）
网　　址　www.zhongyiguji.com.cn
印　　刷　河北文曲印刷有限公司
开　　本　787mm×1092mm　1/16
印　　张　19
字　　数　331千字
版　　次　2019年2月第1版　2021年4月第2次印刷
书　　号　ISBN 978-7-5152-1847-2
定　　价　126.00元

作者简介

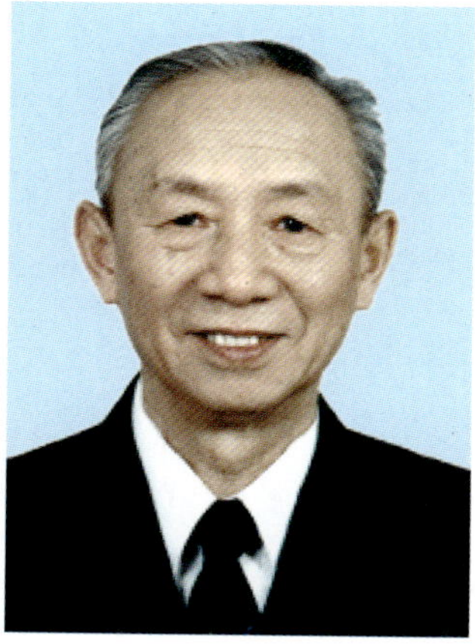

李定忠，生于1929年，我国著名中医世家“多寿堂”第七代传人，载入辽宁省志和中国回族大辞典名医录。1955年毕业于北京大学医学院，从事经络研究及中西医结合临床工作62年。其间担任国家级课题负责人，担任市、局、区级课题负责人，与中西医结合专家李秀章合作在国内外发表经络学专著5部，获科技进步奖十多项，被聘为世界针灸学会联合会专家委员会委员及中国中医科学院针灸研究所国际培训中心客座教授。一直从事科研和临床实践，证实经络的科学性，创建了高效、速效经络疗法。在经络理论研究方面获得突破性进展。①可见经络现象的发现证实经络存在。特别是先天性循经皮肤病的发现，证实基因是经络存在的决定性因素，并揭示经络间内在联系与中医经典理论相吻合。②通过感传研究“经络环”的发现，证实经络“气血运行，如环无端”的科学实质是人体内部自然存在着“环形闭合电路”。③经络实质是循经性、趋病性、效应性三位一体的物质、能量、信息流。④经络的调控机制是电磁驱动下的生物共振、信息触发、自组织的智能型程序化调整。⑤通过几十年的临床实践和研究，参考国内外相关资料，提出经络八大功能。在经络研究的基础上，发明和创建了“经络环皮部挑治法”和“经穴磁疗法”等八种新疗法，对亚健康状态及疼痛、骨关节病等多种疑难病（包括：先天病、遗传病乃至某些癌症）有较好的疗效。创建了中国式中西医结合全科医师新模式，揭示出10种调整规律，能做到多病同治、双向调整，能高效快速解决看病贵、看病难和药物依赖的问题。

作者简介

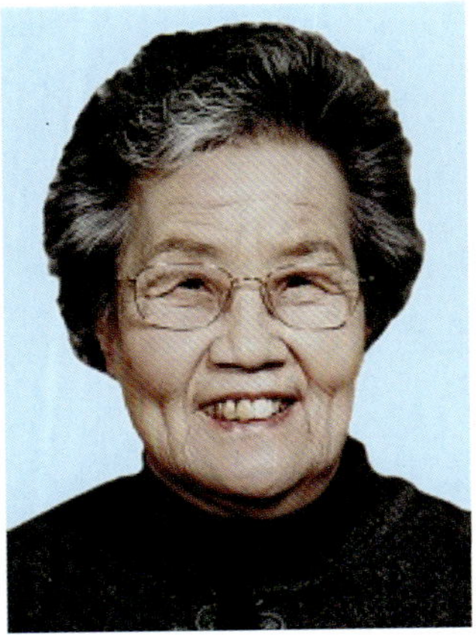

李秀章，生于1929年，中西医结合多学科全科医师。自幼师从李昆山、赵国华等名老中医学习。1961年毕业于天津医科大学医疗系；20世纪80年代又在首都医科大学“西学中”大专班脱产学习中医，荣获全市第一名，受到市领导的表扬。

六十多年来，李秀章一直坚持内、外、妇、皮肤科及中医多学科综合诊疗工作，与李定忠组成联合门诊，成为实实在在的全科医师。李秀章为人正直，待病人如亲人，处事非常严谨、认真，诊断追求精准，几十年来临床工作一切从实际出发、一丝不苟。一切从临床入手，理论联系实际。抓住现象进行检查，确定诊断进行诊疗，追求实效。李秀章对经络研究也是这样。从临床研究找到知识点和突破点，再进入多学科现代实验研究并取得成果，然后返回临床验证，确定证据，组织专家鉴定，再经国家检索查新，证实之后再报成果。李定忠、李秀章沿着这条路线坚持至今。李秀章对李定忠等的科研论文与专著都起着把关的作用。

衷心感谢

1. 感谢院内外各级各届领导的大力支持。

2. 感谢院内外专家、学者、同事和朋友们的热情关怀和多方配合与协助。在此致意！

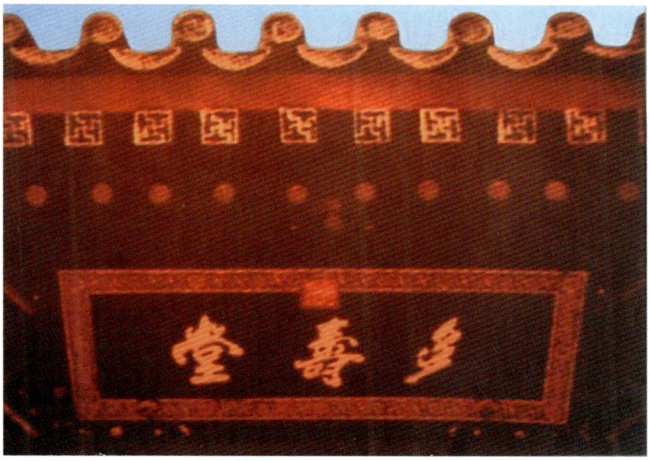

李家中医堂号：多寿堂

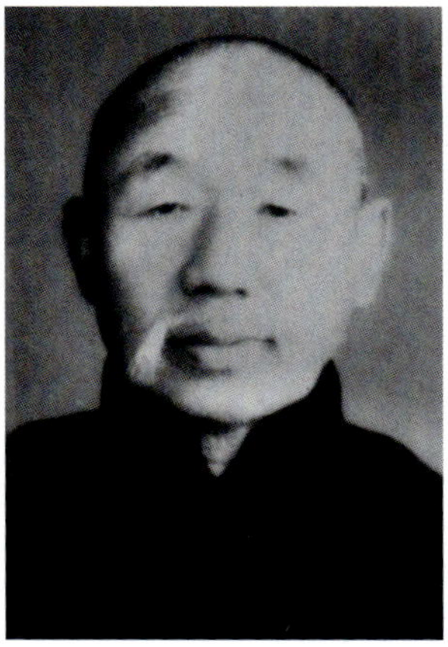

多寿堂第五代传人　李沛三

李沛三，李定忠之祖父，多寿堂第五代传人，国家名老中医，载入辽宁省志。左图为李沛三八十岁寿辰肖像。李定忠自幼受到祖父的宠爱和培养，受益匪浅。老人家特别重视道德作风的培养，重礼节、讲家规、强调关爱病人，对贫困病人不仅免费诊治，还能供饭、给钱。祖父的祖父，即多寿堂第三代传人，名李国泰，载入辽宁省志，是清代国子监大学士，创建牛痘局，救治许多天花病人。后来天花再次流行之际，祖父李沛三，继承祖业，亲手培植牛痘疫苗。老人家制定家训：“弘扬国粹，慈善为怀，治病救人，防治兼顾，强身健体，延年益寿，传承后代，惠及天下。”

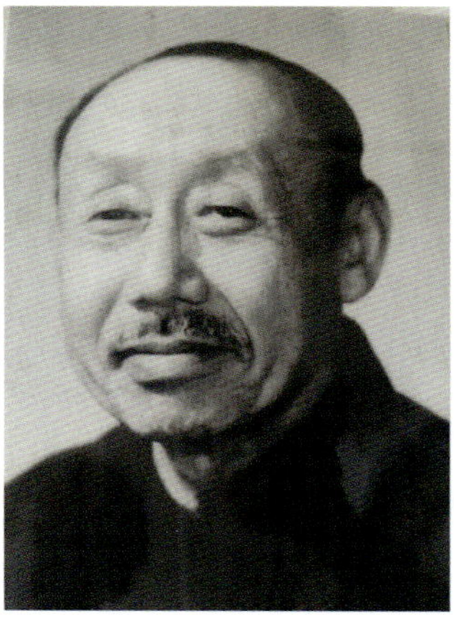

多寿堂第六代传人　李敬之

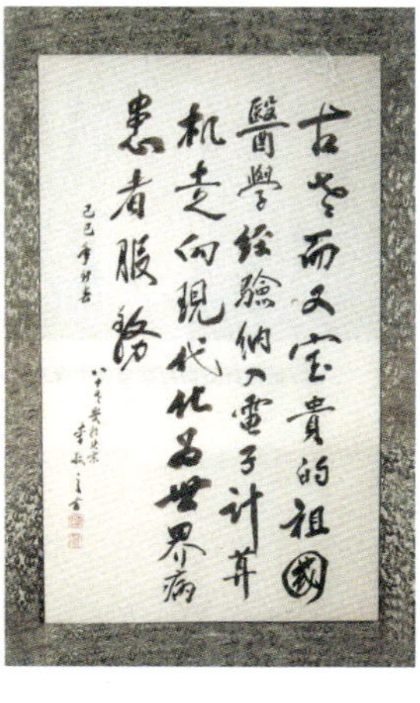

李敬之亲笔题词

李敬之，李定忠之父，多寿堂第六代传人，国家名老中医，心血管病专家，中医主任医师，北京中医药大学教授。上图为李敬之六十岁寿辰肖像。李敬之在高血压和冠心病等心血管疾病的中医治疗方面取得了突出的成就，参加全国心血管病学术交流会荣获国家三等奖，受到了医患的好评。

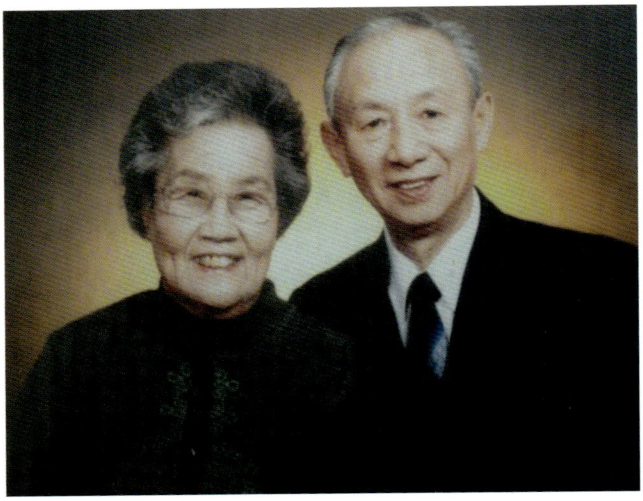

多寿堂第七代传人　李定忠　李秀章

李定忠、李秀章二位经络学专家都是双学历。中医祖传师传，西医本科毕业后从事经络研究和中西医结合联合门诊六十余年，共同救治数十万病人。在国内外出版经络专著 5 部，荣获科技进步奖 14 项，获得国家中医药管理局检索中心查新证明有九项创新，得到国际专家、学者的赞许。

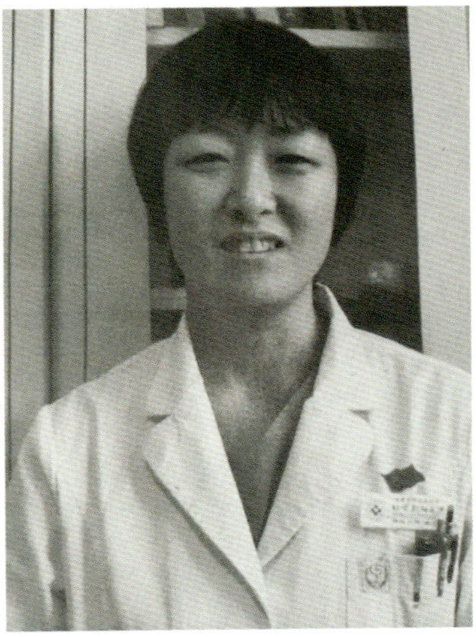

多寿堂第八代传人　米荷音

米荷音，首都医科大学博士生，中西医学双学历，中医祖传（多寿堂第八代传人）。

国内外已经出版的五部经络学专著

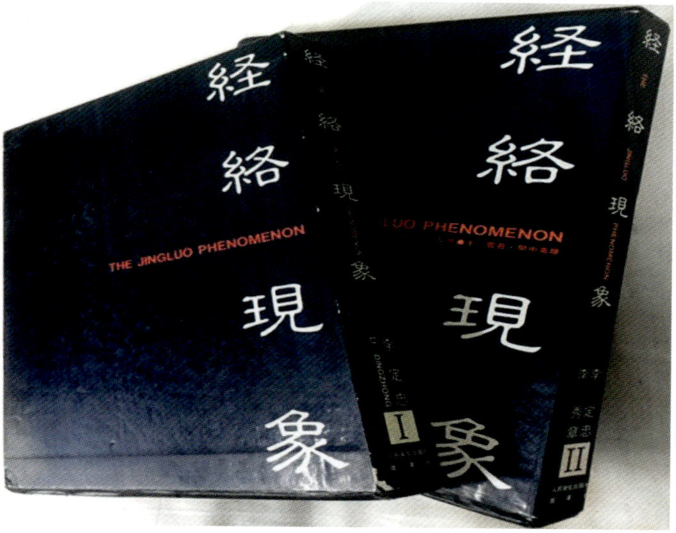

1984 年、1986 年在日本出版、向全世界发行的经络学专著

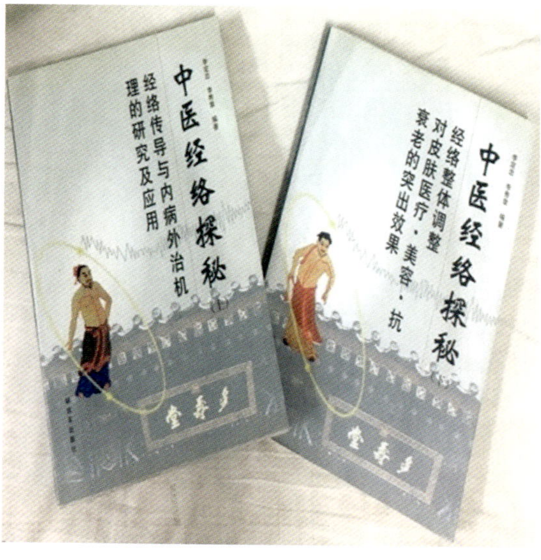

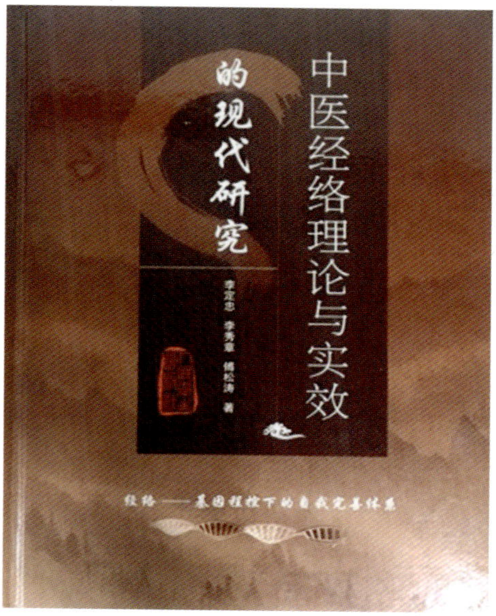

2003 年和 2012 年在解放军出版社、人民卫生出版社出版的经络学专著

国家课题验收及 14 项科研成果

日 期	内 容 提 要	奖 励 形 式	批 准 机 关
1980	《透过 93 例循经皮肤病探讨经络的存在》通过这种肉眼直观可见的形象，验证了经络的客观存在。	科技成果二等奖	北京市科学技术委员会
1985	《通过可见的经络现象探讨经络实质的研究途径》	科学进步一等奖	北京市东城区科学技术委员会
1990.3	《100 例肾经皮肤病定位研究》此项成果为“七五”攻关经络研究的子课题.	科学进步二等奖	北京市科委
1991.1	“七五”攻关经络专题 75-64-01-10 全国合作	验收通过	国家科委及国家中医管理局
1991.5	《关于可见经络现象形成条件的研究》	科技进步二等奖	北京市中医管理局
1991.5	《经穴贴磁对胃电、甲皱微循环的影响》	科技进步二等奖	北京市中医管理局
1991.10	《100 例肾经皮肤病定位研究》传统医学国际大会览出	金色奖牌及证书	国家中医管理局
1992.5	《循经感传现象及可见经络现象的研究》全国合作	科技进步一等奖	国家中医管理局
1994.5	零磁条件下超导量子干涉仪磁特性非接触检测法在经穴研究上的首次应用.	一等奖	北京市中医管理局
1996.1	通过血清内甲状腺素含量水平探讨经络感传效应及经络磁疗作用机理	科学进步一等奖	北京市东城区卫生局
1996.11	零磁空间内经络穴位、经络现象磁特性研究（ JL93017 课题）	国家验收通过	国家科委及国家中医管理局
1997.1	论体表一内脏相关性与经络的联系	科技进步二等奖	北京市东城区卫生局
1997.5	通过SQUID和信息技术对经穴磁特性的针刺效应及其作用机理的探讨	科技进步一等奖	北京市东城区科委
1998.1	关于提高疗效根本途径，调动自身调整机制经络的研究	科技进步一等奖	北京市东城区卫生局
2000.4	应用高温SQUID和信息技术通过经穴磁特性探讨人体左右的区别与性别的关系	科技进步二等奖	北京市东城区科委
2001.1	关于经络皮部挑治法对脑功能作用的研究	科技进步一等奖	北京市东城区卫生局
2003.3	经络皮部的理论研究及临床应用研究	科技进步一等奖	北京市科委（待批）！

注：各级三等以下成果未列入。

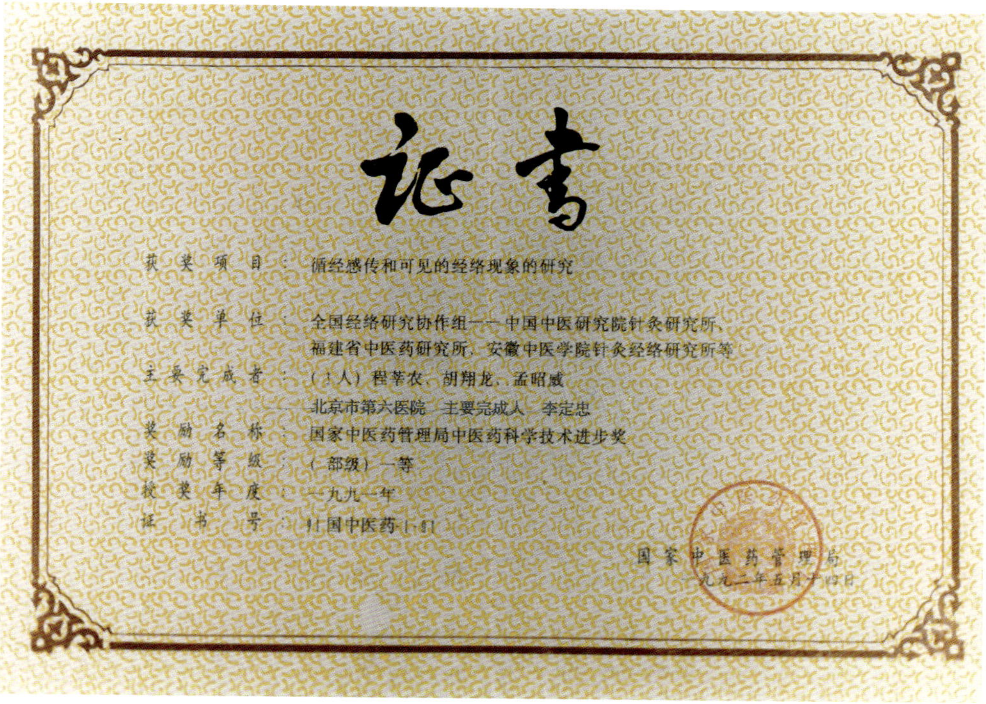

证书

获奖项目：循经感传和可见的经络现象的研究

获奖单位：全国经络研究协作组——中国中医研究院针灸研究所、福建省中医药研究所、安徽中医学院针灸经络研究所等

主要完成者：（3人）程莘农、胡翔龙、孟昭威

——北京市第六医院 主要完成人 李定忠

奖励名称：国家中医药管理局中医药科学技术进步奖

奖励等级：（部级）一等

授奖年度：一九九一年

证书号：[illegible]国中医药[illegible]

国家中医药管理局

一九九二年五月十四日

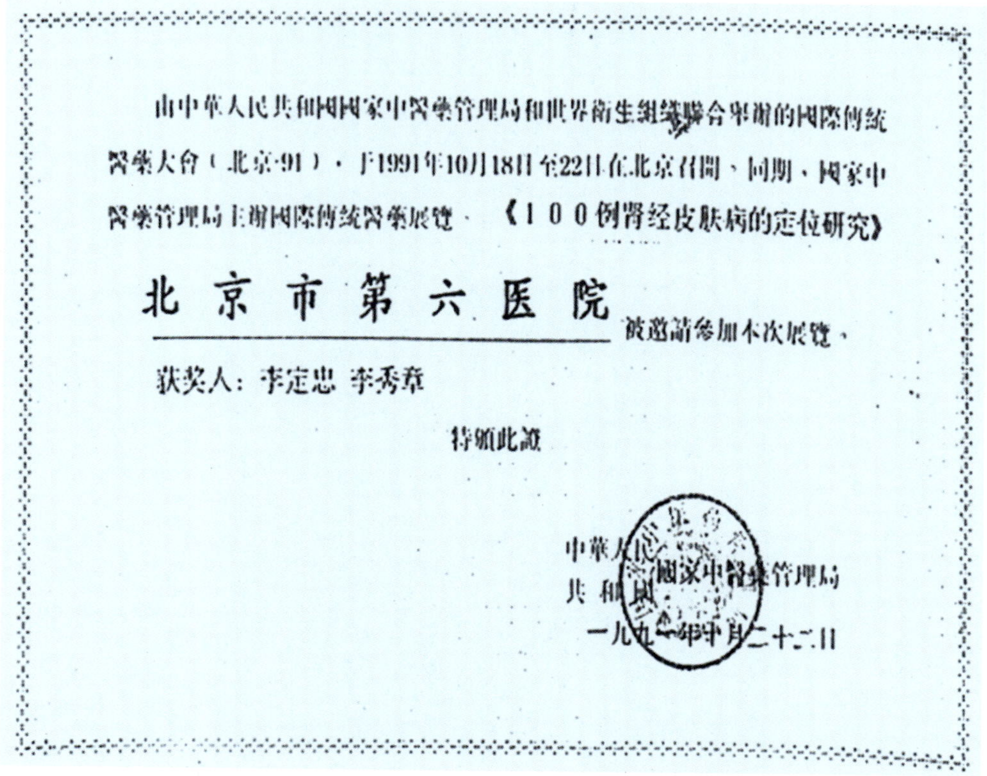

由中華人民共和國國家中醫藥管理局和世界衛生組織聯合舉辦的國際傳統醫藥大會（北京·91），于1991年10月18日至22日在北京召開，同期，國家中醫藥管理局主辦國際傳統醫藥展覽，《100例腎经皮肤病的定位研究》

北京市第六医院 被邀請參加本次展覽，

获奖人：李定忠 李秀章

特頒此證

中華人民共和國國家中醫藥管理局

一九九一年十月二十二日

经络研究2项部级科研成果证书

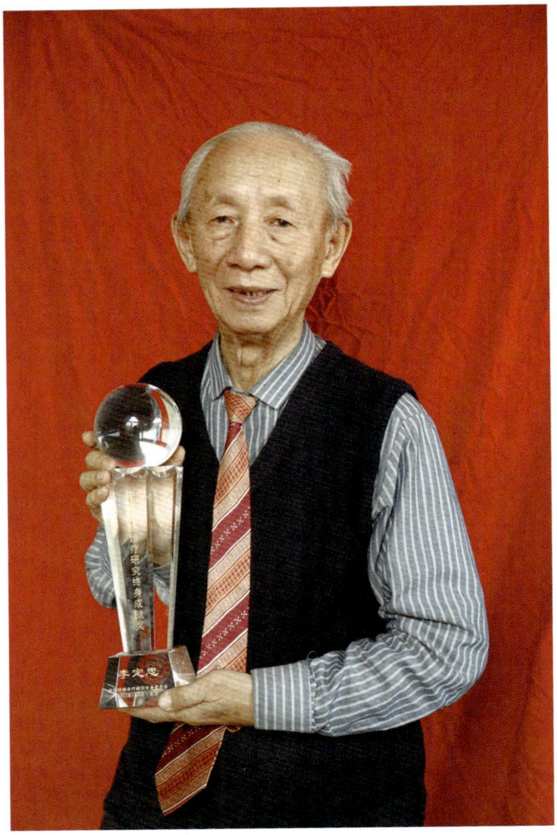

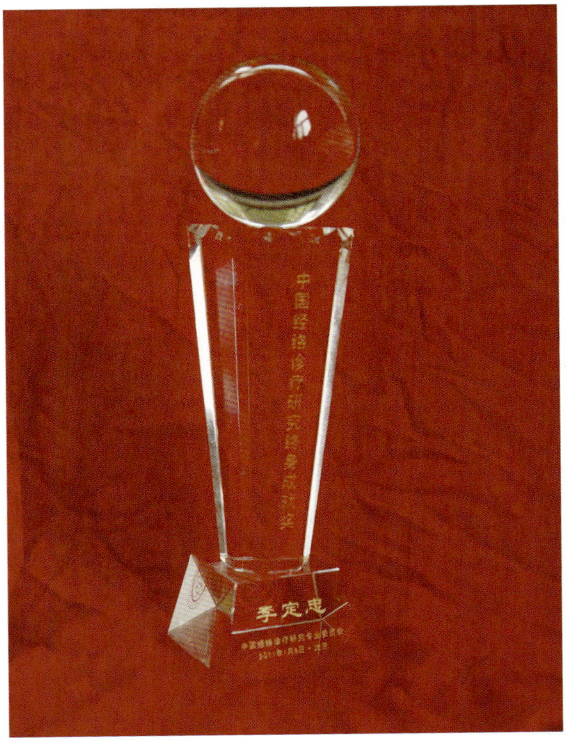

中国经络诊疗研究终身成就奖

破解经络奥秘

（访北京市第六医院李定忠教授）

中医经络是科学的，是国宝也是人类健康之宝，它是人人具备的自身调整机制，有很好的防病、治病、康复、保健、美容及抗衰老作用。针灸等各种经穴疗法已普及到140多个国家，深受欢迎。值得国内领导部门和科学界、医学界重视。普遍重视、学习并有效运用经络知识和技术，必将会大大提高医疗水平，提高人民体质，增强抵抗力，降低易感性。减少亚健康人群和疾病发生率。

经络是客观存在的，是科学的

李定忠：名中医世家第七代传人，毕业于北京大学医学院，中西医结合主任医师、教授。先后在中国医学科学院皮肤病研究所，北京市第六医院等单位从事临床及经络研究工作。“七五”期间任国家攻关课题经络项目北京组长，“八五”期间任国家重大基础理论经络项目经穴磁特性研究课题组长，在李秀章大夫配合下，先后在日本及国内出版《经络现象I、II》、《中医经络探秘上、下》、四本专著，论文60余篇，科研成果10余项，并创建了高效速效的经穴疗法（经络环皮部挑治法），深受国内外病人欢迎。他是在原创中医的基础上继承实现理论与疗法科学创新的人。

李定忠教授是从临床实践入手，从活体、整体、人体动态角度研究，50年来他曾通过循经皮肤病，客观而形象证实经络的存在，特别是通过先天性循经皮肤病，证明经络循行规律和经络间的联系，认为经络具有先天固有的程序。通过经络传导的临床观察和应用超导量子干涉仪等检测，证实经络具有量子多种特征很可能就是生物电磁在体内运行通道，体内电磁及电化学振荡循行流导致生物性共振，引起量子质能转换产生的生理调衡和病理调治作用。

经络学说是健康的灵魂

我国2000年前，《灵枢·经脉》记载：“经脉者，所以能决死生，处百病，调虚实，不可不通”。德国贝尔教授指出：生物电能决定生命的死活。两者差别仅仅是名词而已。

据李教授的介绍，人体好象计算机，经络调整如同按照固有程序进行格式化调整，只要挑治相关穴位，经络一通，就可按原有程序迅速调整，以正常生理状态为目标，快的调慢，慢的调快，强的调弱，弱的调强。而且多组织、多器官发病，只要打通相关经络，多数可以同时产生一定的调整作用。它具有一法多治的效果，更神奇的是在治病的过程中多数人精神焕发、面色红润、皮肤光泽、充满活力，对解除疲劳、克服亚健康状态、更年期状态有相当好的效果。而且能提高抵抗力，对各种感染性疾病都有提高疗效的作用。辅助药物，既能提高疗效又能缩短疗程。对反复发作、久治不愈的细菌感染性疾病都能较快得以控制，事实证明：经络调整不仅能治病防病，还有保健美容作用。

中　国　新　闻　月　刊

2006年1月

中宣部海外月刊对中医经络学评价和认定

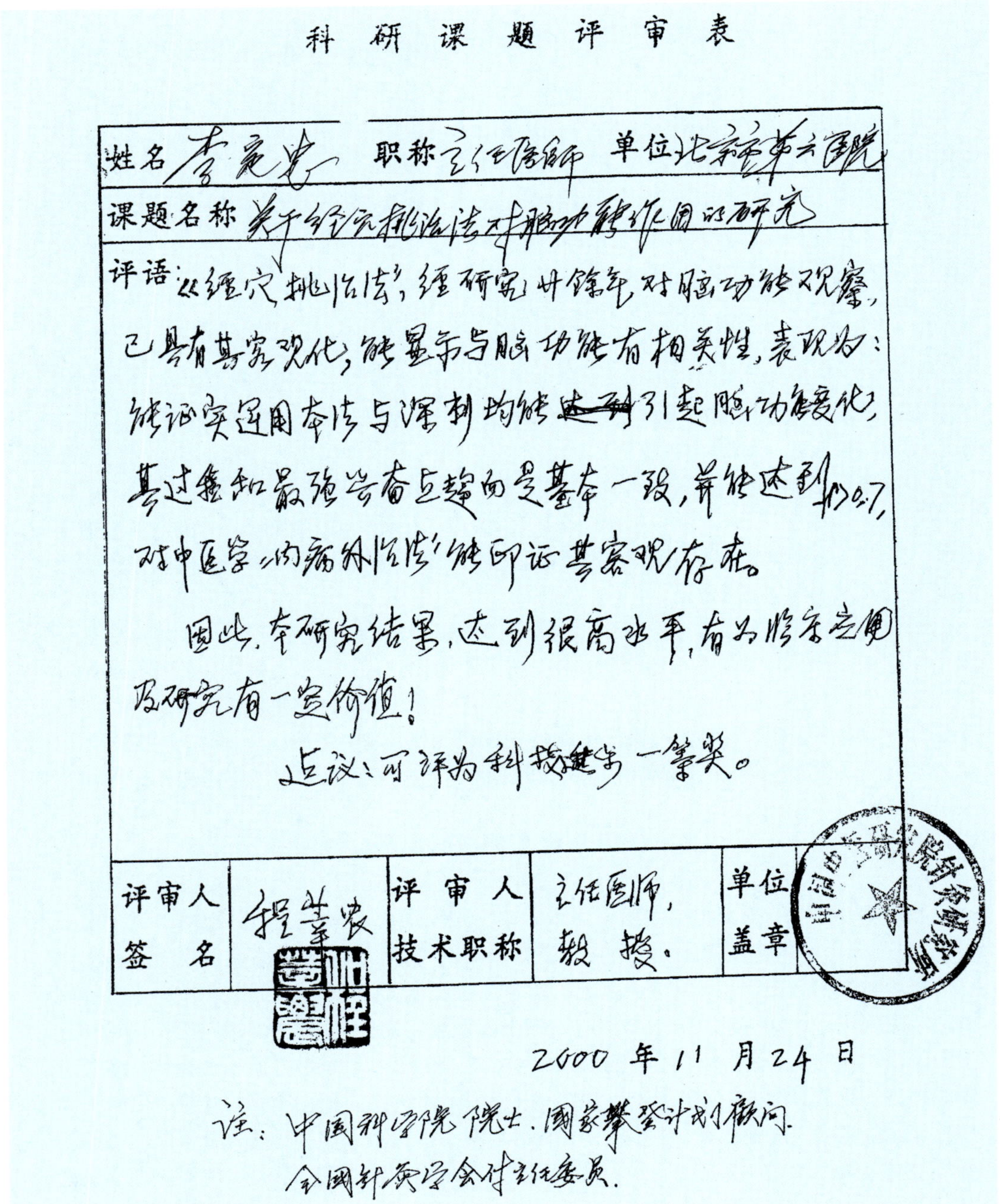

科 研 课 题 评 审 表

姓名 李定忠	职称 主任医师　单位 北京市第六医院
课题名称	关于经穴挑治法对脑功能作用的研究

评语 "经穴挑治法"，经研究卅余年，对脑功能观察，已具有其客观化，能显示与脑功能有相关性，表现为：能证实运用本法与深刺均能引起脑功能变化，其过程和最强出现点趋向是基本一致，并能达到P<0.01，对中医学"内病外治"能印证其客观存在。

因此，本研究结果，达到很高水平，有为临床应用及研究有一定价值！

建议：可评为科技进步一等奖。

评审人签名	评审人技术职称	单位盖章
程莘农	主任医师，教授。	

2000 年 11 月 24 日

注：中国科学院院士，国家攀登计划顾问，全国针灸学会付主任委员。

中国工程院院士对李定忠科研成果的认定

第 39776 号

共 2 页

发明专利证书

发明名称：经穴磁疗特型磁体磁片

发明人：李定忠　李俊天　李秀章　张奇文

专利号：ZL 92 1 12155.5　　国际专利主分类号：A61N 2/06

专利申请日：1992年10月16日

专利权人：李定忠

该发明已由本局依照中华人民共和国专利法进行审查，决定授予专利权。

中华人民共和国专利局

局长 高卢麟

1998年4月9日

实用新型

第 52374 号　　共 2 页

实用新型名称：低阻磁键针

设计人：李定忠　覃建民　李秀章

专利号（申请号）：89 2 18216.4

专利申请日：1989年10月18日

专利权人：李定忠　覃建民　李秀章

该实用新型已由本局依照中华人民共和国专利法进行初步审查，决定授于专利权．

中华人民共和国专利局局长 高卢麟

1991年1月9日

经穴磁疗发明与创新专利

ca98_118

中医药科研项目查新报告书

课　题　名　称：应用高温超导量子干涉仪和信息处理技术通过经穴磁特性探索人体左右的差别与性别的关系
查　新　单　位：北京市第六医院
委　托　查　新　人：李定忠
联　系　电　话：64035566-3588

三、检索结果：

根据用户提供的检索词和检索要求，采用上述检索策略，经查《MEDLINE 数据库》、《U. S. PATENT DATABASE》、《国外医学·中医中药分册》、《中医药文献数据库》、《中国（文）生物医学文献（期刊目次）数据库》、《建国以来部以上医药卫生科技成果数据库》、《中医药保健品专利数据库》《中成药产品数据库》，检出几条相关文献。以下列出以示范：

主要相关期刊文献：

1. [应用核磁共振研究针刺刺激在中枢神经系统的通道](Central nervous pathway for acupuncture stimulation: localization of processing with functional MR imaging of the brain--preliminary experience.)/ Wu MT, Hsieh JC, Xiong J. 等// Radiology 1999 Jul:212(1):133-41

应用核磁共振技术研究了针刺刺激在中枢神经系统中的作用通道。对两组 9 例健康志愿者分别进行针刺及轻刺激，并测定其脑功能。发现针刺合谷及足三里穴均能激活下丘脑及横核并抑制皮质前扣带回吻部，而轻刺激则无此作用。

2. 美国科学家应用核磁共振技术研究针刺机制/李宇清//针刺研究 1996.06.20;21(2)：封 2

美国科学家应用核磁共振技术对针刺机制进行了实验研究。该实验在 6 例自愿者中进行，选取合谷和足三里穴刺激。从功能性脑图像观察到不仅对应于穴区的皮层躯体感觉区信号强度增高，且其它部位如额、顶、颞、枕叶、皮层下及小脑均有广泛的变化，尤其是丘脑、基底神经节和边缘系统的动力学改变值得关注。本项研究也显示了针刺过程中整个脑区活动的变化反应，以求从整体对脑的不同功能结构区域的变化反应作系统性的观测。

3. 影像医学与针灸/张东友，段金海//现代诊断与治疗.-1999,10(5)266-268

四、查新结论：

综合文献分析，国外少数文献中报道了应用核磁共振技术研究穴位刺激对脑功能的影响的结果，肯定了针刺的效果。国内文献中亦查到国外应用核磁共振技术对针刺机制进行实验研究的相关报道。但在国内外文献中均未查到应用核磁共振脑功能成像技术对经穴皮部挑治进行客观化的研究并与经穴深刺效果进行对比研究的文献报道。

查新人：孟凡红　　技术职称：馆　员
审核人：林平青　　技术职称：研究员
国家中医药管理局
中国中医药文献检索中心
2000 年 8 月 25 日

经络表皮挑治与穴位深刺

成果	登记号	
登记	批准日期	

科学技术成果鉴定证书

鉴字［2003］第005号

成果名称：

通过经络环皮部挑治法的创建、研究与临床应用，对经络理论的系列重要发现

完成单位：

北京市第六医院

鉴定形式：会议

组织鉴定单位：北京市中医管理局 （盖章）

鉴定日期：2003.3.16

鉴定批准日期：2003.3.17

国家科学技术委员会

一九九四年制

鉴　　定　　意　　见
北京市第六医院李定忠教授主持的经络理论与临床研究，已历时 47 年，其中有国家课题、市局级课题及自选课题。各个时期的课题研究结果，已由有关主管部门分别进行过验收与成果鉴定，证明设计合理、资料可靠、结果可信。本次鉴定是对李定忠教授等的 47 年研究成果的综合鉴定，鉴定资料为反映其全部研究成果的《经络现象 1》、《经络现象 2》、《中医经络探秘》及近年发表的有关论文。 从提供的鉴定资料来看，李定忠教授等一贯坚持理论研究与临床实践相结合的原则，找到了新思路，采取了新方法，因而取得了不少带有开创性的研究成果，如率先发现了循经皮肤病这样可见的经络现象；用 fMRI 证实经络皮部挑治与深刺在同一脑区产生功能变化；用低频脉冲刺激各经井穴，发现循经感觉异常具有环状分布规律，提出“经络环”概念，创立了经络环皮部接力挑治法，并取得良好的医疗、美容和抗衰老的效果；在经络皮部挑治法、穴位磁疗以及采用 SQUID 进行脑、穴磁检测的基础上进一步证实经络具有双向调整、整体调整和内病外治的功能。通过以上研究，李定忠教授等提出了经络的调整机制是电磁波及电化学循低阻通道的有序振荡、高效速效机制是脑磁反相关共振产生的快速反应。 鉴定委员会认为，以上结果表明，李定忠教授等在经络研究及临床应用方面开创了新的领域，取得了突破性进展，具有较大的社会效益和经济效益。推荐申报北京市科学技术一等奖。 建议对经络皮部挑治法进行推广，对相关假说做进一步深入研究。 鉴定委员会主任：王雪苔　副主任：________、________ 2003 年 3 月 16 日

注：王雪苔教授为世界级非物质文化遗产传承人中医针灸项目负责人

2003 年科研成果鉴定

编号：CX2003-022

中医药科研项目查新报告书

课　题　名　称： 通过经络环皮部挑治法的创建、研究与临床应用对经络理论的系列重要发现

委托查新单位： 北京市第六医院

委　托　查　新　人： 李定忠

四、查新结论

综合文献分析：

MEDLINE 数据库联机检索查到手法针刺和电针刺激合谷穴对核磁共振脑功能图像影像初步研究的文献报道。

U. S. PATENT DATABASE 联机检索表明，未查到相关专利文献。

在查到的国内相关文献中，丁仁祥等报道针刺皮部后引起的皮肤感知觉改变没有循经规律性，因此针刺皮部可引起全身性调整作用。

沈学明报道在经络一穴区带敏感点针刺埋针治疗面痛 55 例，总有效率 100%。

刘里远分别报道了运行血的是血管性经络，称之为经络脉；运行气的是非管性经络，主要是指纵形的皮肤区带中由神经体液机制介导的信号连锁传递，称之为经络带。在高等动物的皮肤具有传递机械刺激的信息通路，这与中医的经脉通路很可能是一致的。

日本良导络自律神经学会杂志 1989 报道了放射性示踪剂可显示沿经络循行的能量流。

姜身明等报道皮部点刺疗法治疗气血不足头痛 49 例，总有效率为 81.6%。

贾成文等报道了皮部理论在针灸临床上的重要意义和实用价值。

杜德娥等报道采用皮部挑治治疗黄褐斑 50 例，总有效率 96%。

综上所述，国外文献中查到手法针刺和电针刺激合谷穴对核磁共振脑功能图像影像初步研究的文献报道。国内查到针刺皮部可引起全身性调整作用、皮部点刺疗法治疗气血不足头痛、皮部挑治治疗黄褐斑、在经络一穴区带敏感点针刺埋针治疗面痛的文献报道；查到经络带及皮肤信息传导通路与经脉、放射性示踪剂可显示沿经络循行的能量流等方面的文献报道。除本课题组成员发表的文献外，1.未查到有关经络环皮部挑治法研究及临床应用的文献报道；2.未查到对经络环生理、病理研究的文献报道；3.亦未查到通过超导量子干涉仪、低温超导量子干涉和 X-Y 记录仪，研究经络双向调整、整体调整、内病外治及其机理的文献报道。

查新人：孟凡红　　技术职称：副研究员

审核人：李凤玲　　技术职称：副研究员

国家中医药管理局

中国中医药文献检索中心

2003 年 02 月 26 日

2003 年中国中医药文献检索中心关于经络环皮部挑治法发明与创新的查新报告

编号：CX2015-141

中医药科研项目查新报告书

课 题 名 称：“人体自完善系统—中医经络”理论研究与临床应用
委托查新单位：北京市第六医院
委 托 查 新 人：李定忠
联 系 电 话：13520071451
通 讯 地 址：北京市东城区交道口北二条 36 号
邮 政 编 码：100007
委托查新日期：2015 年 11 月 22 日

查 新 单 位：国家中医药管理局
中国中医药文献检索中心

完 成 日 期：2015 年 11 月 30 日

编号：CX2016-224

中医药科研项目查新报告书

课 题 名 称：“人体自完善系统—中医经络”理论研究与临床应用
委托查新单位：北京市第六医院
委 托 查 新 人：李定忠
联 系 电 话：13520071451
通 讯 地 址：北京市东城区交道口北二条 36 号
邮 政 编 码：100007
委托查新日期：2016 年 09 月 05 日

查 新 单 位：国家中医药管理局
中国中医药文献检索中心

完 成 日 期：2016 年 09 月 07 日

2015 年、2016 年两次检索一致，均为九项创新

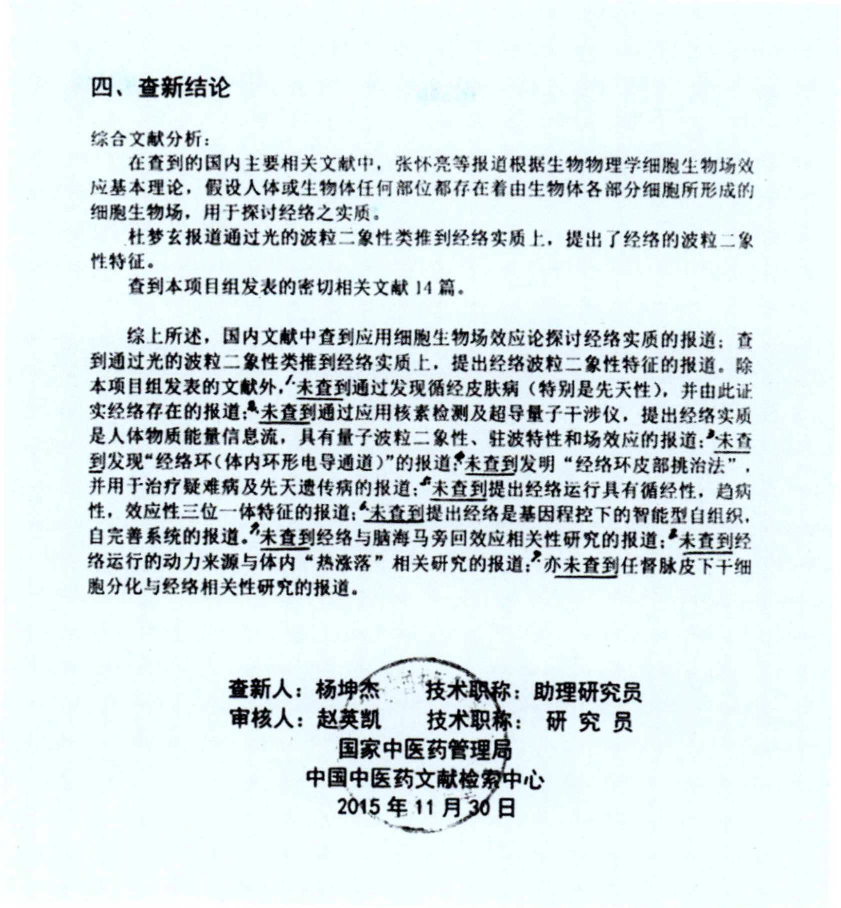

四、查新结论

综合文献分析：

在查到的国内主要相关文献中，张怀亮等报道根据生物物理学细胞生物场效应基本理论，假设人体或生物体任何部位都存在着由生物体各部分细胞所形成的细胞生物场，用于探讨经络之实质。

杜梦玄报道通过光的波粒二象性类推到经络实质上，提出了经络的波粒二象性特征。

查到本项目组发表的密切相关文献 14 篇。

综上所述，国内文献中查到应用细胞生物场效应论探讨经络实质的报道；查到通过光的波粒二象性类推到经络实质上，提出经络波粒二象性特征的报道。除本项目组发表的文献外，未查到通过发现循经皮肤病（特别是先天性），并由此证实经络存在的报道；未查到通过应用核素检测及超导量子干涉仪，提出经络实质是人体物质能量信息流，具有量子波粒二象性、驻波特性和场效应的报道；未查到发现“经络环（体内环形电导通道）”的报道；未查到发明“经络环皮部挑治法”，并用于治疗疑难病及先天遗传病的报道；未查到提出经络运行具有循经性，趋病性，效应性三位一体特征的报道；未查到提出经络是基因程控下的智能型自组织，自完善系统的报道。未查到经络与脑海马旁回效应相关性研究的报道；未查到经络运行的动力来源与体内“热涨落”相关研究的报道；亦未查到任督脉皮下干细胞分化与经络相关性研究的报道。

查新人：杨坤杰　技术职称：助理研究员

审核人：赵英凯　技术职称：研究员

国家中医药管理局

中国中医药文献检索中心

2015 年 11 月 30 日

国家中医药管理局中国中医药文献检索中心证实九项发现与创新：

1. 未查到通过发现循经皮肤病（特别是先天性），并由此证实经络存在的报道；

2. 未查到通过应用核素检测及超导量子干涉仪，提出经络实质是人体物质能量信息流，具有量子波粒二象性、驻波特性和场效应的报道；

3. 未查到发现“经络环（体内环形电导通道）”的报道；

4. 未查到发明“经络环皮部挑治法”，并用于治疗疑难病及先天遗传病的报道；

5. 未查到提出经络运行具有循经性、趋病性、效应性三位一体特征的报道；

6. 未查到提出经络是基因程控下的智能型自组织、自完善系统的报道；

7. 未查到经络与脑海马旁回效应相关性研究的报道；

8. 未查到经络运行的动力来源与体内“热涨落”相关研究的报道；

9. 未查到任督脉皮下干细胞分化与经络相关性研究的报道。

诊疗实效取得国内外病人的信任和感谢锦旗

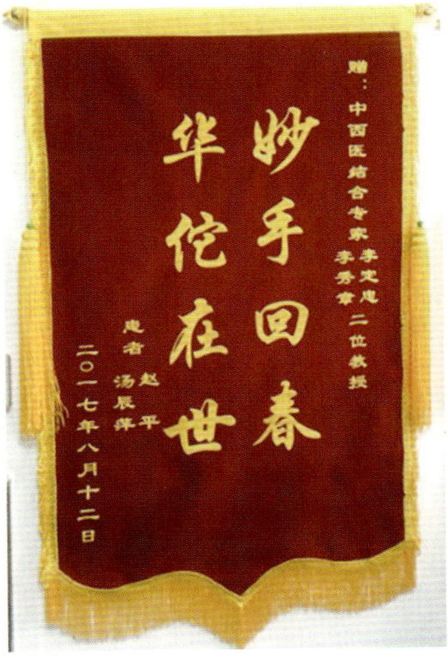
赠：中西医结合专家 李定忠 李秀章 二位教授
妙手回春
华佗在世
患者 赵平 汤辰萍
二〇一七年八月十二日

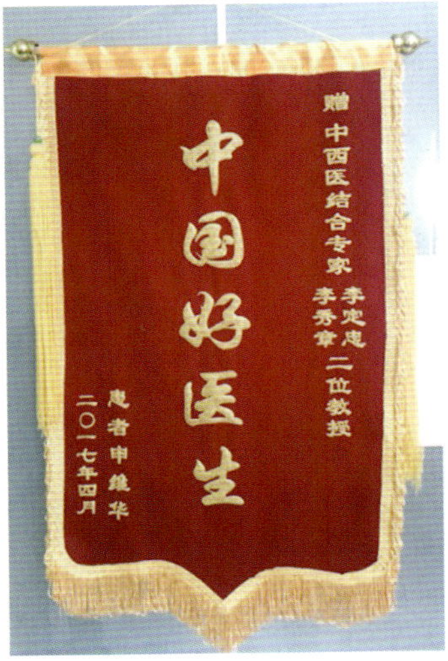
赠：中西医结合专家 李定忠 李秀章 二位教授
中国好医生
患者申维华
二〇一七年四月

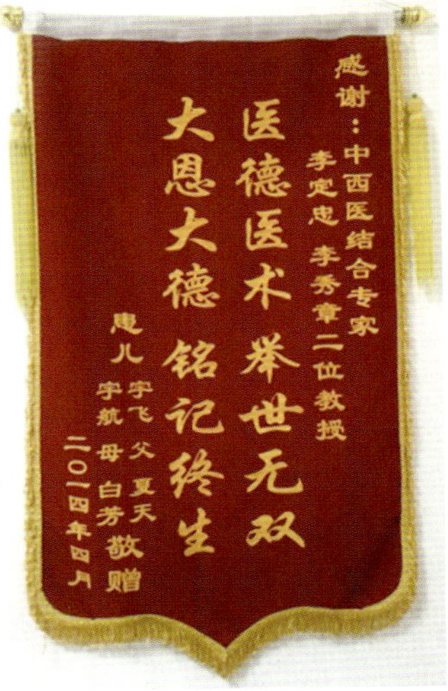
感谢：中西医结合专家 李定忠 李秀章二位教授
医德医术举世无双
大恩大德铭记终生
患儿 宇飞 宇航 父 夏天 母 白芳 敬赠
二〇一四年四月

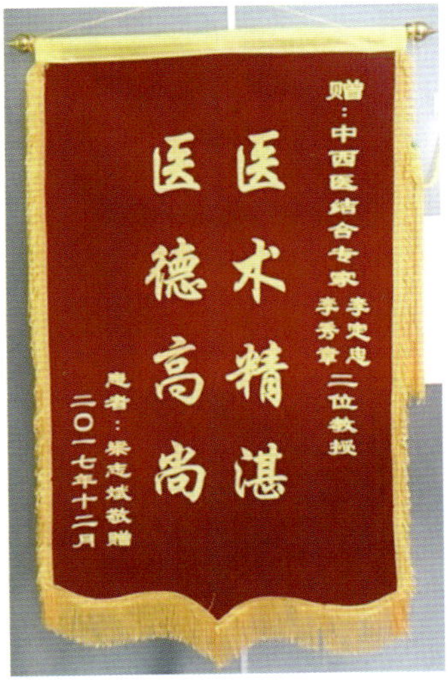
赠：中西医结合专家 李定忠 李秀章 二位教授
医术精湛
医德高尚
患者：柴志斌敬赠
二〇一七年十二月

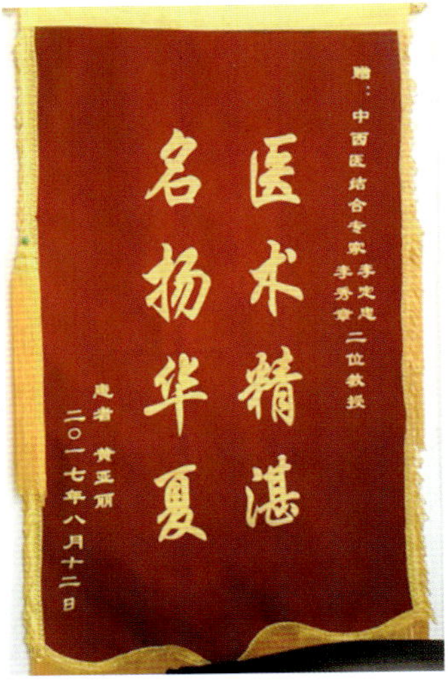
赠：中西医结合专家 李定忠 李秀章 二位教授
医术精湛
名扬华夏
患者 黄亚丽
二〇一七年八月十二日

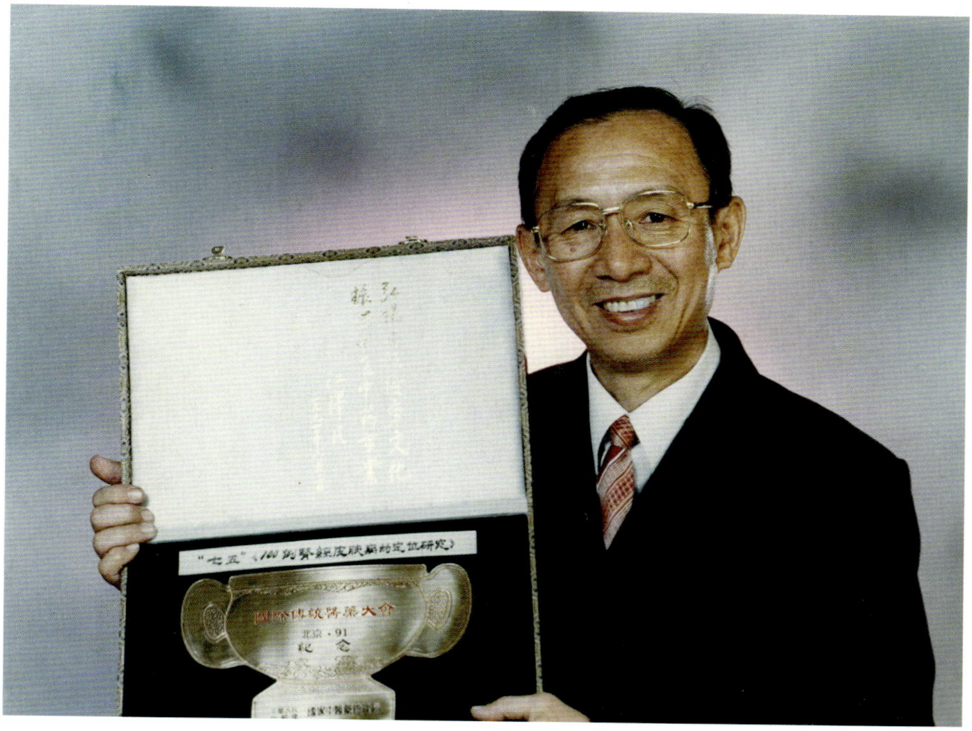

国际传统医药大会奖杯

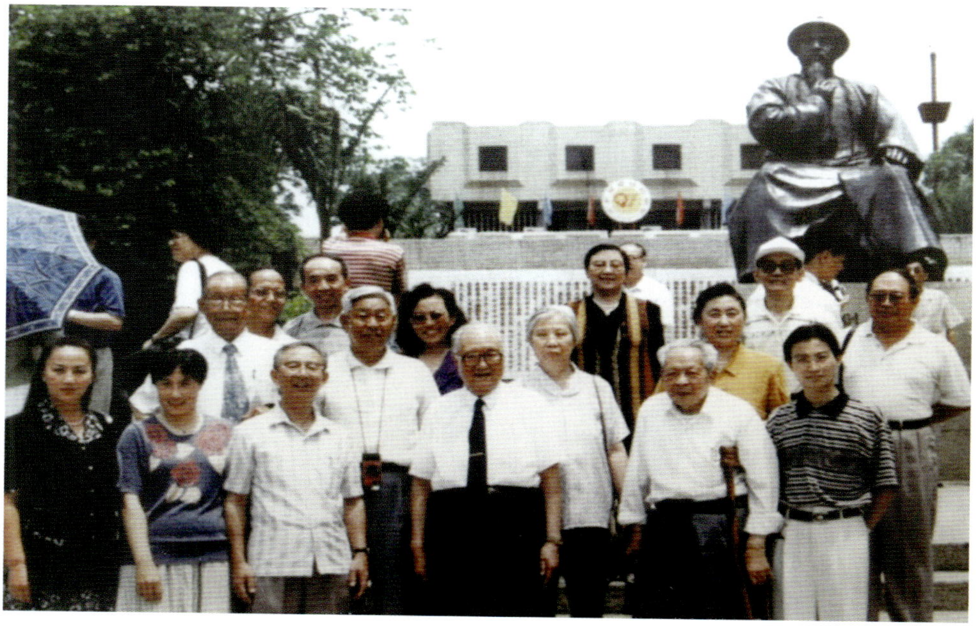

1999 年庆祝香港回归两周年，李定忠教授应邀参加
由卫生部吕炳奎等领导组织的专家义诊共同合影

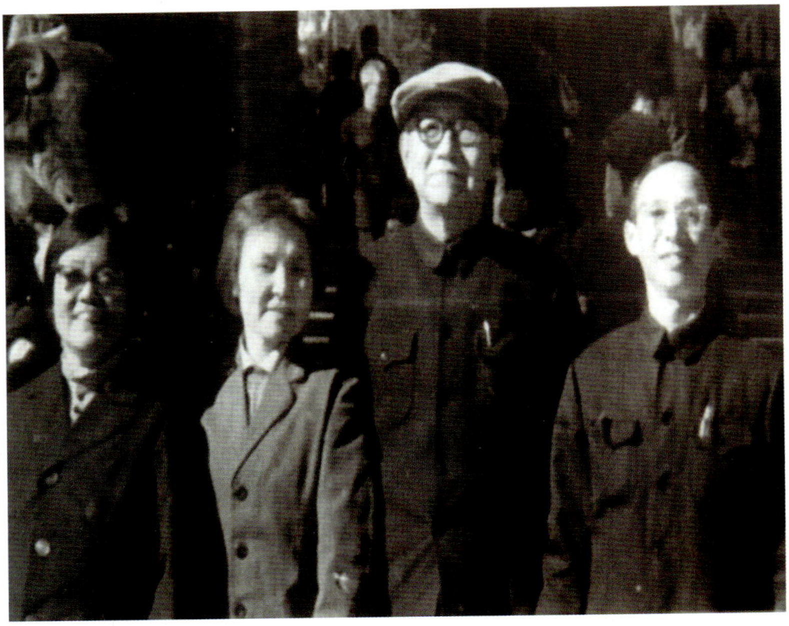

“七五”攻关课题，我国著名中医经络专家孟昭威教授、
包景珍教授与李定忠教授夫妇合影

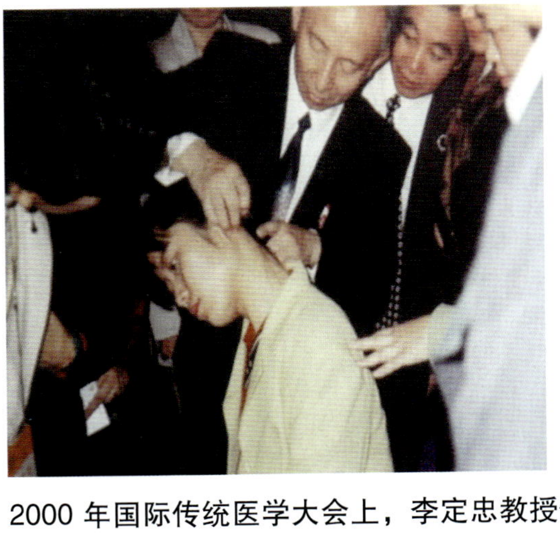

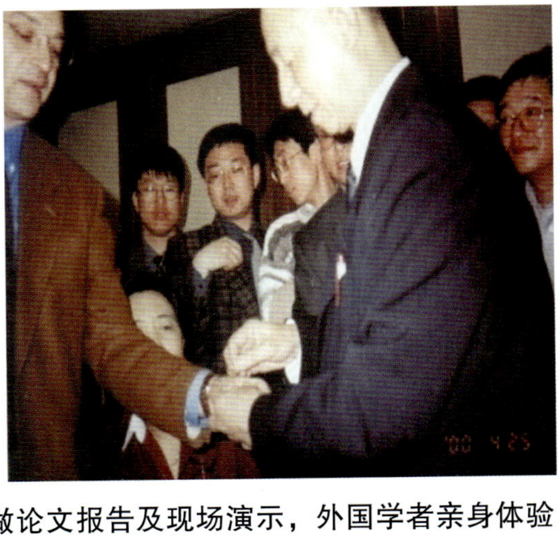

2000 年国际传统医学大会上，李定忠教授做论文报告及现场演示，外国学者亲身体验

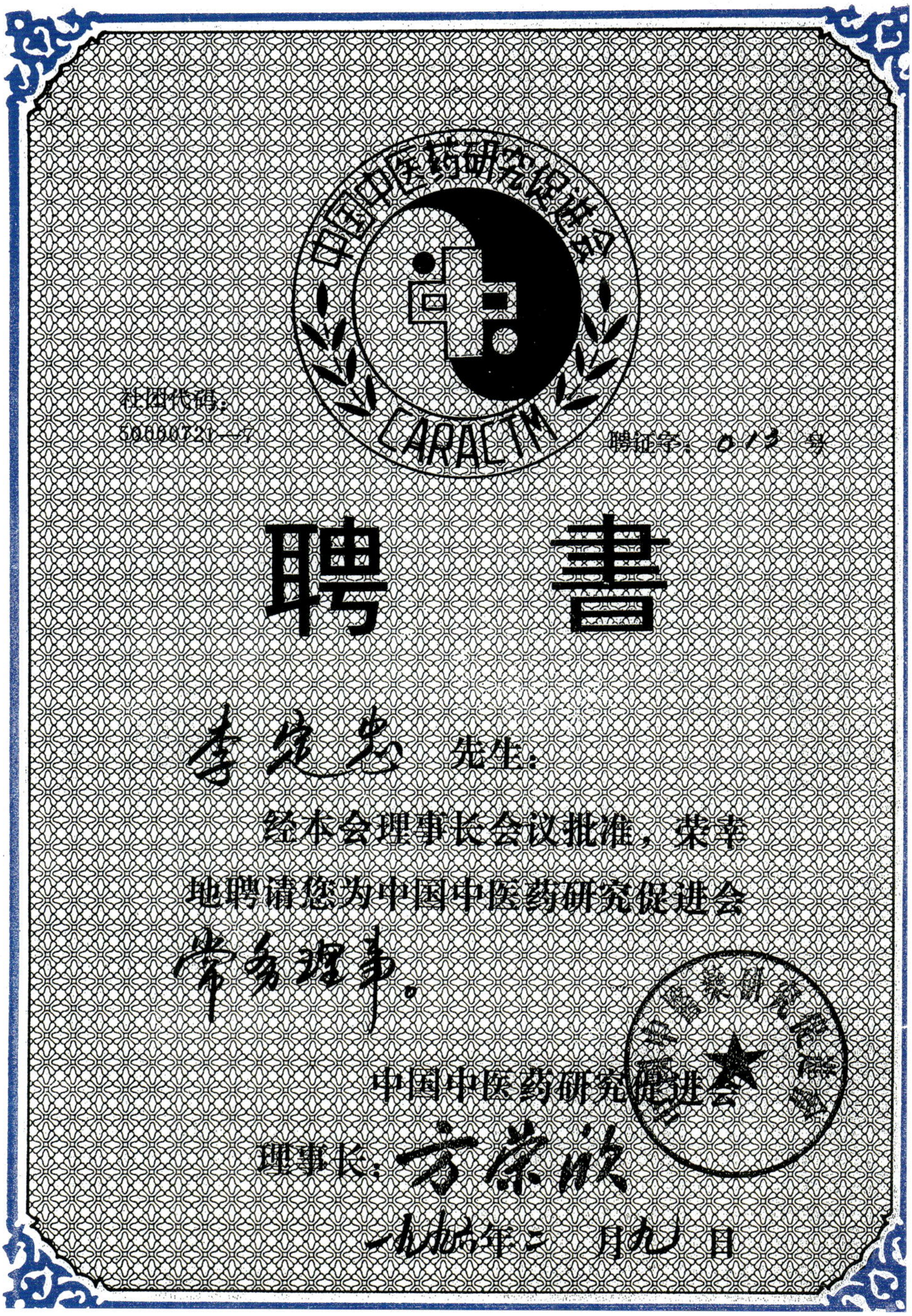

社团代码:
50000721—7

聘证字: 013 号

聘　書

李定忠 先生:

经本会理事长会议批准，荣幸地聘请您为中国中医药研究促进会常务理事。

中国中医药研究促进会

理事长: 方荣欣

一九九六年二月九日

中国中医药研究促进会常务理事

China Beijing International Acupuncture Training Center
Institute of Acupuncture and Moxibustion
China Academy of Chinese Medical Sciences

中国中医科学院针灸研究所
北京国际针灸培训中心

经络针灸研究一直受到国家的关注和重视，曾列为国家重大理论研究项目，拨专款进行研究。中国中医科学院针灸研究所一直作为主要牵头单位。几十年来，一直承办国际培训中心和国内高级针灸、美容、推拿按摩培训班，对国内外学员进行培训。李定忠教授既是国家重大理论课题经络研究项目的主要成员，也是我培训中心长期合作的客座主讲教授，疗法新颖，疗效突出，深受欢迎。

特此介绍！

北京国际针灸培训中心

2018 年 12 月 6 日

Address: No. 16 Nanxiaojie, Dongzhimennei, Beijing, China Postcode: 100700 Tel: 0086-10-84026108
Fax: 0086-10-84026110 Email: enrolment@cbiatc.com; cbiatc@aliyun.com www.cbiatc.com Facebook: fb.me/cbiatc

李定忠在中国中医科学院针灸研究所北京国际针灸培训中心任教 20 余年

中国经络诊疗研究专业委员会

文　　件

中经会（2011）　第（0101）

任命书

为加强中国经络诊疗研究专业委员会组织的领导，促进经络诊疗研究行业健康快速发展，经中国经络诊疗专业委员会研究决定，并上报中国民间中医医药研究开发协会批准，任命**李定忠**同志为经络诊疗研究专业委员会终身名誉主席，负责中国经络诊疗研究专业委员会在全国范围内的组织领导管理及发展工作，希望为中医经络诊疗研究学术事业做出贡献。

特此任命

中国经络诊疗研究专业委员会

2011-01-09

主题词：　组织　人事　任命

主送：**李定忠**同志

抄报：中国民间中医医药研究开发协会

抄送：经络诊疗研究专业委员会

经络诊疗研究专业委员会终身名誉主席任命书

序言1 从经络研究迈向中医现代化

中医学与现代科学技术相结合，逐步实现中医现代化，是当代中医发展的必然趋势。要实现真正意义上的中医现代化，而不是中医西医化，关键是要在吸收现代科学技术的过程中，始终以中医理论为基石，保持与发扬中医诊疗特色，经络研究正好是实现这一目标的突破口。

中外科学技术界已经围绕经络理论及其应用进行了半个多世纪的研究。学术界之所以十分重视经络研究，不仅因为经络理论是针灸学的理论基础，更重要的还因为经络理论是中医理论体系的核心。正是由于经络系统表现出网络周身、沟通表里、运行气血、调和阴阳等功能，才使中医理论的整体论、天人相应论、动态平衡论具备了实实在在的科学内涵。

面对着经络理论缺乏用现代生命科学知识证实和表达的现状，现代的经络研究者都通过自己的工作来回答以下三个问题：其一，经络是不是客观存在的生命现象？其二，在现代科学意义上的经络实质是什么？其三，怎样才能实现经络理论用于临床诊疗实践的现代化？回顾过去半个多世纪的经络研究状况，很多研究者已经针对这三个问题给出了自己的答案。我们如果将各家的研究结果集中起来进行分析与比较，将会从中找到某些共同性的结论或者倾向性的看法。自20世纪80年代以来，胡翔龙、刘澄中、刘里远、张维波、朱兵、李定忠等都已分别著书立说，结合自己的工作评述诸家的研究成就，阐明自己对经络的看法。最近，李定忠教授又把他的见解进一步深化，从生物、量子、信息医学的角度对中医经络重新进行审视和定位，撰写了10篇论文。由于我一向关注经络研究进展以及生物能信息医学和量子医学等的临床应用，所以深感李定忠的看法与我的看法颇为契合。在这里，愿就经络研究的三大课题，概括地说一说我的看法，以表示对李定忠见解的赞同。

1. 循经感传、循经皮肤病、循经电特性、循经磁特性、钙离子浓度的循经变化、低频声信息的循经传递、放射性同位素的循经迁移，以及红外辐射轨迹的循经显示等现象的研究观察，都证明在人体或动物体，确实存在着如同《黄帝内经》所描述的“气血”运行的环路（循行流）。通过研究看到这些“气血”运行路线具有三个特点：一是在一定的时空范围内，呈现出程序化的动态的运行规律；二是在机体疾病或亚健康状态下，表现出向着病痛部位延伸的趋病性；三是刺激路线的某些点，可以引起环路的部分段落或全程乃至相关脏器的特征性反应。

通过对经脉循行路线及其变化规律的多途径、多方法的现代科学验证，学术界已经得出一个共同结论：经络不是出于古人的臆想，而是客观存在的生命现象。

2. 关于经络实质，早期的研究者大多着眼于神经机制，然而由于神经机制并不能解释所有的经络现象，所以，一些研究者把目光转向微观世界，用生物体内的电、磁、光等各种生物能以及量子等微观粒子理论来解释已被发现的各种经络现象。其中，最有实践根据和理论根据的看法，就是把“气血”看作具有类似量子特征的循经运行的物质－能量－信息流。经络量子化通道是生物体自组织产生的生命现象，所以它在生物体内只有载体，而没有单独的实体。

经络量子化运行是怎么传输物质、能量和信息的？又是怎样通过传输物质、能量和信息而实现对相关组织器官功能沟通联动？有待深入研究。然而有一点是肯定的，迄今已被研究证实的经络调整作用，都是通过信息触发，生物共振，依靠神经、体液、免疫、循环、代谢、生物内能的转换及超微结构的调节实现的。似乎经络在各种调节机制之间起着程序化综合调整作用。

3. 20 世纪下半叶，以经络理论和规律为基础的各种“场效应医学”纷纷面世。这些医学的共同点，都是按照量子物理学关于频率相同的波引发共振的原理，对疾病进行诊断和治疗。而且在临床上不断取得振奋人心的治疗效果，特别是按照机体固有程序进行程序化的整体的多系统的同时调整，把人类医学推进到一个新的高度。可见中医现代化之路，离不开经络研究。

从以上三者的经络研究来看，不论是理论方面还是临床应用方面，都已取得了巨大的科学成就，可是由于生命科学研究队伍的大多数学者，已经习惯于用结构与功能统一的观点审视一切生命现象，所以，当他们无法确定发生经络现象的物质基础时，就会对经络研究的重大进展视若无睹，总认为还没有突破。面对这种情况，近十年来，我一直主张把生物能信息医学之类的思路与方法引进经络理论研究和临床诊疗中来，目的就是要让中医走上一条符合自身特点的现代化之路。最近，李定忠教授提出“为中医经络在生物量子信息医学中找出科学定位”的主张，也是为了把经络研究纳入一条符合经络特点的前进轨道。

我深信，经络研究如能把着眼点切实与系统科学、生物信息科学与微观量子科学有机地结合起来，不但会将经络理论提升到一个新的科学高度，还会展示出一条令人耳目一新的中医现代化之路。

世界级非物质文化遗产针灸项目传承人

中国中医科学院常务副院长、资深研究员、博士生导师、教授

王雪苔 *

2007 年 11 月 1 日

* 王雪苔先生生前为世界针灸学会联合会终身名誉主席、世界非物质文化遗产针灸项目传承人。王雪苔先生在重病期间，为李定忠教授的新书写此序言，在世界针灸学会联合会成立二十周年庆祝大会上做专题演讲，并与李定忠及夫人李秀章合影留念。

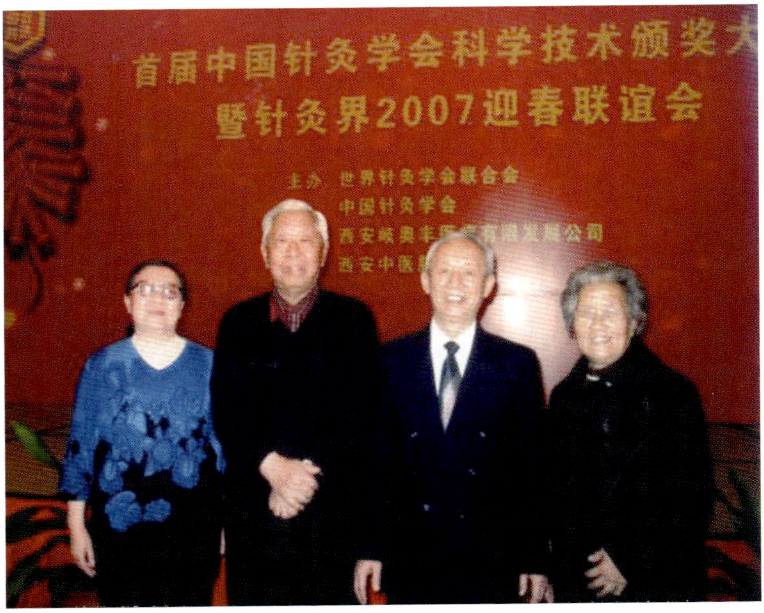

世界针灸学会联合会终身名誉主席王雪苔夫妇与李定忠教授夫妇合影

序言2

认识经络自完善体系，造福人类自己

经络学是中医针灸的理论基础，是人体生命科学的重要组成部分，有着深厚的科学内涵。经络学的现代研究，十分重要。

李定忠教授作为世界针灸学会联合会专家委员会委员和中国中医科学院针灸研究所北京国际针灸培训中心的客座教授，是著名中医世家第七代传人，毕业于北京大学医学院，经过中国医学科学院的工作锻炼，“七五”“八五”期间承担了国家重大基础理论经络研究的课题，与我院及中国科学院、原子能科学研究院、北京大学物理学院、南京大学现代检测中心、国家零磁实验室等单位的专家组成多学科协作团队，开展了多项经络的研究，取得了可喜的成果。在经络理论与疗法创新等方面取得了突破性进展。

1. 李定忠教授坚持理论与实践相结合，在临床实践中发现自身显现的循经皮肤病，被专家称之为“可见的经络现象”，证实经络的客观存在。

2. 通过多学科协作的研究，对经络的运行规律与调整机制、经络的载体以及科学实质等方面提出了创新性认识。

3. 在研究的基础上，发明了“经络环皮部挑治法”，运用激通经络环、消除结滞点的治疗理念，大幅度地提高了疗效；做到多病同治、内病外治、双向调整、自组织程序化调整，为解决多种疑难病证和长期药物依赖的难题，提供了一种有效的治疗手段。

李定忠教授及其合作者出版这部经络学专著，奉献他们的科研成果和诊疗经验，我很赞赏。本书值得大家阅读。本书出版对于弘扬中国原创生命科学，确认其科学性和实用性，起到至关重要的作用。希望大家共同携手，在此基础上，把中国原创的科学文化传承下去推广到全世界，让人类能做到自身保健、自我平衡、自我完善，造福人类自己。

世界针灸学会联合会主席
中国针灸学会会长
中国中医科学院常务副院长

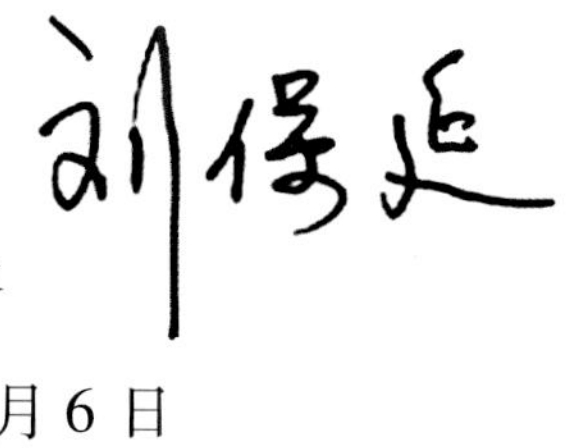

2014年3月6日

序言3 探明经络调整机制等核心理论，造福人类

李定忠主任从中国医学科学院皮肤病研究所调到第六医院，一直从事中医经络针灸研究和中西医结合临床工作。从那时起我就结识了李定忠主任，一起搞合作。在我们合作的过程中，结下深厚的友谊。

据我了解，李教授有几项最突出的发现：

第一是循经皮肤病的发现，特别是先天性循经皮肤病的发现，证实经络存在是基因决定的。这项发现引起了国内外的重视，为他坚持60年的经络研究起到决定性作用。不少人中途下马，而李教授年逾八旬，仍在乘胜前进。

第二是他坚持从实践入手，坚持以中医理论为基石，以经络感传的特殊规律为切入点，开展多学科大协作，搞经络现代化实验研究。在经络运行规律、经络科学实质及调整机制等许多关键性理论问题方面取得突破性进展。

第三是他发现了经络的整体环形通道，经络是体内的“闭合电路”，称之为“经络环”。在此基础上，发明了经络环皮部挑治法和经穴磁疗法，能做到双向调整。内病外治、多病同治等高效速效疗法，深受病人欢迎。方法简单，易于推广。对解决看病贵、看病难有实用价值。

李教授在国内外正式出版了五部经络学专著，即《经络现象》（Ⅰ、Ⅱ）《中医经络探秘》（上、下册）和《中医经络理论与实效的现代研究》。这是第六部经络专著。据他本人说“这是中国几千年的原创人体生命科学，是人体自我调整、自我完善，既能治病又能防病的绿色医疗。应该走向世界，造福世人”。我很赞赏这种精神。我是世界针灸学会联合会副主席、美国中医针灸学会会长。我愿写序，向世界推荐这本书。

世界针灸学会联合会副主席、培训中心教授、
专家委员会副主任、学术委员会副主任
美国中医针灸学会会长
加州中医药大学博士生考试导师

刘蕴

2015年10月16日

序言4

弘扬千年国宝，走中医现代化之路

李定忠教授是我们经络研究的协作伙伴，从1954年开始至今已从事中西医结合临床及经络研究工作61年。他在多学科大协作现代研究的配合下，完成多项科研成果，均经过单项国家验收及科学鉴定通过。此次鉴定内容是在多项成果基础上的升华和创新。在合作者的支持和帮助下，李教授写成了第六部经络专著。该成果2003年曾在著名针灸学家、中国中医科学院副院长、世界针灸学会联合会终身名誉主席、世界级非物质文化遗产中医针灸项目传承人王雪苔资深研究员的主持下进行鉴定评审会，证明其设计合理，资料可靠，结果可信，被评为突破性进展。

十几年过去了，李定忠教授仍然坚持理论与实践相结合的原则，孜孜不倦地进行中西医结合诊疗实践与经络现代研究，不断有新的发现与创新。他明确提出经络是千年国宝，是中国原创生命科学，具有“量子”特征；提出经络实质、经络运行规律、运行机制和调整机制等核心理论。他认为经络的存在是基因决定的，经络是基因程控下，自组织联动、智能型自完善系统。激通经络环形电导通道，便可实现多病同治、内病外治、双向调整、高效快速地按基因固有程序，进行格式化调整。这均有实例和实验证明，所以资料可信。

我是2003年成果评审专家成员之一，现今该成果又在已有的基础上发展和创新，我愿意推荐此项成果进行综合评审。我认为此项成果对捍卫千年国宝，传承、发展和弘扬中华科学文化，造福人类，振兴中华，创造真正意义上的中西医结合，形成具有中国特色的新医药学是有积极意义的。

中国中医科学院针灸研究所前所长、
研究员、博士生导师

2015年12月16日

序言5 理论与实践紧密结合是成功的保障

李定忠教授是“七五”“八五”国家重大基础理论课题经络项目课题组负责人之一。我参加了李教授的经穴磁特性检测工作。据我了解，李教授工作突出的特点是理论联系实际，从实践入手，发现知识点和创新点，在科学实验中求证取得实验结果，再回实践中反复验证。

例如，他在临床中观察到经络传导与电磁振荡有关，经络敏感人传导快、传导远、疗效高和疗效快，便在国家零磁实验室，用美国进口的低温超导量子干涉仪进行检测，与普通人群进行对比，结果发现经穴上与经穴外差别显著。经穴上磁信号强而有规律，两种人均在经穴上检测，针刺前敏感人磁信号振荡比普通人强几倍，针刺后很快产生超量程共振，并出现周期性振荡，与普通人差别非常显著，证实经络敏感人针刺疗效高、疗效快。

再如，李教授除证实十四经的客观存在之外，还发现用低频脉冲电刺激敏感人的十二经“井穴”，均可产生全身的环形电导通道，称为“经络环”。于是他发明了“经络环皮部挑治法”，在普通人激通“环道”的过程中，疗效迅速提高，产生多病同治、双向调整的效果，再通过超导量子干涉仪对胃磁和心磁检测，都能证实按固有程序进行格式化调整的特征。李定忠教授的知识点发现和理论创新就是这样来的。

李定忠教授六十多年的科研道路就是这样走过来的，虽然他已是年逾八旬的老人，但仍在不辞辛苦地完成经络学专著，希望传播到国内外造福全人类。愿给外国留学生学习中医，或向国外传播的学者铺砖引路，为中医现代化、西医整体化，弘扬中国传统科学文化尽一份力。我愿向世人推荐此项成果。

中国中医科学院针灸研究所研究员、
博士生导师

2015 年 12 月 18 日

钱学森对中医经络现代研究的评述

大师**钱学森**是国际著名科学家、人体科学创建人、中国科学院院士。从20世纪80年代初，钱老就开始对人体科学——中医经络进行开创性研究（人体科学与现代科学技术发展纵横观．人民出版社，1996）。本文摘自中国人民大学黄顺基教授2007年6月在《辽东学院学报》（社会科学版）发表的论文《从现代科学技术看中医存废之争》，是其中第七项所引用的钱学森论著中的部分论据。

研究人体功能态

人体功能态的稳定性，标志人体系统结构、状态、行为、抵抗外部环境干扰的能力。（1）人体功能态有许多种。日常生活功能态：觉醒功能态与睡眠功能态（24小时交替进入），危机功能态与应激功能态，警觉功能态，等等。（2）调节功能态的手段有三种：①与外界进行物质交换（吃药、打针……）；②与外界进行信息交换（声波、电磁波）；③人脑自身意识调节。

疾病是人体的功能态偏离了正常功能态，需要调节，拉回正常状态。

中医现代化必须从中医特有的基本理论整体观入手。

（1）辨证论治："辨证"是辨明人体所处的功能态。病就是人体巨系统偏离了正常状态。"论治"就是根据病人所处的状况，用适当方法充分调动人体自身本来具有的抵抗疾病的能力，使人体恢复到原来的正常状态。中医不是对抗医学，而是调整医学，是因势利导，顺势而发，充分调动人体巨系统自动调节功能，有四两拨千斤的疗效。

（2）经络学说：钱学森认为经络是中医理论中基础的东西，是非常重要的问题，必须用系统的观点研究人体经络。经络理论对指导气功、针灸、辨证施治等中医理论与实践有决定性的作用。

他认为中医理论的核心是人体模型。人体的经络、穴位是人体的坐标体系，经络的实体是人的整个体系，它不是实体而是功能系统。从事经络研究及经络穴位治疗五十余年的李定忠教授认为经络是人体中物质能量信息系统，要应用系统论和控制论的方法，去研究人体内外的能量信息的改变引起的体内形态的变化，辨明人体的功能态。

经络提供生命信息，而信息无非是物质的变化、物质的运动。要用广义信息研究人体，输入是人体的各种广义的信息，输出是我们测量人体功能的结果。可以更好地利用先进的测量手段，更好地反映生命信息。

（3）气功的基本原理是依据天人合一的整体观、阴阳平衡的辩证观，对人体生命运动的动态平衡进行自我控制与自我调节。它是通过调身、调息、调心三者合为一体的锻炼，达到“气功态”，就是内环境的自稳态。

总之，钱学森院士是从系统观出发，认为人体是一个自组织、自适应的复杂的巨系统，具有自我发展、自我完善、不断进化的能力。

从20世纪80年代以来，钱学森创建的人体科学，把中医学放在它的大框架下，从现代科学技术发展水平上对弘扬中国传统医学、促进中医现代化进行了不懈的研究。

李定忠摘录

注： 中国人民大学黄顺基教授从《中国针灸》2004年11、12期至2005年1、2、3期中，见到本人发表的《关于经络理论与临床应用研究》的内容，产生了共鸣，认为我与他和钱学森院士的观点一致，主动寄给我一本《辽东学院学报》进行交流，此《评述》摘自黄教授论文部分相关内容。

前　言

新书说明

古典经络是3000多年前中国原创人体生命科学。本书是在古典原著的基础上，经过60多年的临床经络研究和多学科大协作的现代实验研究，探知了许多现代医学前沿的科研成果，因此命名为《现代中医经络学》。

目的

探明中医经络学的科学定位，捍卫千年国宝，揭示超前的经络调整机制，创建高效速效疗法，创建中国式中西医结合的全科医生新模式，配合“一带一路”建设。优先解决看病贵、看病难、长期药物依赖及药害等问题，为保障人类健康，尽心尽力。

任务来源

古典中医经络理论，国家“七五”“八五”重大基础理论经络中标课题以及出于医生良知的自选课题。

经络研究和认识过程

中医经络学是世界非物质文化遗产之一，是中华民族几千年智慧的结晶。有系统理论，有丰富的科学内涵，有高超的诊疗技艺和实实在在的疗效。中医经络学是中医系统理论的核心组成部分。

通过六十多年的经络研究，我们发现经络实质和调整机制是十分重要的，希望对脑科学和人体科学会有新的发展和突破，走向国际前沿。

中国中医科学院原常务副院长王雪苔资深研究员，是世界针灸学会联合会终身名誉主席，世界卫生组织任命其为中国世界非物质文化遗产针灸项目传承人。他临终前曾在世界针灸联合会二十周年大会上做专题发言，宣布并赞赏我们的经络研究成果和生物“量子”科学定位的论点，亲自把手稿送给我们，作为新书序言发表，合影留念。

中国人是有志气的！多学科学者一定会在科学事实面前分清是非，会站在科学和正义面前，齐心合力，携起手来搞合作！用现代科学实验和大量的临床观察及诊疗实践，用现代科学语言阐明经络的科学实质和科学定位；阐明经络全方位的运行规律和十种特有的调整机制；阐明经络学的真髓。一定要捍卫中华民族的千年国宝！传承子孙万代、弘扬天下。携同“一带一路”展现中国式中西医结合之路的独到之处。培养中国式全科医生模式。调动人体自身调整机制，增强体质和自我完善功能。争取早日破解看病贵、看病难、长期药物依赖和药害等难题。造福人民、造福国家、造福人类。

六十多年经络现代研究多学科协作一览表

合作单位	参加单位专家、团队	工作内容
中国医学科学院皮肤病研究所	中医大师赵炳南，临床指导与支持；胡传揆、李洪迥、吴绍熙院士及国际友人马海德教授给予现代研究指导和论文修改	可见经络现象观察与经络治疗研究
中国科学院高能物理研究所	沈妙和研究员直接进行全过程的计算机数据采集分析	经络感传中核素循经传输规律
原子能科学研究院	由该院吴善令研究员直接检测，由李定忠教授设计、施针	感传过程中检测核素标记物^{131}碘马脲酸钠循经运行显示出经络实质具有类似量子波粒二象性及驻波特征
北京大学物理学院	李嘉璋主任、教授团队主持各项磁检测	对经穴内外、各种不同人群，各种不同条件下，治疗前后磁特性；用低温超导量子干涉仪检测，观察到经络的双向调整作用及各种规律
北京大学液氦制冷中心	应用低温超导检测必须用液氦制冷	低温 －267℃，保障磁检测全过程的供应
北京大学物理学院	戴远东教授团队主持高温 SQUID 检测（灵敏度为 10^{-12}T）	经穴磁疗前后磁特征变化规律检测，验证经络的程序化调整作用
中国计量科学研究院磁研室	乔尉川教授团队主持磁检测	同时保障高温 SQUID（－168℃）液氮制冷的供应
地球物理研究所	该所刘建本、郑沙樱、金海强高工保障零磁空间实验室的合格使用条件	为了保证人体经穴及组织脏器的磁特性检测，必须提供环境磁场的屏蔽条件
国家零磁空间实验室	李嘉璋主任、教授团队主持各项磁检测	专供国家课题磁特性检测使用的零磁空间。（磁噪声优于 2×10^{-12}T）
南京大学现代检测中心	由南京大学提供进口检测仪器，王自钧教授团队指导使用	由美国进口的低温超导量子干涉仪，进行人体磁场检测。灵敏度达到 10^{-14}T
北京医院磁共振、脑功能检测室	由李果珍教授、陈真博士等参与经穴在脑功能定位研究；李定忠教授设计、施针及总结	应用美国进口脑部血氧代谢功能检测仪，观测针刺不同经穴时，脑部的反应区
中国科学院信息所	王迥迥博士	用计算机采集分析脑功能检测结果，用图像显示
北京大学	张骥留美博士	编制经穴磁特性检测主软件

续表

合作单位	参加单位专家、团队	工作内容
中国中医科学院及世界针联	针灸所所长、博士生导师朱兵教授。研究员张维波、研究员张立剑、刘雨亭、李志超	朱兵教授给予多方支持，张维波、张立剑、刘雨亭参加磁检测的数据采集；刘雨亭参加整体数据分析；李志超协助整体安排计算机操作人员的分工
北京中医研究所胃电检测室	提供胃电检测条件，由李保平等参加实验	并用7 T17信号处理机进行图像处理，通过胃电合计功率谱证实经络的双向调整
中国针灸协会	程莘农院士，贺普仁、张缙、金伯华教授	均给予支持、作序
中国科学院高能物理所	谢一冈教授是李定忠教授特聘的高能物理学顾问	谢教授对本书高度赞赏，主动支持本书创作
北京市第六医院	医院各级领导特别是张津琳院长和危天倪院长和广大专家同仁的积极参与和大力支持。主要是：①经络研究室：李定忠教授；②放免室：高山宝主任；③胃镜室：王晓宇主任；④影像室：张森、华军昌等；⑤中西医结合专家李秀章教授；⑥助手傅松涛教授、马岩教授、黄雅钦教授、邱巍、郝宇晖和傅亚斋、温鑫等同志	李定忠教授主要负责全部科研资料和鉴定资料的总结工作，撰写论文及六部经络专著。感谢其余合作者为课题提供核素及磁特性实验对象；提供胃经的各项胃磁检测的实验研究对象；为撰写此书提供实体影像资料；提供理论研究的基础资料，审阅、修改全部总结资料、文稿、书稿
中国科学院高能物理研究所	刘华副研究员	研究针灸的脑功能学影像观测。证实针刺合谷及太冲穴，发现相关脑区被激活，显示穴位特异性
清华大学清北跨界中医研究院 北京市第六医院皮科，经络研究室	导师：主任医师李定忠，皮科主任、传承人陈惠阳，心内科 c. c. u 刘慎科 清北跨界中医研究院徐笑梅教授、卢达溶教授和邱龙斌教授	国家认定李定忠、李秀章二位教授经络科研成果十分重要，属大科学内容，是千年国宝，应该齐心合力进行传承、发展和弘扬。携同“一代一路”为解决看病贵、看病难，造福人民提供有力支撑
东单中医门诊部（宽街一部）	徐昆等各位主任及全体工作人员大力支持，提供全科门诊和多病同治的平台	李定忠和李秀章二位教授应聘在该院组成中西医结合经络特色联合门诊，实现多病同治、双向调整、整体调整的目标。创建多项突破性的科研成果及临床疗效，深受国内外患者的欢迎

凡例与注释

1. 本书涉及的经络穴位名称、古典经络循行路线、图形与解剖关系，均严格遵照世界针灸联合会终身名誉主席、世界非物质文化遗产针灸项目传承人王雪苔教授根据国际标准和国家标准撰写与绘制的内容（见参考书目）。

2. 临床观察的经络传导运行路线，是根据受试者或病人口述，并根据传导过程中产生的麻感带，在体表进行具体感觉改变的检测，标记认定。循经皮肤病及治疗前后的图像均为实际拍照内容，个别黑白图像为了显示清楚，参照实体着色。

本书内容参考资料以笔者著、在日本出版的《中医经络探秘》（上、下册）和《经络现象》（Ⅰ、Ⅱ）为主，本书中重点引用的另有黑龙江、福建中医药研究院傅松涛、曲少云著的《脑中的世界》，以及天津中医药大学发表的研究资料及汤德安《实验针灸学》和国内外的相关资料。本书有些章节病人现场治疗实例介绍中涉及治疗前状态，参考图片引用朱学骏、赵辩、虞瑞尧、孙建方、涂平等主编，由人民卫生出版社出版的《中国皮肤病性病图鉴》一书中的图片，现代人体经络穴位选用参考书《针灸理论与穴位》。特此申明，在此一并致意。

本书是笔者和同道六十多年的研究结果，由于个人精力、能力和条件所限，可能会有许多宝贵资料未能全面取得，深表遗憾。本人现已九十岁高龄，希望借此机会得到多学科专家给以补充和校正。

目　录

第一编　中国原创科学——中医经络学

第二编　经络疗法及临床应用

第三编　保健、美容与抗衰老的临床研究

第一编

中国原创科学——中医经络学

第一章

神奇的古典经络

一、人体经络的发现与针具的发明

早在我国4000多年前的新石器时代，人们就已掌握了磨制技术，能够制作出一些比较精致的、适合于刺入身体来治疗疾病的石器，称之为“砭石”，这是最古老的医疗工具。《山海经》说：“有石如玉，可以为针。”用砭石治疗疾病即为砭石疗法。我国在考古中曾发现过砭石实物，如图1－1－1所示。

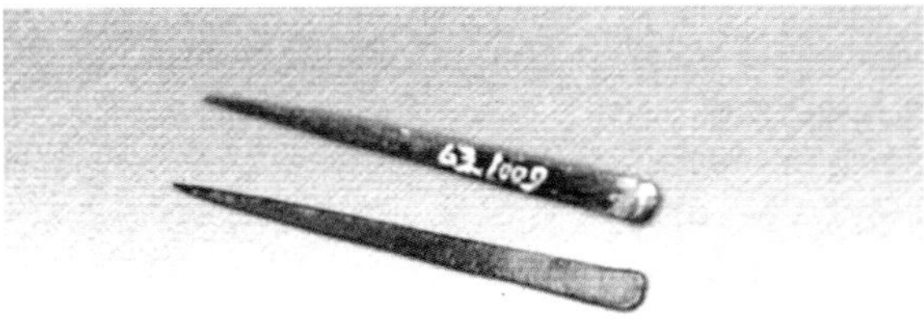

新石器时代的砭石

长4.5mm，一端为四棱形可用来放血，一边为扁平的刃可用来切开脓疡。内蒙古多伦县头道洼出土

图1－1－1　砭石

随着古人智慧和社会生产力的不断发展，石针逐步演变成骨针、竹针，最后产生了金属针。如图1－1－2所示。金属的韧性及制针技术工艺的提高，使针刺穴位时取穴更加准确，针刺穴位时出现的循经感传现象使人们逐渐发现了遍布全身的经络系统。成书于公元前4世纪的《黄帝内经》及成书于公元前2世纪的《难经》把前人对人体经络现象的认识进行了系统的总结，提出了完整的经络学说：经络遍布于人体全身各个部位，担负运送全身气血，沟通内外上下的功能；经络不仅分布于体表，而且进入体内和脏腑相互联结；循环往复，周而复始，运行不息。由于每条阴经属于一脏，并与一腑相连络；每条阳经属于一腑，又联结一脏；这就使全身四肢和脏腑紧密地联系起来，每条经脉所指的疾病，都和它的循行走向及所联属的脏腑直接相关。这样，经络学说对于阐释人体的生理功能和病理变化、指导疾病的诊断和治疗都具有极其重要的意义。

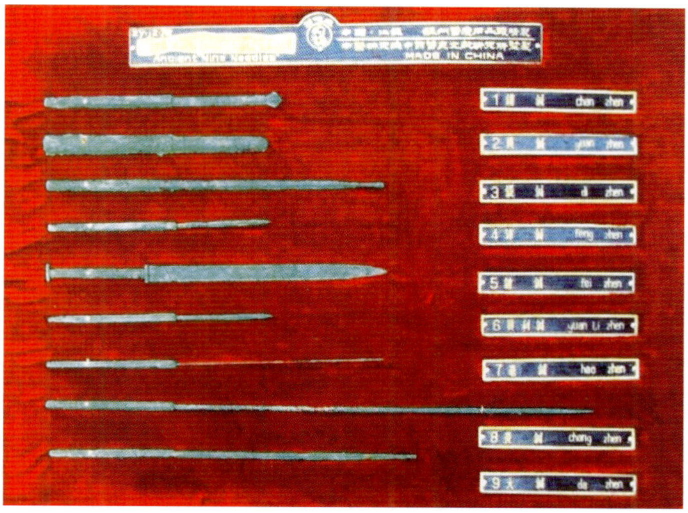

仿古九针

苏州医疗用品厂有限公司制造，中国中医科学院中国医史文献研究所监制，中国针灸博物馆藏

图 1 –1 –2　九针图

二、针灸理论——经络学说的创立

现存的有关“经络”的文献以《黄帝内经》为最早，根据近代发现汉墓出土的古帛书和竹简记载，在《黄帝内经》之前有“十一脉”。“十一脉”是后人称为《脉书》的主要内容。《脉书》流传有不同的文本，在 1983 年长沙马王堆汉墓出土的帛书中主要有两个文本：一种内容简洁，按先“足三阳三阴脉”后“臂二阴三阳脉”排列，称之为《足臂十一脉灸经》；另一种内容较详，按先六阳脉后五阴脉次序排列，称之为《阴阳十一脉灸经》。两书均论述人体 11 条脉的循行、主病和灸法，与《黄帝内经》论十二经脉相当接近，只是缺少一条手厥阴脉。

（一）第一部针灸经络专著——《黄帝内经》

《黄帝内经》是现存中医文献中最早而且完整的中医经典著作，已经形成了完整的经络系统，即有十二经脉、十五络脉、十二经筋、十二经别，以及与经脉系统相关的标本、根结、气街、四海等，并对腧穴、针灸方法、针刺适应证和禁忌证等也做了详细的论述。其中《灵枢经》所记载的针灸理论非常丰富而系统，《灵枢经》是经络学说和针灸技术的第一次总结，其主要内容至今仍是针灸的核心，《灵枢经》也称为《针经》。见图 1 –2 –1，图 1 –2 –2。

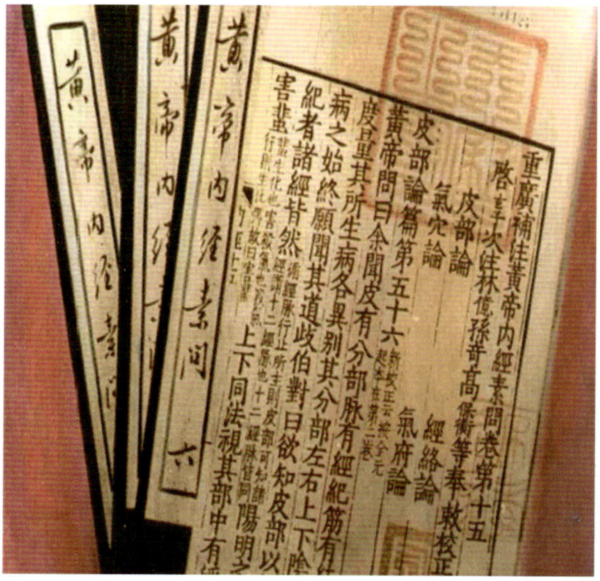

图 1-2-1　黄帝内经·素问

（二）针灸经络专著——《难经》与《针灸甲乙经》

继《内经》之后，战国时期的神医扁鹊所著的《难经》对针灸学说进行了补充和完善。《难经》原称《八十一难》，对经络学说有所发展，特别是关于奇经八脉和原气的论述。东汉末，张仲景著成《伤寒论》，以六经辨证为主线指导临床用药，这是对《内经》和《难经》经络理论的继承和发展。到魏晋时期，皇甫谧编集《针灸甲乙经》，这是现存最早的经穴专著。此书全面论述了脏腑经络学说，发展并确定了 349 个穴位，对其位置、主治、操作进行了论述，同时介绍了针灸方法及常见病的治疗，是经络学说和针灸技术的第二次总结。见图 1-2-3。

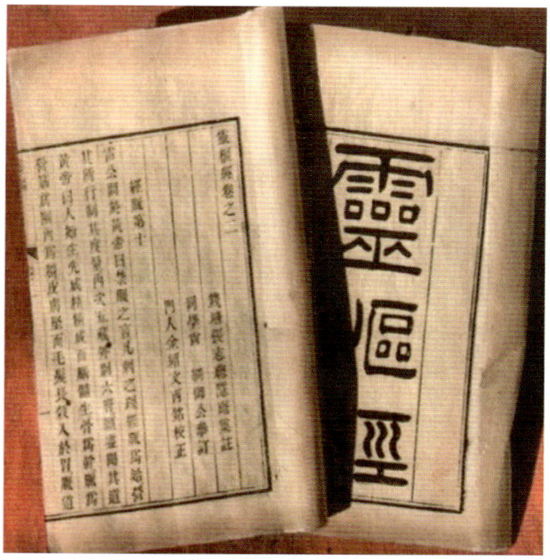

图 1-2-2　灵枢经

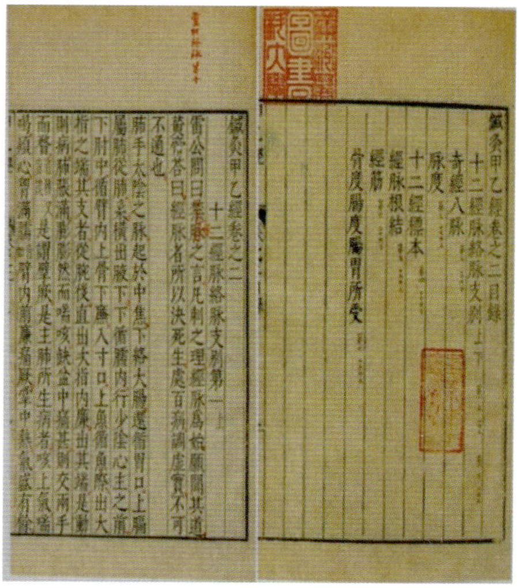

图 1-2-3　针灸甲乙经

（三）明堂孔穴图与铜人

唐宋时期，经络学说和针灸技术有了很大的发展。医家们开始编制经络穴位图，当时称为“明堂孔穴图”或“明堂图”。宋代医学家王惟一编成《铜人腧穴针灸图经》三卷，共载354经穴；次年铸成“铜人”经穴模型两座（图1-2-4），并以图经刻石，对统一经穴定位影响甚广；后期又组织编写了《圣济总录》（约1112年），在其中将经穴依所在经脉排列，为以后各代著书立说所继承。关于奇经八脉的穴位，王惟一提出了四肢的“八脉交会穴”，这些穴位的治疗作用通向头面躯干的一定部位（奇经八脉所属），特指这些经穴与八脉相通。

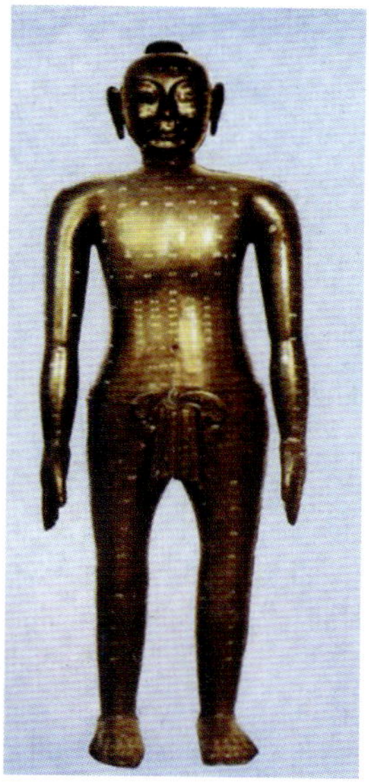

图1-2-4 铜人古图

（四）顺时而刺——子午流注

这一时期还将古代“候气而刺”“顺时而刺”的思想发展为具体的子午流注针法。金代何若愚写成《流注指微赋》，他把经、络与脉做了区分，而且认为经与络是有深有浅的。阎明广加以注解，并收集有关资料扩展成为《子午流注针经》（1153年），这是子午流注法的初期著作。

（五）十四经发挥与针灸大成

元代滑伯仁在忽必烈《金兰循经取穴图解》（1303年）的基础上编著成《十四经发挥》（1341年），首次将十二经脉与任、督二脉合称为十四经脉，以后经络的研究和发展多以此书为主要参考。明代高武《针灸聚英》（1529年）也依照此书流注次序排列绘图。徐风《针灸大全》又改编成《子午流注逐日按时走穴歌》十首，为后人多方加以转载。此法的特点就是按时选用十二经的“井、荥、输、原、经、合”穴。其后，又有将八脉交会穴也结合时辰来选用，称为“飞腾八法”或“灵龟八法”。同时期，李时珍作《奇经八脉考》（1578年），就奇经八脉文献进行了汇集和考证；杨继洲著《针灸大成》，汇集了明以前的针灸著作，总结了临床经验。《针灸大成》内容丰富，是后世学习针灸的重要参考书，是经络学说和针灸技术的第三次总结。

（六）药物归经运用与发展

药物归经和运用方面有所发展，将经络学说与药物结合起来，认为“何经之病，宜用何经之药”，是掌握药物性能的要领。温病学派叶天士等人注重分经辨证用药，于十二经之外更重视奇经，为经络理论在方药方面的运用做出了贡献。

三、古典经络的现代解剖定位图

近六十年来，为了让大家详尽地了解经络与人体实体解剖结构的相互关系，我国多个机构绘制了古典经络的现代解剖定位图来普及经络知识。如图1－3－1～3所示。

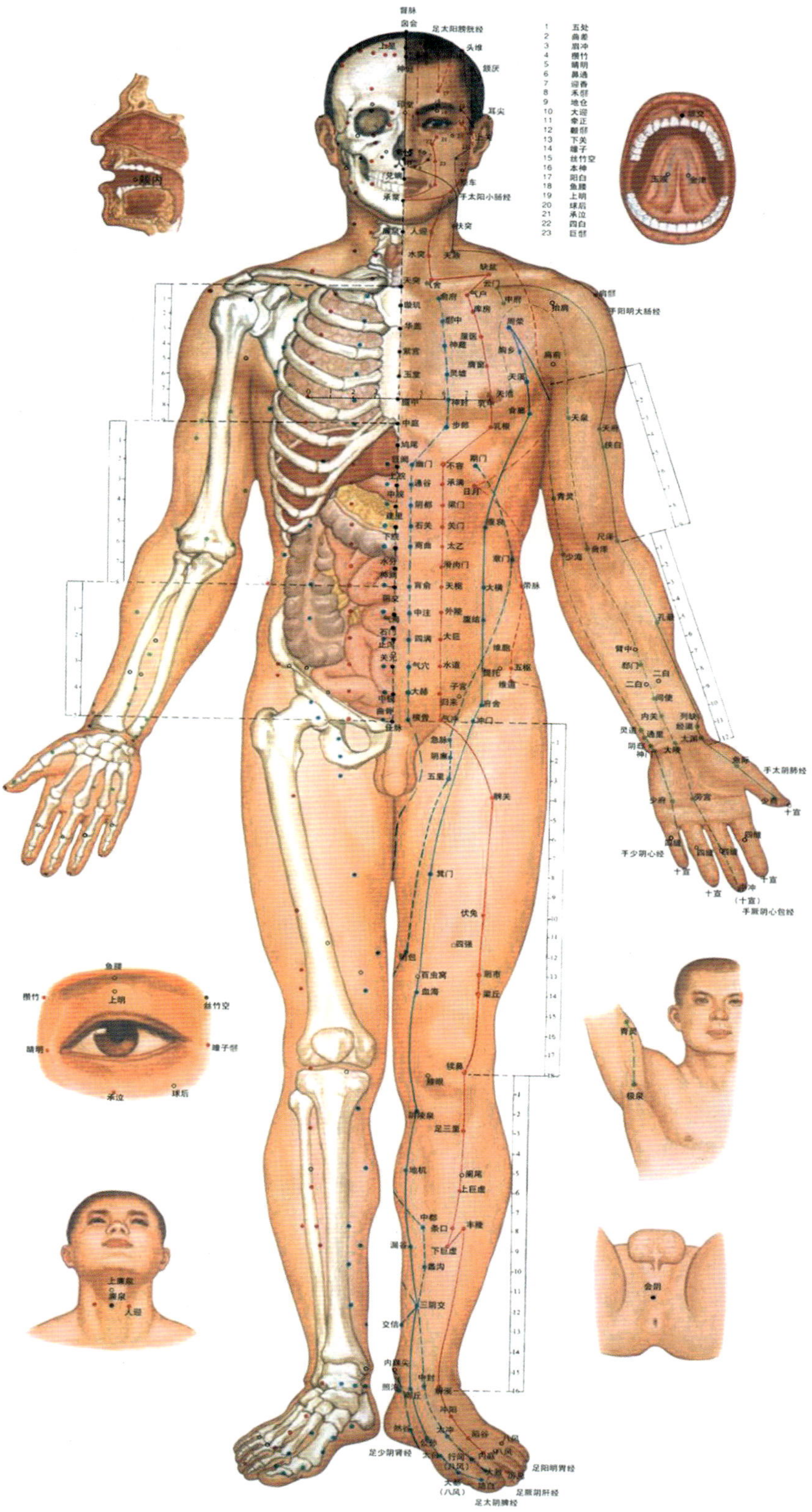

图 1－3－1　针灸解剖定位图

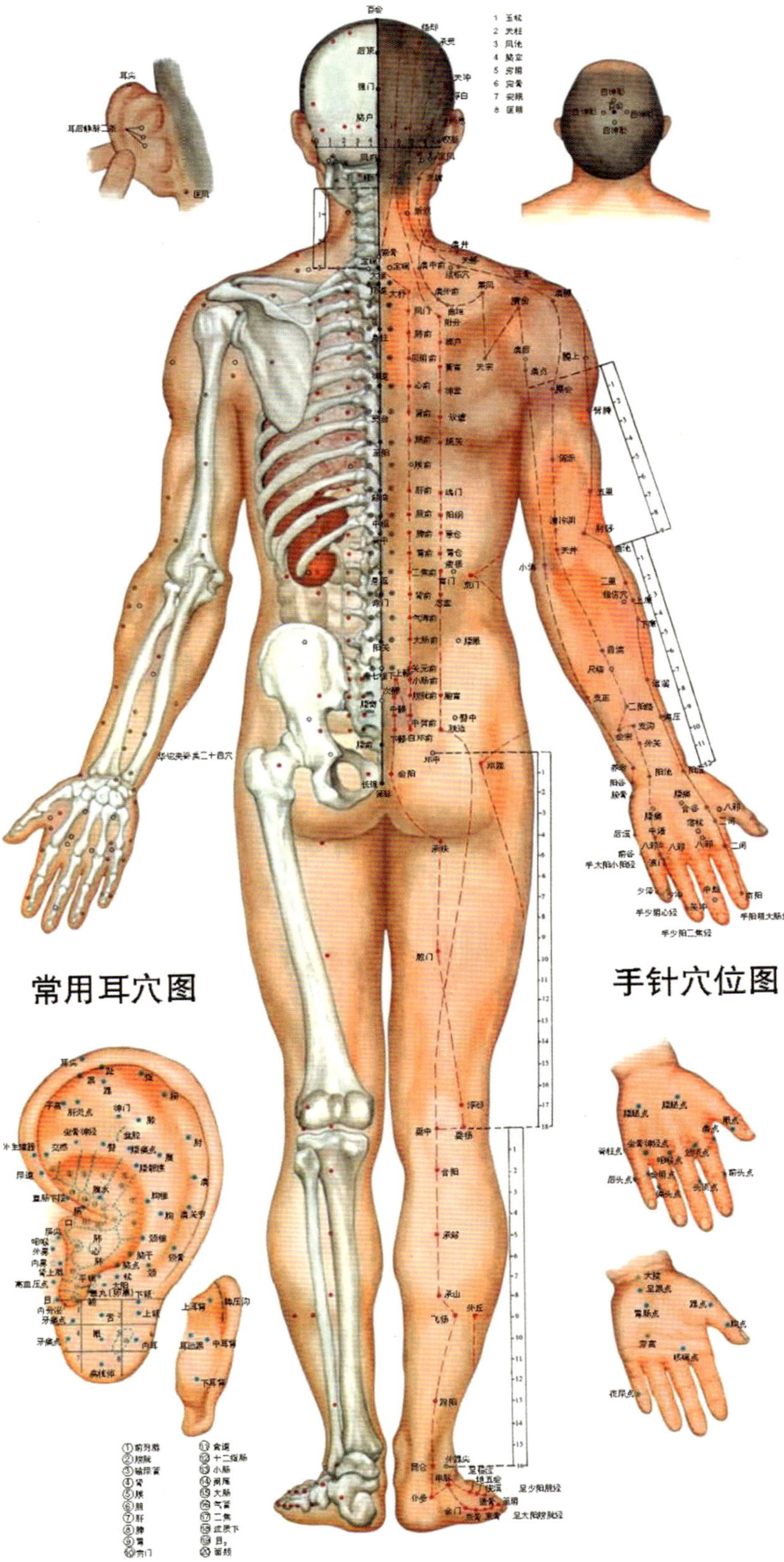

图1-3-2 针灸解剖定位图

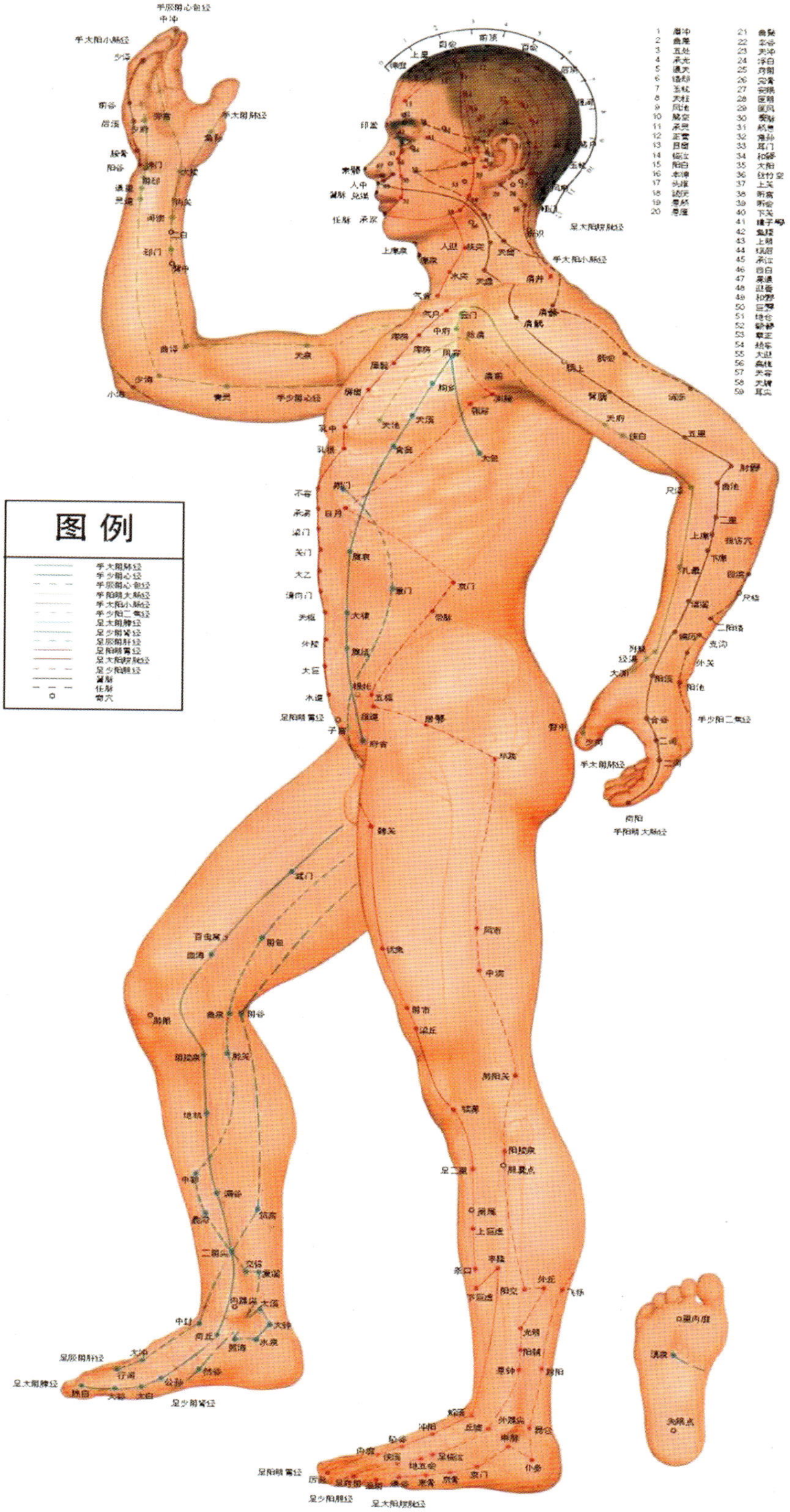

图1－3－3　针灸解剖定位图

参考文献

[1] 张立剑. 针灸图说 [M]. 青岛: 青岛出版社, 2010.
[2] 靳士英, 张彤云. 针灸穴位挂图 [M]. 北京: 人民卫生出版社, 1971.

第二章

经络循行线的自然显现

1984 年 7 月 20 日由人民卫生出版社介绍在日本雄浑社出版，名为《经络现象 I》的专著用日英双语向世界发行。这是作者的第一部经络专著，为经络客观存在提供铁的事实依据，等于向世界宣布经络的存在，不容否定，不容怀疑。

一、经络循行线的自然显现——循经皮肤病

机遇总是眷恋做好充分准备的有心人。1954 年春天，在皮肤病诊疗工作中，李定忠教授首次发现一位患有“炎性线状表皮痣”的患者，其疹形分布情况与经络循行线走行几乎一致。这一惊人的发现难道是千年不遇的偶然事件吗？李教授随后的工作成果证实，这是一类自然发生的皮肤病，其分布特点与中医经络走向一致，而与皮肤末梢神经和血管的分布不一致，因此，为它取名为“循经皮肤病”。随后，循经皮肤病被国际著名经络专家称之为“可见的经络现象”，是研究发现的经络客观存在最为直接的证据。后来，日本学者的报道也证实了这一事实。

截止到 1991 年国家“七五”攻关课题验收，李教授带领的国家课题组观察并收集循经皮肤病病例 315 例，循经皮肤病损 423 条，在十二经及任、督、带脉都观察到循经皮肤病现象的存在。这一成果在当年举行的第三届世界针灸大会上进行了报道，报道病例数占全世界相关报道总数的 95% 以上，引起了世人的关注。

循经皮肤病和古典经络循行线的吻合程度是非常惊人的，李教授所观察的 315 例循经皮肤病患者，其皮疹分布于 423 条经脉线上，其中单经者 254 例，多经者为 76 例（包括一人 2 经、3 经、5 经以上同发者）。各经分布频度：以肾经

最多，97 条，占总数的 22.93%；大肠经次之，51 条，占 12.06%；心经 44 条，占 10.40%；肺经 40 条，占 9.46%；小肠经 37 条，占 8.75%；心包经 35 条，占 8.27%；膀胱经 34 条，占 8.04%。这 7 条经合计占 79.91%，其余 7 条经出现皮疹的频度仅为 20.09%。详见图 2 -1 -1A、B ~2 -1 -12A、B 所示。[1]

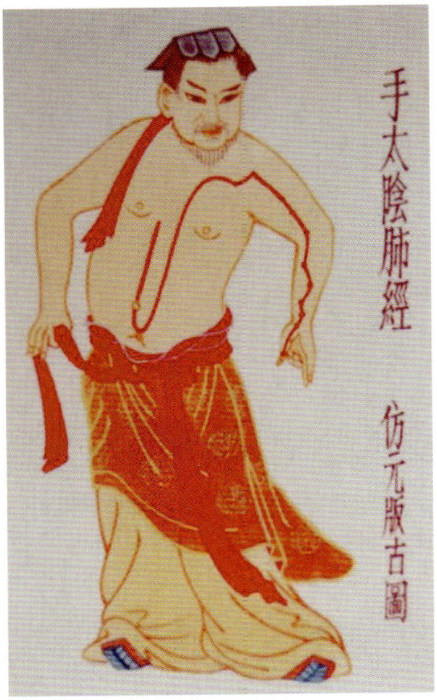

A. 肺经古图

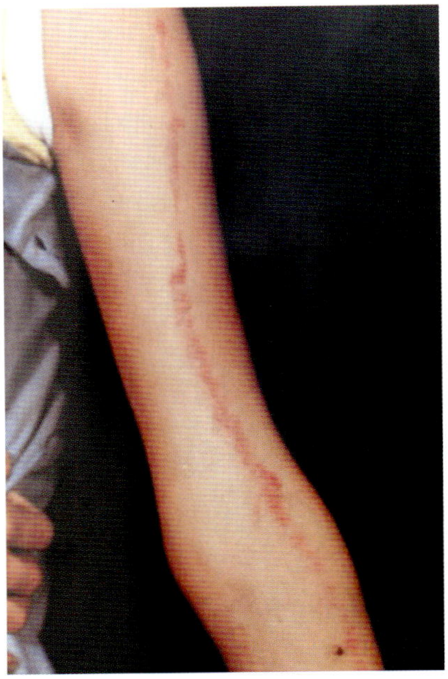

B. 肺经皮炎

图 2 -1 -1 肺经皮炎与古典经络图对照

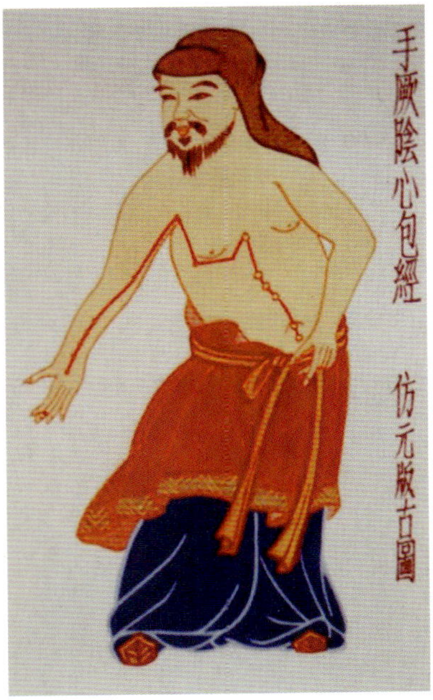

A. 心包经古图

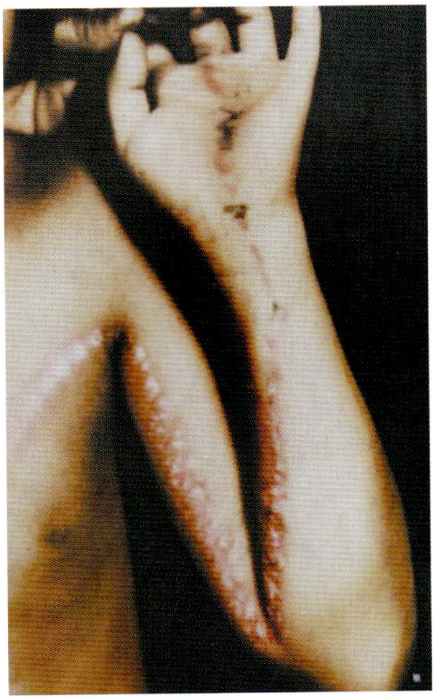

B. 心包经炎性线状表皮痣

图 2 -1 -2 心包经炎性线状表皮痣与古典经络图对照

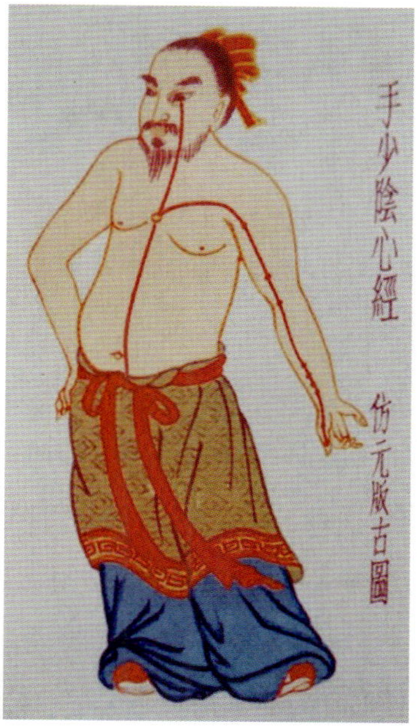

A. 心经古图

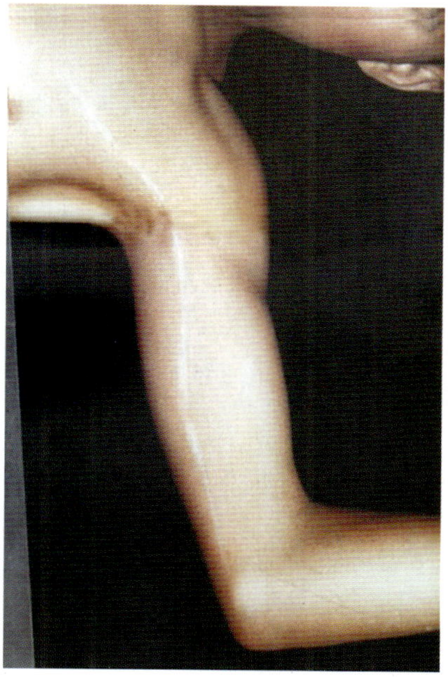

B. 心经贫血痣

图2－1－3　心经贫血痣与古典经络图对照

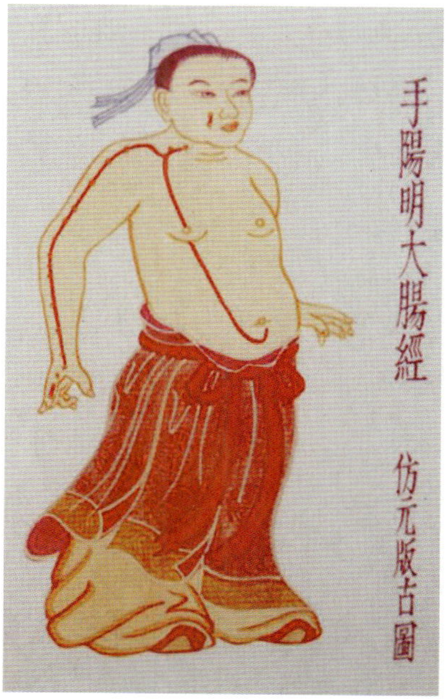

A. 大肠经古图

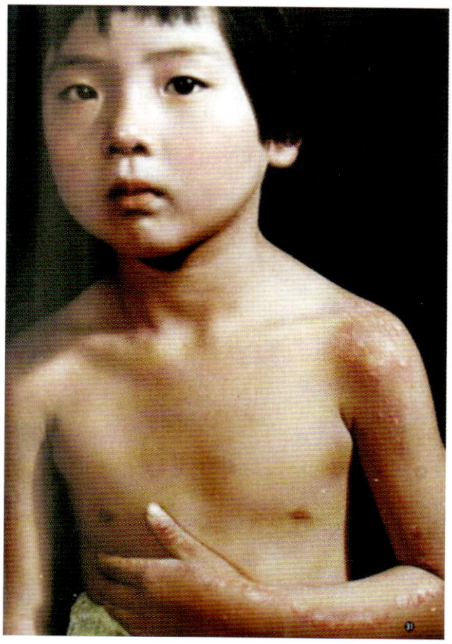

B. 大肠经神经性皮炎

图2－1－4　大肠经神经性皮炎与古典经络图对照

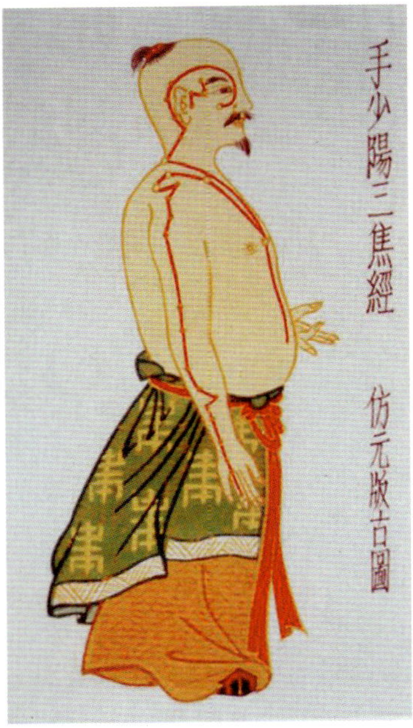

A. 三焦经古图

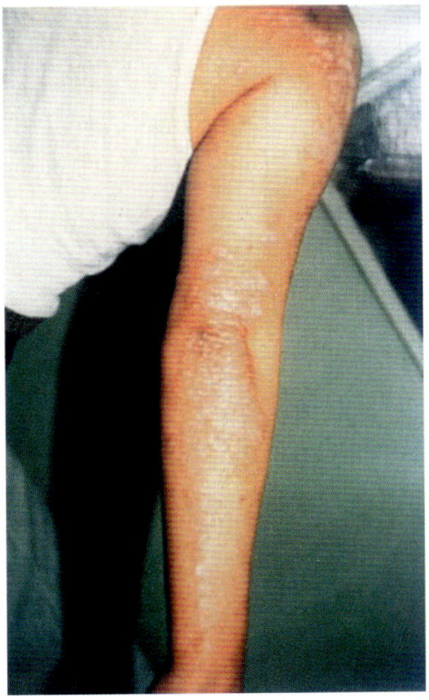

B. 三焦经银屑病

图2－1－5 三焦经银屑病与古典经络图对照

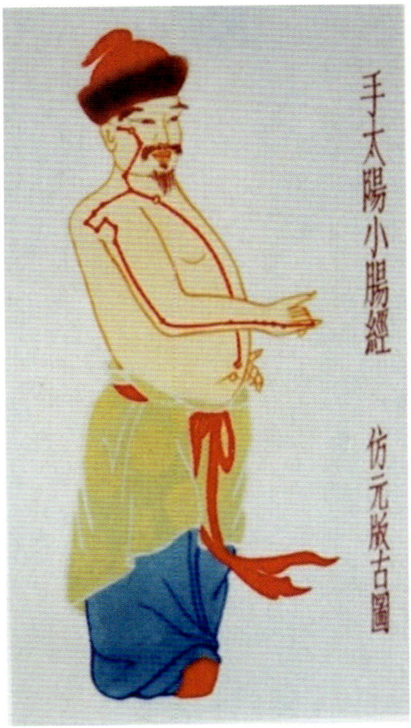

A. 小肠经古图

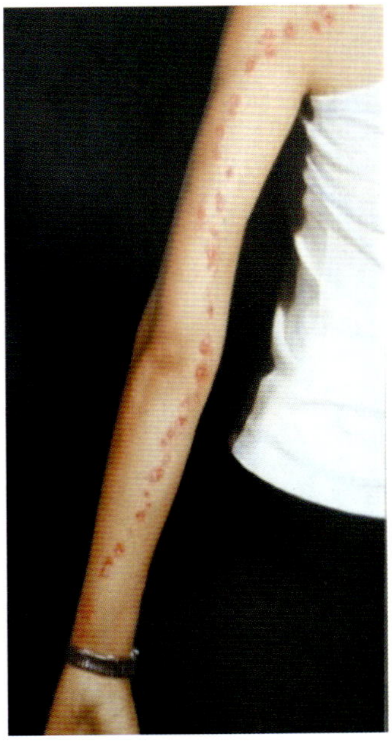

B. 小肠经湿疹

图2－1－6 小肠经湿疹与古典经络图对照

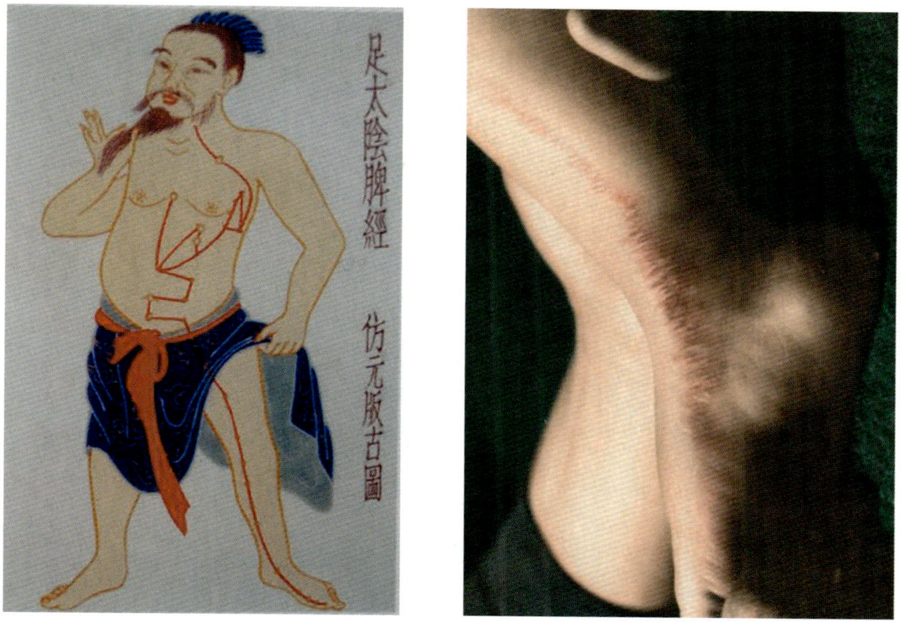

A. 脾经古图　　B. 脾经神经性皮炎

图2－1－7　脾经神经性皮炎与古典经络图对照

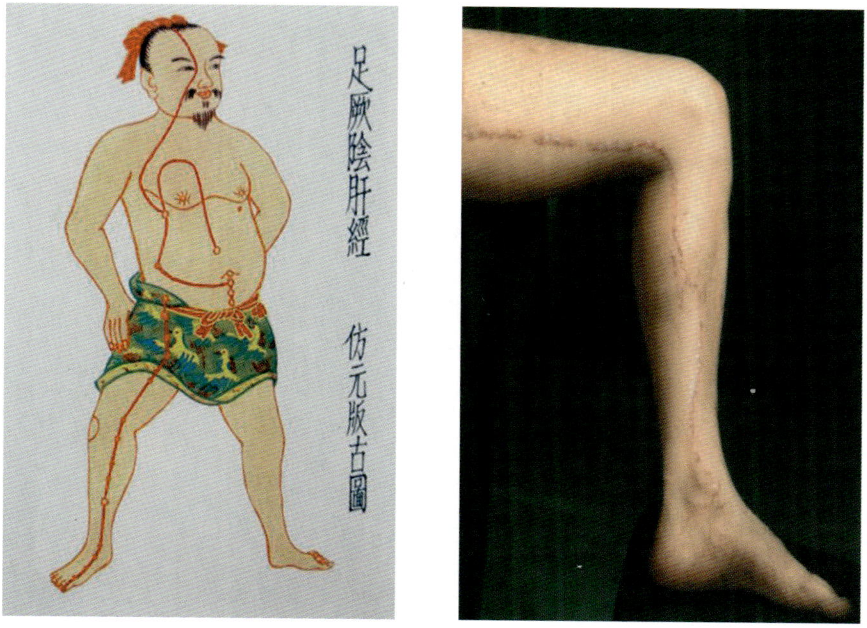

A. 肝经古图　　B. 肝经扁平苔藓

图2－1－8　肝经扁平苔藓与古典经络图对照

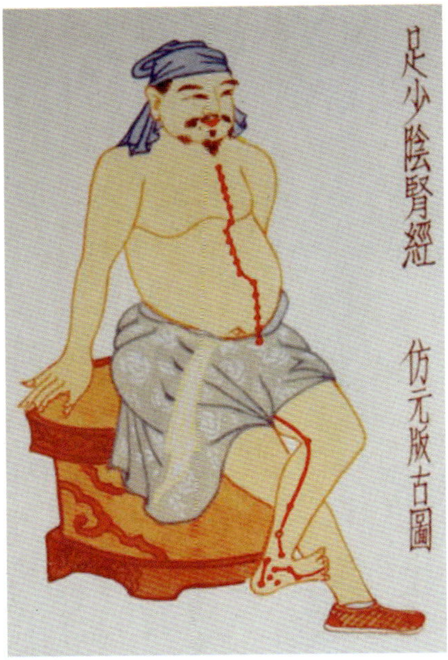

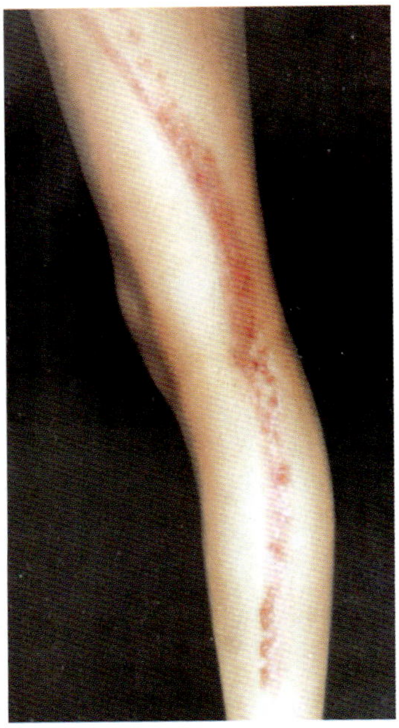

A. 肾经古图　　B. 肾经神经性皮炎

图2－1－9　肾经神经性皮炎与古典经络图对照

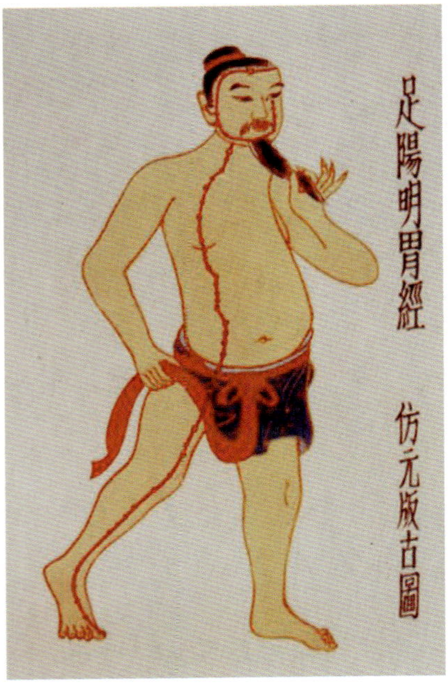

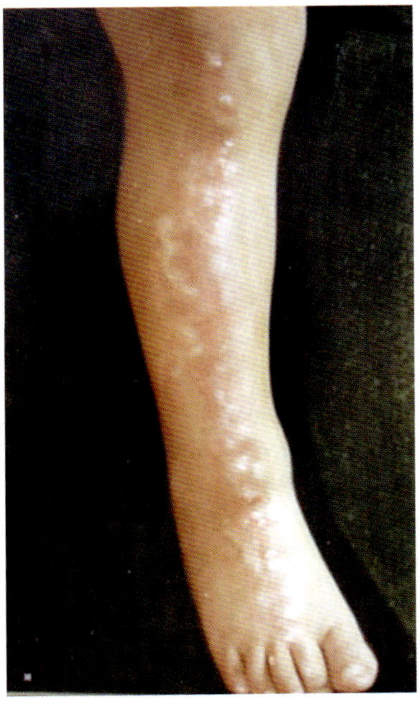

A. 胃经古图　　B. 胃经扁平苔藓

图2－1－10　胃经扁平苔藓与古典经络图对照

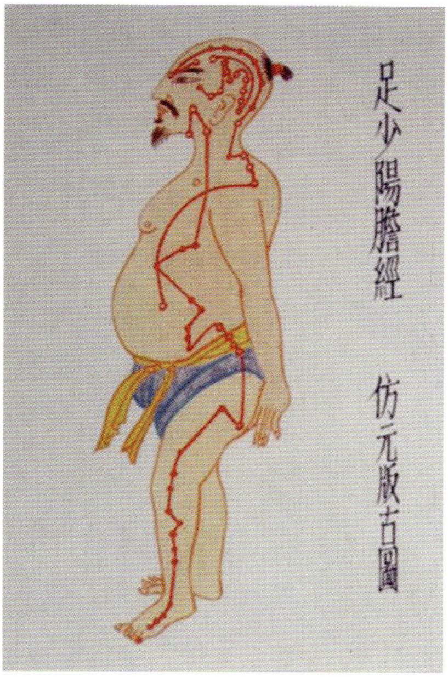

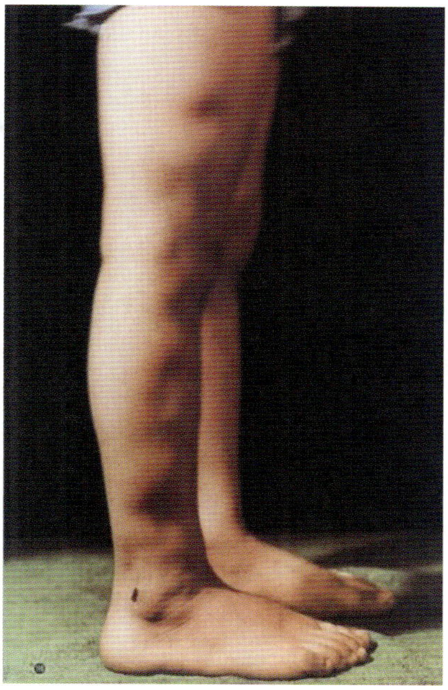

A. 胆经古图　　B. 胆经皮下脂肪萎缩

图2－1－11　胆经皮下脂肪萎缩与古典经络图对照

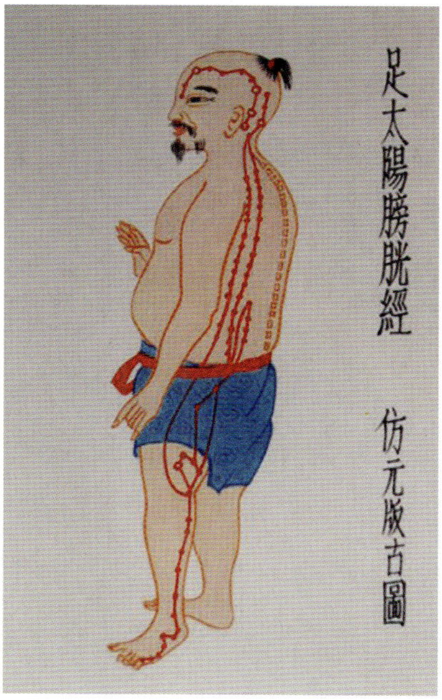

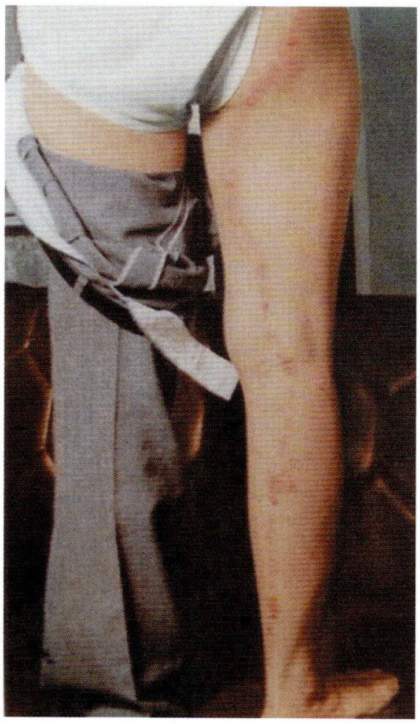

A. 膀胱经古图　　B. 膀胱经神经性皮炎

图2－1－12　膀胱经神经性皮炎与古典经络图对照

《素问·皮部论》有这样的表述："欲知皮部，以经脉为纪者，诸经皆然。"循经皮肤病现象与中医理论的高度吻合，不仅直接印证了中医经络的客观存在，同时也提示经络的存在可能与基因有关。尽管皮肤病疹形及分布可以是多种多样的，但呈线条状分布者，约90%呈现出循经的特征。循经皮肤病可以是先天性的，也可以是后天性的。此外，有些人在接受经穴刺激时，也会诱发产生循经分布的皮损，如循经红线、白线、皮丘带等，我们现在把这一现象统称为生理性可见经络现象。

二、经络存在的先天依据

1954年，李定忠教授首次发现了循经皮肤病。作为可见的经络现象，循经皮肤病引起了世人的震惊。第一例就是先天性的炎性表皮痣，随后又发现先天性督脉疣状痣，到1991年国家"七五"攻关课题验收及《循经感传及可见经络现象的研究》被评为部级一等奖时，观察的例数已达到315例，涉及经脉423条。属于先天性皮肤病者有疣状痣、贫血痣、皮脂腺痣、汗孔角化症等10个病种，共计76例169条经脉，其中一人同时有2~7条循经皮损。

先天性循经皮肤病是胎生即有的一种可见的经络现象（部分到青春期前逐渐形成），其发生与发展不以人的意志为转移，它不存在人为因素，而是自然产生的一种经络现象。将循经皮肤病与福斯特（Foerster）氏神经皮节分布图、海特（Head）氏内脏牵涉性体表痛敏带进行对照，两者差别十分明显。循经皮肤病作为可见的经络现象已经得到国际公认，并作为国家课题经络研究立项的依据之一，典型病例列举如下。[1]

（一）循阳经走行的先天性皮肤病

1. 督脉疣状痣

刘某，男，1个月，出生后可见额部从印堂经鼻背至素髎，生长一条疣状隆起皮损（诊断为疣状痣），与督脉循行线一致，见图2-2-1。

2. 大肠经汗孔角化症

董某，女，37岁，左大肠经汗孔角化症。患者从10岁开始发现身体多处有环形角化隆起皮损，诊断为汗孔角化症，逐渐形成条状分布，左上肢皮损起于左拇指与食指，汇于合谷，经曲池上行，止于肩髃与大肠经络路线吻合，见图2-2-2。此外在心包经、肾经、任脉等六经尚有同样皮疹，在膀胱经有散在泛发皮疹。

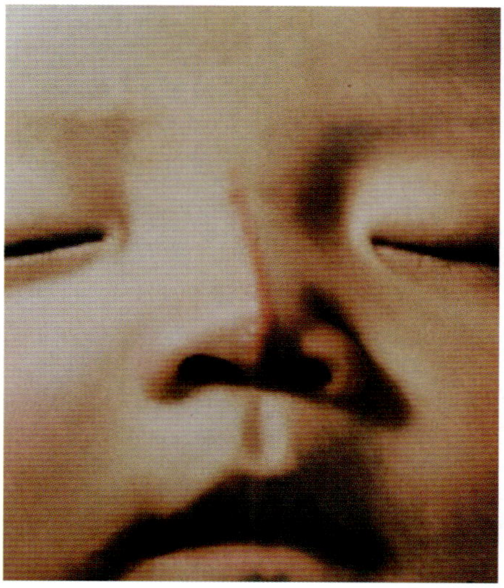

图 2－2－1　督脉疣状痣

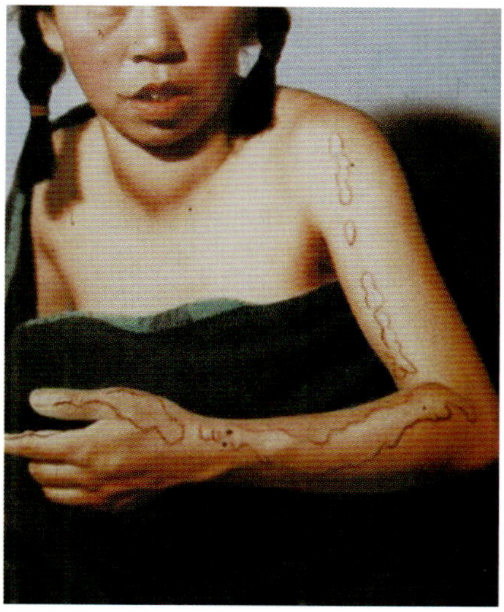

图 2－2－2　大肠经汗孔角化症

3. 膀胱经、肾经疣状痣

陈某，男，2 岁，右下肢膀胱经—肾经疣状痣。患儿沿膀胱经发生疣状增生皮损，诊断为疣状痣，上起膀胱俞，沿膀胱经下行，止于足跟外侧。另一条是同样皮损起于足跟部水泉穴，沿肾经上行，与膀胱经并列，在大腿内侧上段又分为两支，一支通肛周，一支抵阴囊，十分清晰地显示循经路线、表里二经的相关性和肾开窍于二阴的特点。见图 2－2－3。

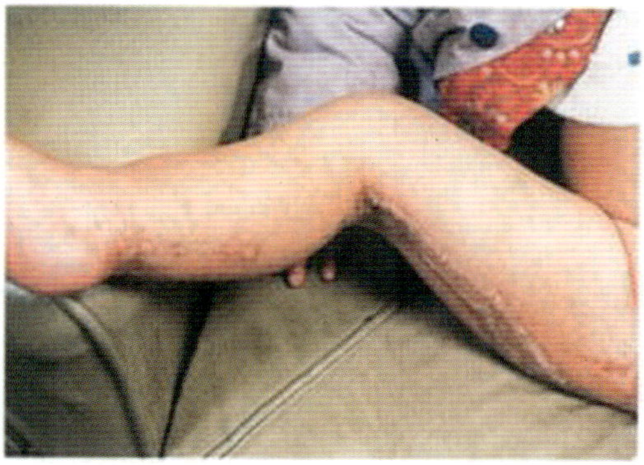

图 2－2－3　膀胱经与肾经疣状痣

（二）循阴经走行的先天性皮肤病

1. 任脉色素痣

付某，女，20 岁。任脉色素痣。自幼在腹部中线发生一条褐色皮损，仅为皮肤色素加深，诊断为任脉色素痣，宽 0.5～0.7cm。从鸠尾穴至石门，见图 2－2－4。此外与左侧肾经软疣在外阴相汇。

2. 肺经疣状痣

安某，男，17 岁，肺经疣状痣。自幼在右胸部及右上肢桡侧里面发生一条疣状增生皮损，从中府穴至鱼际穴，与肺经路线吻合，仅在前臂郄门穴外向中线弯曲，见图 2－2－5。此外在右肾经也有一条同样皮损。

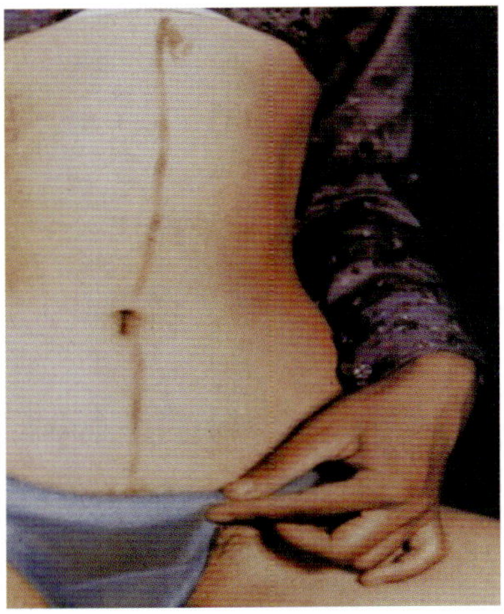

图2－2－4 任脉色素痣

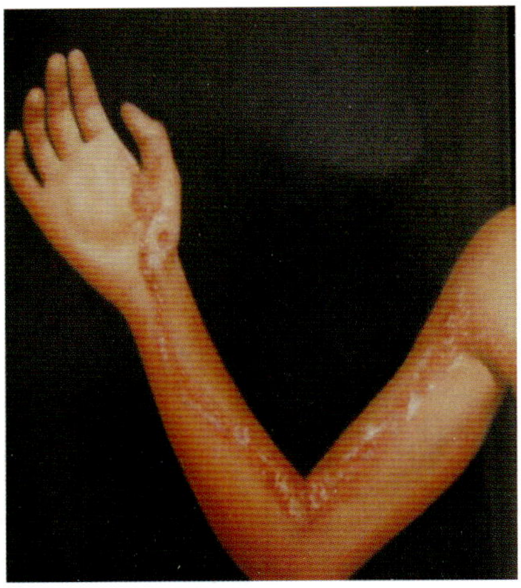

图2－2－5 肺经疣状痣

3. 肺经皮脂腺痣

韩某，女，17岁，左肺经皮脂腺痣。自幼在左上肢前内侧发生条状增生性绒毛状皮损，从左肩沿腋前向胸中斜行，与肺经路线一致，在胸部与任脉交汇，与右心经皮脂腺痣相对应。见图2－2－6。

4. 心包经疣状痣

刘某，男，10岁，右心包经疣状痣。自幼在右臂内侧正中发生一条疣状增生皮损，诊断为右心包经疣状痣，起于胸中，走腋前沿心包经直达2、3、4指掌侧面。与《灵枢经》记载一致，见图2－2－7。

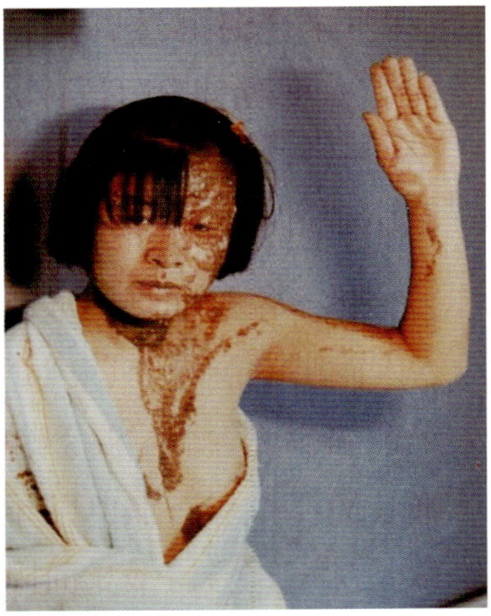

图2－2－6 肺经皮脂腺痣

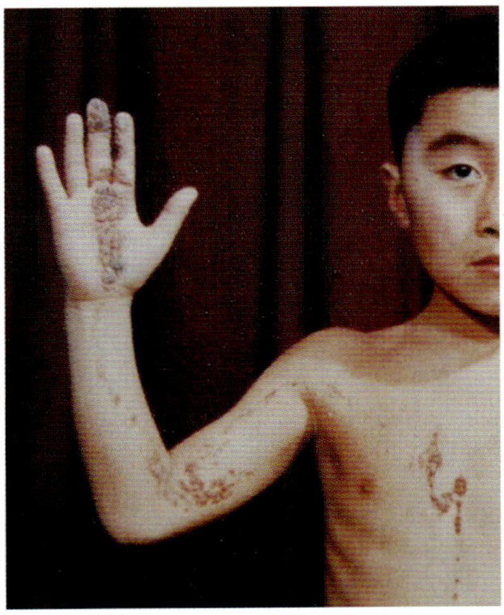

图2－2－7 心包经疣状痣

5. 心包经贫血痣

郑某，女，4岁，右心包经贫血痣。2年来发现右上肢内侧中线出现断续相连的一条白线，经腋前，绕胸部膻中穴下方反转乳下走向胁背，有与俞募穴联系的趋向。见图2－2－8。此外在肝、胆经也有同样贫血痣出现。

6. 心经疣状痣

信某，女，18岁，左心经疣状痣。自幼在左腋下发现角化肥厚皮损，10岁时发展呈线状，从腋下循上肢内侧后缘走心经路线直达通里穴上2寸，宽0.7cm。见图2－2－9。

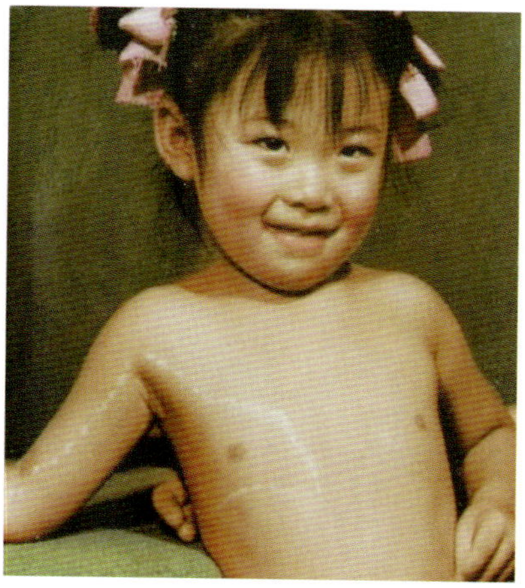

图2－2－8　心包经贫血痣

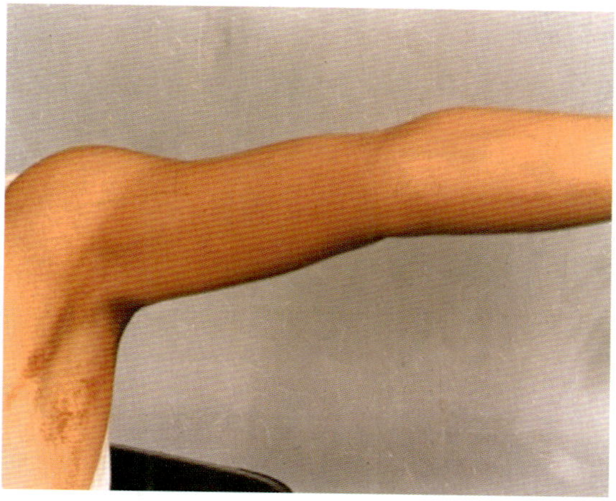

图2－2－9　心经疣状痣

7. 肝经贫血痣

郑某，女，4岁，右肝经贫血痣。从2岁开始发现右内踝前上方出现白线，经三阴交、曲泉，直达阴股部，与肝经循行线一致，见图2－2－10。

8. 肾经贫血痣

彭某，男，46岁，右肾经贫血痣。自幼发病，右下肢内侧后缘发现一条白线，从内踝后下方水泉穴，向上经太溪穴、三阴交穴、阴谷穴直达会阴，宽0.5～0.7cm。与肾经路线一致，见图2－2－11。

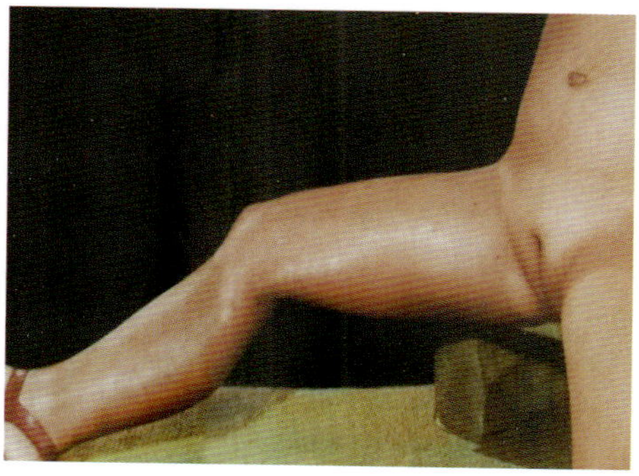

图2－2－10　肝经贫血痣

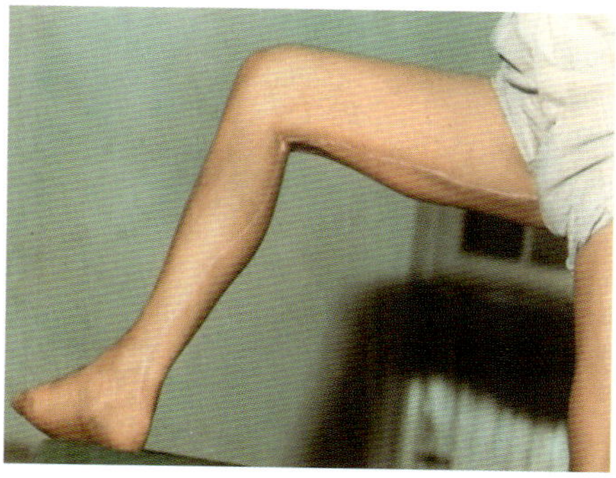

图2－2－11　肾经贫血痣

9. 肾经疣状痣

王某，女，13 岁，右肾经疣状痣。于 3 岁时发现右下肢有疣状增生皮损，从足跟内侧，经太溪穴、三阴交穴，过阴谷穴，在腘窝处皮损增宽，沿肾经向上直达会阴。见图 2－2－12。在左下肢膀胱经也有同样皮损，在下腿向胆经、胃经扩散。

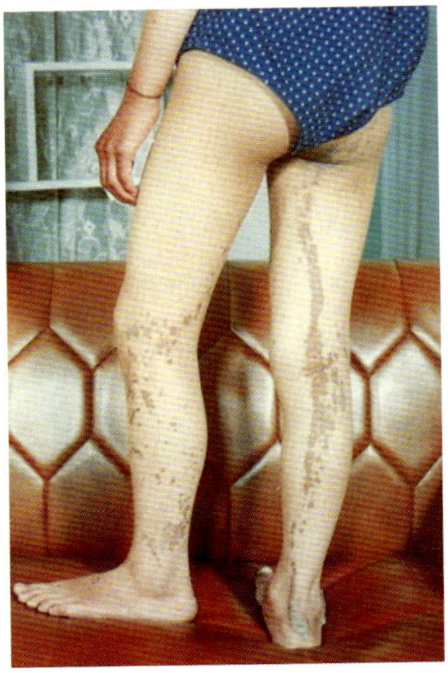

图 2－2－12 肾经疣状痣

10. 肾经软痣

付某，女，20 岁，左肾经软痣。自幼发现左大腿内侧后缘出现一条柔软纤维增生皮损，与肾经路线一致，从大腿中段，直至大阴唇。见图 2－2－13。在腹部与任脉色素痣相通。

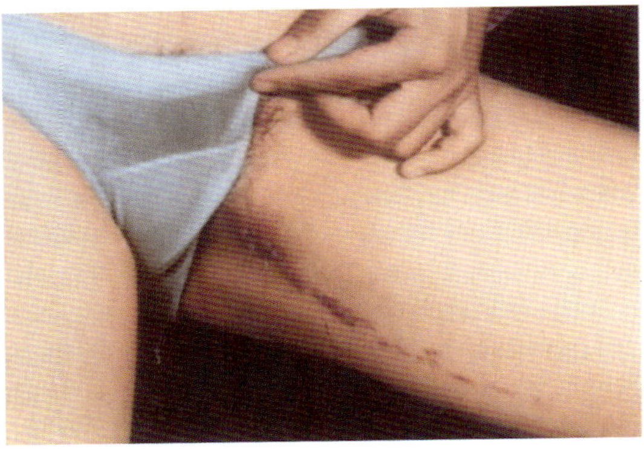

图 2－2－13 肾经软痣

三、先天性循经皮肤病证实经络理论的可靠性

受精卵是一个细胞，从一个细胞长成一个胚，最后长成一个成熟的个体，就是通过有丝分裂由一个细胞分成两个，两个成为四个……最后成为亿万个细胞的人体。

人类体内有几百种细胞，不同种类的细胞聚合形成不同的组织和器官。研究表明，不论大脑、肌肉、肝脏还是肾脏的细胞，尽管外表各异，出人意料的是它们都携带着一模一样的遗传信息。追溯细胞的共同起源，它们共同的祖细胞都是受精后的卵细胞，属于一个大家庭，彼此有着血缘关系，通过反复生长、分裂，从单细胞变成具有几万亿细胞的成体。几万亿个细胞共同拥有着同一套行为规范体系，我们把这些遗传信息象征性地称作“蓝图”。“蓝图”一词意味着精确、严谨。“蓝图”指引着人体发生、发育到衰退的内部联系，如此代代相传。

人体内的所有细胞携带的信息规划，大大超出了单细胞可能利用的数量。单细胞有选择地对待它们共同拥有的遗传信息，通过与其他细胞进行信息交流，每个细胞都会在“适当”的时间和空间，从巨大的信息库中读取特定信息进行表达。这种沟通和选择，使得人体的每一个细胞都各具特色。

最初产生的几代细胞看上去极其相似，它们紧密结合成一个无差别、同根生的细胞族。伴随着胚胎的发育进程，这些细胞的后代开始显露差异，它们逐步增殖、分层、分化，变成肌肉、大脑或者血细胞等成员。胚胎的某些细胞读取了产生血红蛋白的遗传指示，成长为红细胞；某些细胞读取了制造消化酶的信息，变成了胰腺；还有些细胞学会了释放出电信号，成为大脑的一分子……是什么驱使各部按先天程序的规划有序地步入分化的进程？按中医理论来讲，经络有“决生死，处百病，调虚实，不可不通”的特征，人体是通过经络来实现运行气血、联络脏腑、沟通内外、贯串上下的。细胞群选择不同命运的过程，即相互间如何沟通协作实现差别化表达，是人体发育的核心秘密，也可能就是中医经络的核心秘密。因为，这种细胞群间的相互沟通协作与中医理论对经络及其功能的描述是完全一致的。

从中医整体思想的角度来看，在人体生长发育全程都应该离不开经络运行气血、沟通内外表里、调节虚实。如果中医经络的确存在，作为机体内在的沟通表里内外脏腑肢节的信息网络，经络一定动态地参与了整个个体发生发育的全过程，同时也会动态地上演一次自我完善的演化史。

外胚层：包被胚体形成表皮、感受器和附属器，神经管→中枢神经、视网膜，神经嵴→周围神经、肾上腺髓质。

内胚层：包卷成管，称原始消化管，分前肠、中肠和后肠，以后分化为消化管、消化腺、下呼吸道和肺的上皮、甲状腺、甲状旁腺和胸腺等。由此可见，从发育的源头来看，肺和胃肠道具有同源性。

中胚层：轴旁中胚层形成体节→真皮、中轴骨骼、骨骼肌，间介中胚层形成泌尿、生殖系统，侧中胚层形成体壁中胚层→体壁的骨骼、肌肉、结缔组织、胚内体腔，脏壁中胚层→内脏平滑肌、结缔组织，间充质细胞→结缔组织、肌肉组织、血管等。

从中可以看出：①脊索是胚体发育非常重要的督导者，在它的引导下，在背侧中轴线发育形成原始的中枢神经系统——神经管，并在其周边形成神经嵴和体节，奠定了背正中线督导全身诸阳的“督脉”地位；②胚盘细胞向外增殖扩展，最终在腹侧正中线汇聚融合，在这一区域形成受纳全身诸阴的“任脉”；③内胚层不断发育，经过组织分化、器官形成，发育成肝、胆、胰、脾、胃肠道、肺以及呼吸道上皮，说明肺、大肠、肝、胆、脾和胃具有同源关联性；④中胚层发育成骨骼、肌肉以及循环、排泄、生殖系统等，说明心、肾、肠道、膀胱、肌肉和骨骼具有同源关联性；⑤神经嵴和体节分布在背侧正中线两侧，与膀胱经在背部的分布特征类似，我们在临床上观察到，膀胱经可以串通其他经脉起到广泛调整作用。

（一）先天性循经皮肤病自然显现经络理论的内在规律

我们发现，许多经络现象表现出很强的先天特性和关联特性，说明经络系统的构建和运行既与遗传基因有关，也与个体发生发展和生命活动的历程有关。经络运行发生变化可影响机体相应脏器功能活动的盛衰变化，而经络运行又受到机体脏器功能活动以及和气血盈亏等因素的影响，在临床上我们观察到的自然现象与中医经络理论十分吻合。

1. 表里经（肺与大肠相表里）相关联的印证（图2-3-1 A和B）

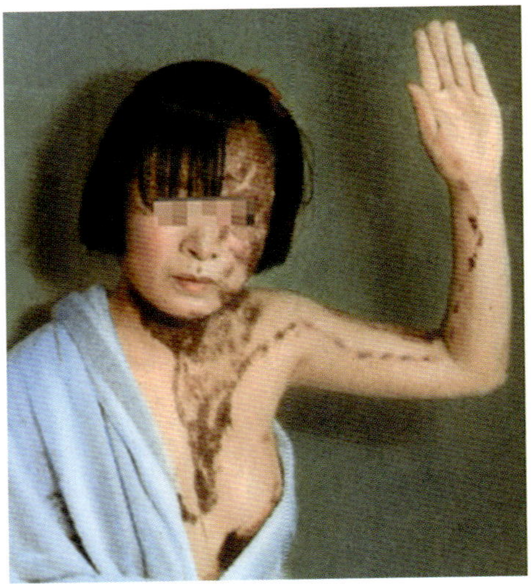

图2-3-1A　肺经皮脂腺痣

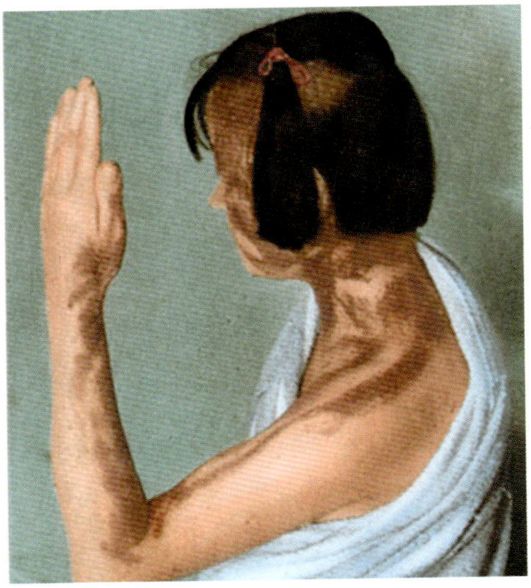

图2-3-1B　大肠经皮脂腺痣

2. 同名经交叉对应（心肾相交）的印证（图2－3－2A和B）

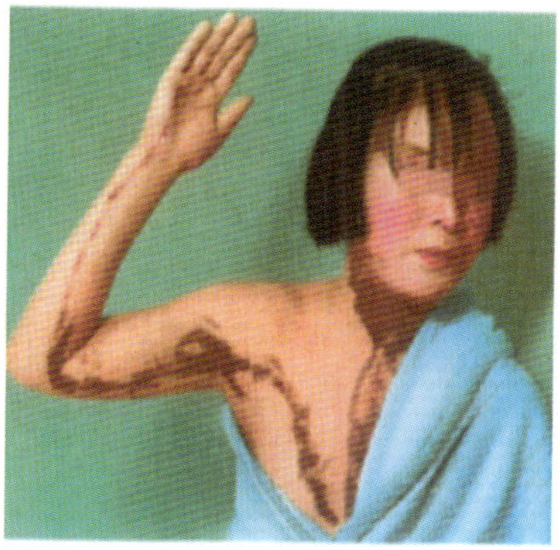

图2－3－2A　右心经皮脂腺痣

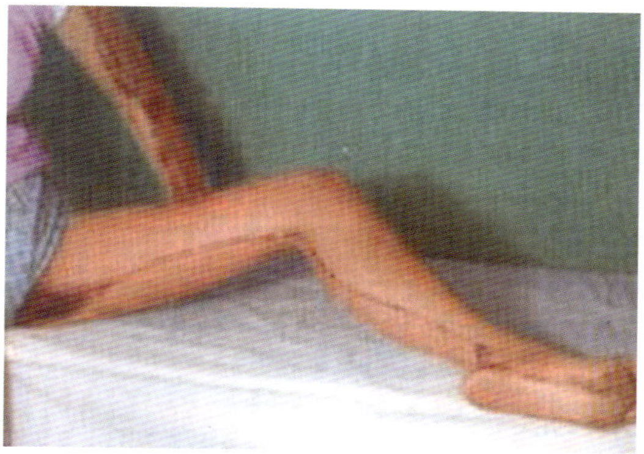

图2－3－2B　左肾经皮脂腺痣

3. 肾开窍于二阴的印证（图2－3－3A～D）

一般认为这是功能上的联系，然而通过先天性皮肤病，证明在体表经络循行线上也有联系。男女均可证实，此点请见具体病例。

例1：安某，男，17岁，右肾经阴部疣状痣。下起右足第5趾内侧，沿肾经上行，到大腿根部分为两支，一支止于肛周，一支走阴囊右侧面，直达阴茎包皮，见图2－3－3A。

例2：韩某，女，17岁，右肾经阴部皮脂腺痣。起于涌泉前方，沿肾经至大腿根部分两支向前后扩展，一支止于肛门，一支循大阴唇上腹部，止于四满穴，见图2－3－3B。

例3：彭某，男，1岁，右肾经阴部疣状痣。沿右肾经至大腿根部分两支，一支走肛门前方，一支经阴囊走阴茎，止于阴茎包皮右侧面，见图2－3－3C。

例4：韩某，女，18岁，双肾经阴部疣状痣。自幼在阴部发生疣状增生皮损，环绕围绕二阴一周，前至下腹中极穴，后至肛门，两侧分别沿肾经断续至足底。见图2－3－3D。

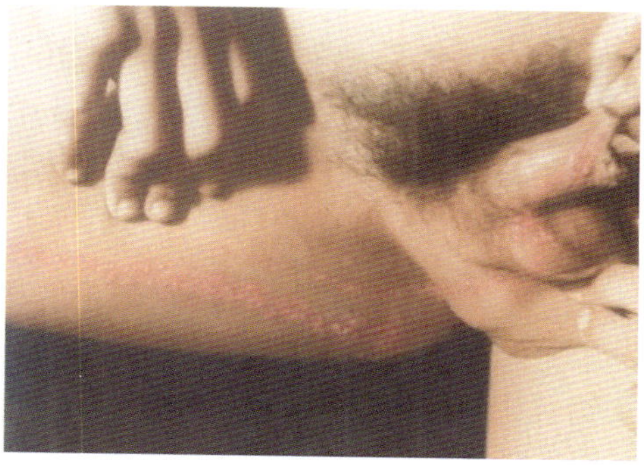

图2－3－3A　肾经阴部疣状痣

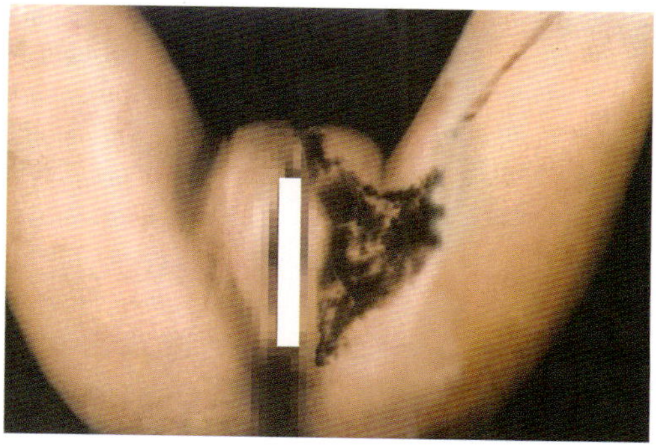

图2－3－3B　肾经阴部皮脂腺痣

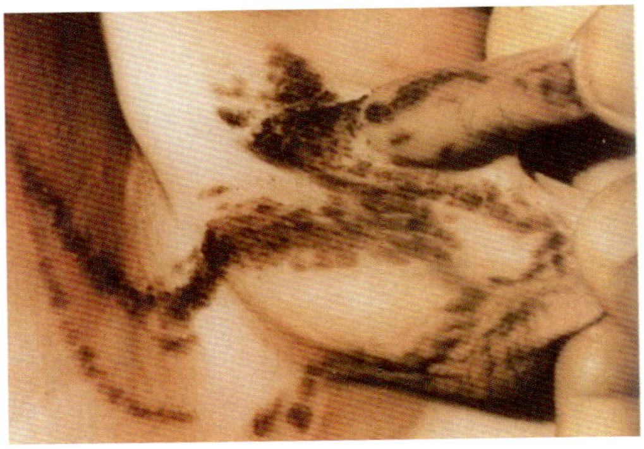

图2－3－3C 肾经阴部疣状痣

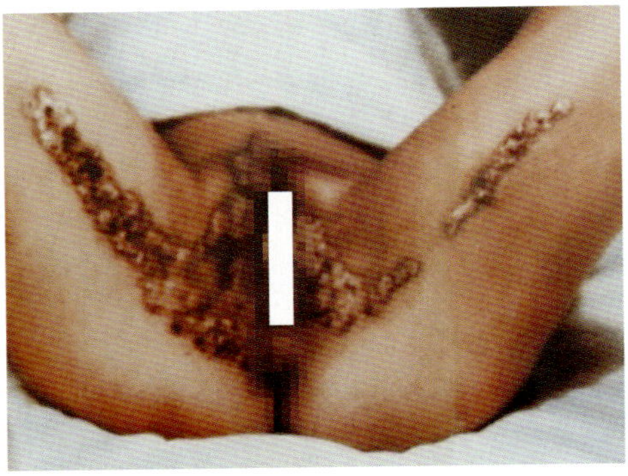

图2－3－3D 双肾经阴部疣状痣

根据以上事实可以断定：

1. 76例169条先天性循经皮损，展示出10条经的循行线，而且通过10个病种均能展示循经变化，不存在偶然巧合问题。

2. 先天性皮肤病是基因决定的，先天皮损沿经络路线发生，不存在任何人为因素，也证实不是穴位的人工连线。

3. 先天皮损沿经络路线发生，其走行及相互之间的关系与中医经络理论高度吻合，证明经络客观存在，证明中医理论来源是有根据的。

4. 部分实例显示循经皮肤病有部分弯曲、扩展，说明经络不是一成不变的组织结构，而是一种动态的生命现象。

由此可以形成三点客观结论：

第一，经络是客观存在的，是由基因决定的，是机体固有程序的自然显现，值得肯定和进一步探究。

第二，经络的运行规律是人体一种内在的联系，是由固有基因决定的，进行经络治疗应遵循经络的运行规律。

第三，经络的调整机制是人体与生俱来的，合理利用这一天然机制保障人类健康是振兴中医经络的核心部分！

笔者发现，应用经络环皮部挑治法对某些先天性皮肤病也有一定的治疗效果，如贫血痣、鲜红斑痣、红色毛孔性苔藓和轻型鱼鳞病等，能使颜色变淡，皮疹消退，表面变光滑等。

四、经络没有绝缘的边界和组织结构

（一）生理性循经感传与内脏病体表循经反应均证明经络没有绝缘的边界

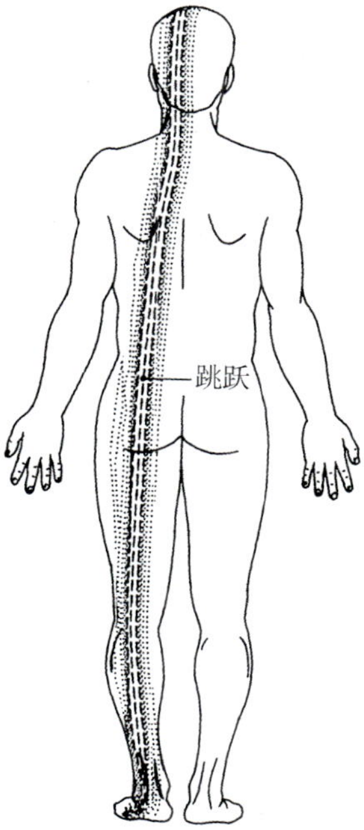

图2－4－1A　膀胱经感传路线宽窄不同

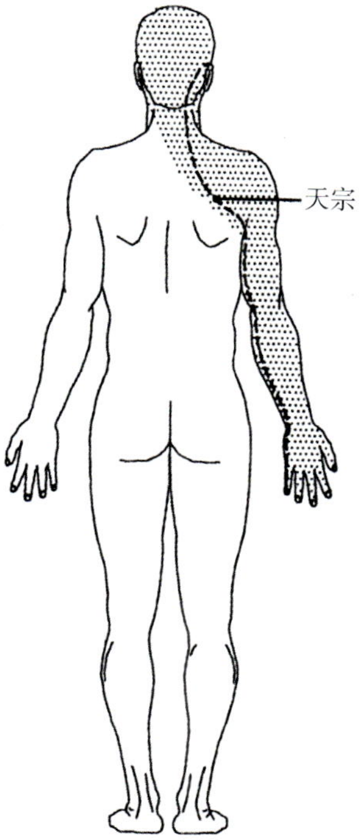

图2－4－1B　小肠经泛化现象

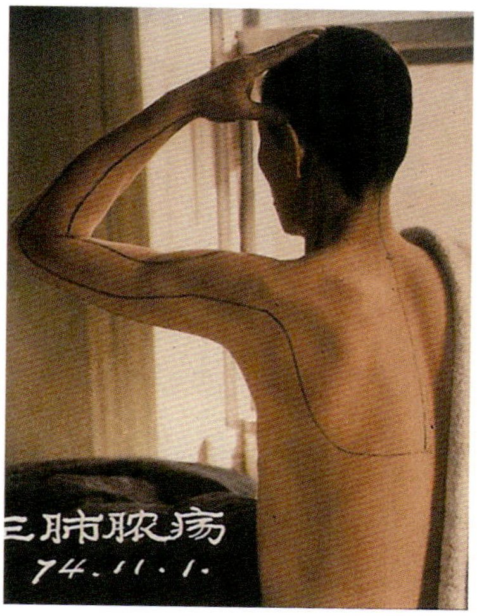

图2－4－1C　病理性经络环路线图
（肺脓疡自动诱发病理性经络环，肺与大肠两经融合无边界）

（二）循经皮肤病组织学检查证明经络的物质基础是综合组织体系，无独特的组织结构

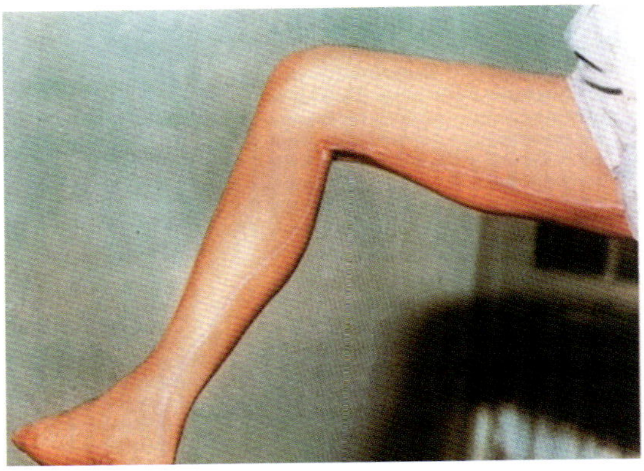

a. 肾经贫血痣

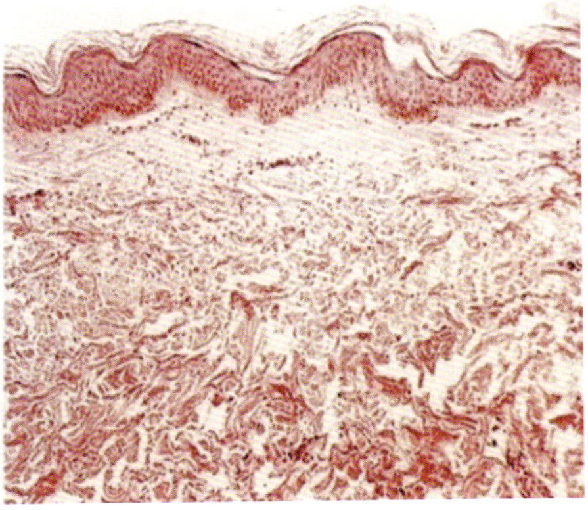

b. 贫血痣组织切片

图2－4－2A　肾经贫血痣

经络组织构成：表皮变薄，真皮血管减少，未见特殊组织结构

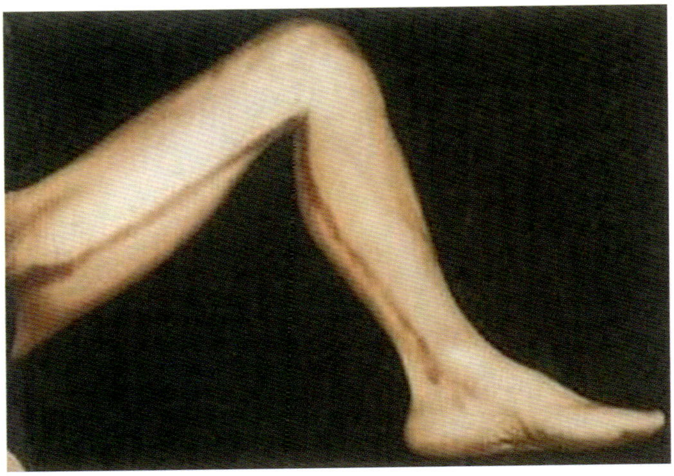

a. 肾经硬皮病

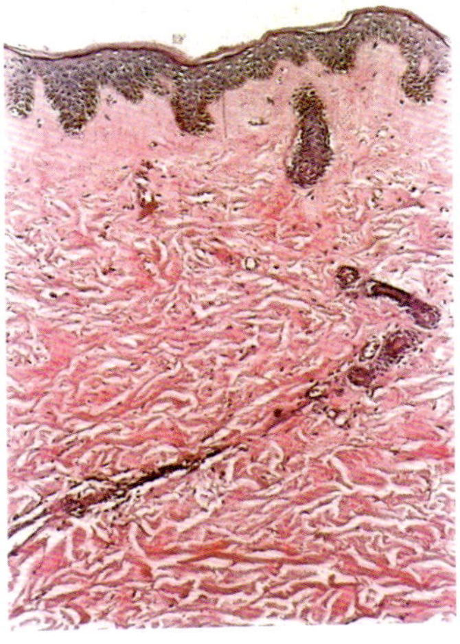

b. 硬皮病组织切片

图2－4－2B　肾经硬皮病

经络组织构成：表皮变薄，基底细胞色素加深，真皮血管周围炎症明显，胶原纤维玻璃样变性，未见特殊组织结构

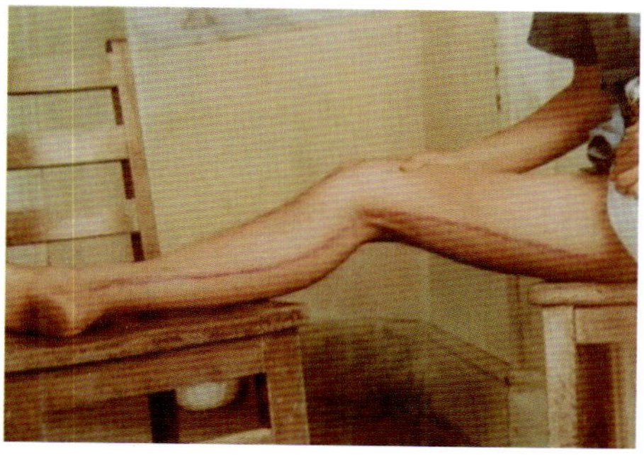

a. 肾经神经性皮炎

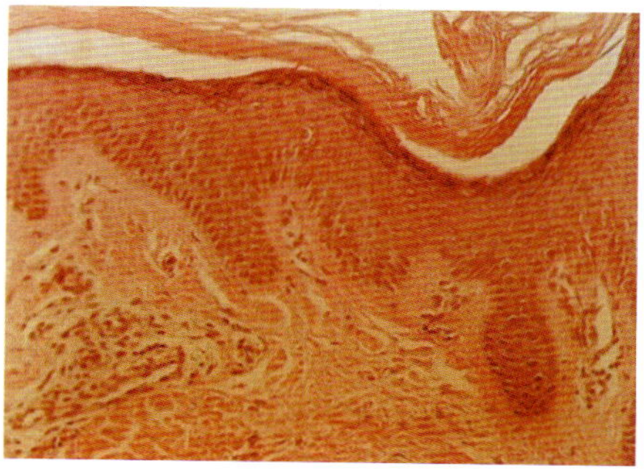

b. 皮炎组织切片表皮增厚、真皮微血管炎症

图 2-4-2C　循经性神经性皮炎

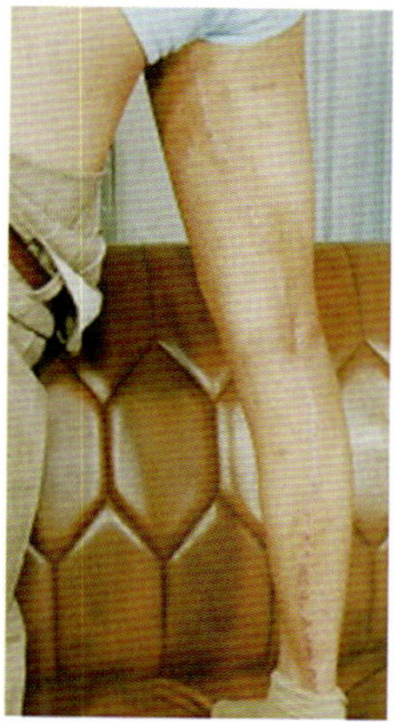

a. 肾经银屑病

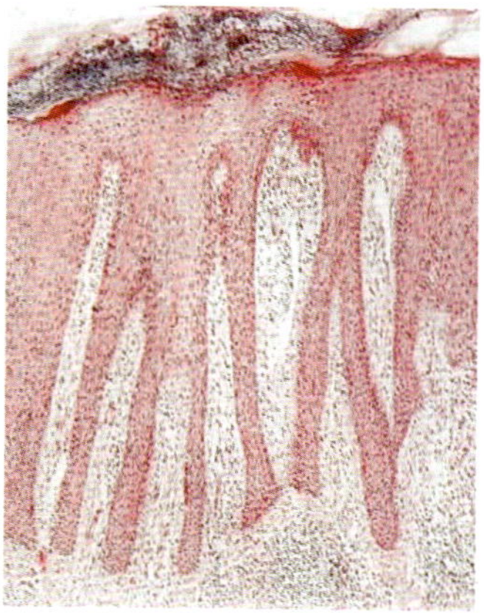

b. 银屑病的组织切片表皮突延长

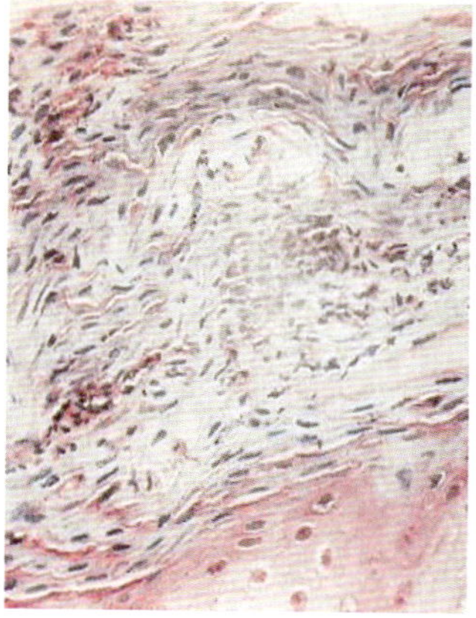

c. 银屑病的表皮角层脓疱

图 2-4-2D　循经性银屑病

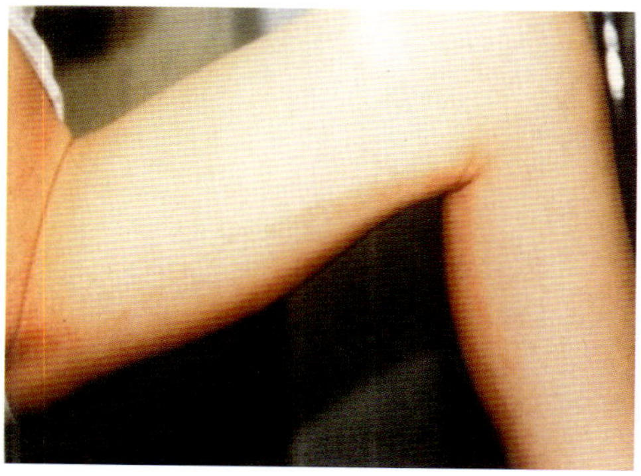

a. 肾经线状苔藓

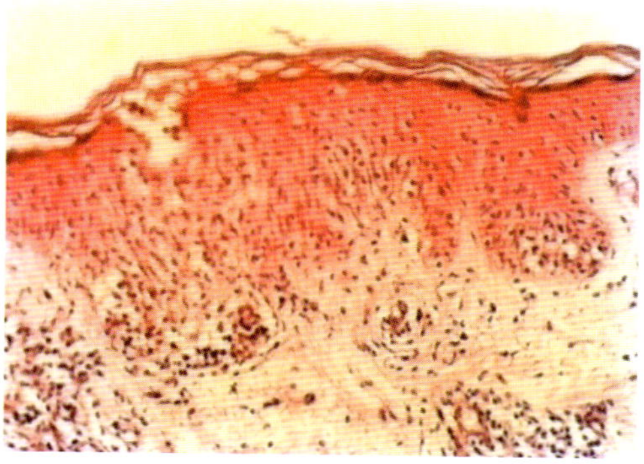

b. 线状苔藓组织切片

图 2-4-2E　循经性线状苔藓病

上述实验结果明确证实：第一，证明经络客观存在。第二，基因决定。第三，经络理论不是虚构的。第四，从组织学找不到经络的特殊组织结构。

参考文献

［1］李定忠，李秀章．经络现象Ⅱ［M］．北京：人民卫生出版社；日本雄浑社，1986.
［2］周围民，钟翠平．组织胚胎学［M］．上海：复旦大学出版社，2005.
［3］李定忠，李秀章，傅松涛．中医经络理论与实效的现代研究［M］．北京：人民卫生出版社，2012.

第三章

沟通认识，共筑中国特色的现代医疗体系

中医的理论和技术“包含着人类智慧的珍宝”，中医具有很多系统科学的内涵和绝好的诊疗技术与疗效。但由于形成的时代不同，毕竟“不是以自然科学的形式体现的学问，而是以哲学形式表达的学问”，所以，需要现代化，需要多学科合作攻关，需要用现代科学验证模式加以证实，用现代化科学语言来表达，显现其自然科学的真面貌，让人们一看就懂，一学就会，一用就有效。但不要误解为中医现代化就是用西医改造中医，更不是废弃中医，而是多学科大协作，共同推动中医现代化的发展，创建具有中国特色的新医药学。这应该是我们当代医学家、科学家共同奋斗的目标和时代的责任。

笔者结合钱学森院士对中医现代化研究与发展提出的指导思想和技术路线，结合国内外医学发展现状，结合本人 62 年经络研究中的发现与创新的内容，谈谈中医现代化和共创具有中国特色的新医药学体系的必要性和迫切性，愿与科学家、医学家和同道们共同交流、探讨。

一、放眼世界，知己知彼，携手并进

（一）中西医在科学现代化整体层面上结合是唯一出路

人体由物质和能量信息两大系统共同组成。两者在沟通、联动和“质能转化”过程中完成生命活动，实现生理调衡和病理调治。西医着眼于物质系统，着眼于病变的局部，通过结构上看得见、查得出的物质变化，来认定疾病，消除病因，或切除病变，以被动治疗为主。而中医经络着眼于人体内部气血运行的规律，重视两大系统的沟通与联动，通过整体的相互联系和制约关系，进行类似计算机的程序化调整，是以人体自身的全方位转化为主。中西医各有长

短，应该取两者之长，从宏观与微观两个方面结合，形成中国特色的新医药学。请结合现在世界医学的发展方向，把握正确的科学思维和正确的发展方向，让我们通过国内外的资料，取得共识。

（二）客观认识西医在发展中也有困境与转向

1. 西医的科学性和准确性

美国的医疗条件和技术应该说是世界最高水平，据报道，在美国每年死于误诊者高达4.4万~9.8万人，超过车祸、肺癌、艾滋病等的死亡人数，造成经济损失达170亿~290亿美元。

2. 西医带来的负效应

美国每年有500万人因药物毒副作用造成伤害，其中仅死于药害者就有20万人，处理死亡花费达40亿美元。

3. 医药费高得惊人，是西医看病难，还是中医看病难？

由于先进的医疗设备、药品及手术费价格昂贵，仅美国每年医疗费就高达2500亿美元。而且，有些病西医还是束手无策，惊恐无奈，如对“非典”（SARS）就是如此。西医治疗SARS主要是用激素、免疫球蛋白、呼吸机和吸氧。而中医治疗SARS，仅仅用点中药，价格低廉，而且取得了很好的效果，几乎达到“三无”的效果，就是说：死亡率、医务人员感染率、后遗症发生率都接近于零，得到世界卫生组织的肯定。

二、美日等国为何用巨额资金转向中医针灸等方面的学习和研究？

替代医学或辅助医学指的是西医（现代医学）以外的医学，最主要的是中医药，针灸、按摩、气功、磁疗等经络疗法和世界各国各民族的传统医学和技术。美日等国对中医针灸的评价很高，投入的人力、物力、财力使中国人感到震惊！部分事例列举如下。

（一）美国设立专门机构管理

1992年在国立卫生研究院成立替代医学办公室，专门管理中医针灸等替代医学事务。1993年拨款200万美元，1999年急增至5亿美元。每一个项目增至100万美元。此外，还调动哈佛大学、哥伦比亚大学等多所著名大学，成立了

22 个国家互助替代医学研究中心（NCCAM），研究评价中医药、针灸等治疗癌症、艾滋病等多种疑难病的实际疗效。应该认识到这是在几千年中医理论和实践经验的基础上高速推进。

（二）日韩英德等许多国家紧随美国之后跟进

日本从 1993 年开始重视美国互补替代医学中心的活动和发展，对美国投巨资感到震惊。正当我国“八五”重大基础理论（攀登计划）课题立项之际，日本科技厅公然发函给中国科委（科技部）直言：“日本要用五年时间把中医变成东方医学。一是有资金；二是有高超的现代化科学技术；三是中国领导人还没有认识到这个问题的重要性，这正是日本成功的关键。”1998 年日本成立替代互补传统医学联合会（JATC），明确提出新理念：“将东方智慧和西方科学相结合，创第三类医学。”他们直言不讳地拿中国的东西改换他们的名字，发展他们自己。也就是沿着中国 1956 年毛泽东主席提出的“用近代科学知识和方法整理和研究中医药，取中西医两者之长，融会贯通，创建中国统一的新医学新药学”的发展方向行事，企图轻而易举地把中医变成日本的“东方医学”。日本 JATC 发展迅速，影响甚大。韩国派大量研究生来中国学习，搜集资料、充实韩医；成立“韩国身心医学会”，也投巨资开展中医经络研究。英德等西方国家都派大量留学生学习针灸。中医针灸诊所大量流入国外。现全世界有 163 个国家和地区以会员国的名义参加世界针灸学会联合会，37 个国家通过立法认可。现在的形势是中医针灸热在世界升温。

三、中医在中国的发展和变化

（一）中国是中医经络针灸的发源地

中医的形成已有几千年的历史，它为中华民族几千年的繁衍昌盛，树起历史丰碑。中华民族若没有中医这个保障体系，能有今天强大的美丽家园是不可想象的。中医过去曾有过历史的辉煌，新中国成立之后又有很大的发展。

许多省市成立起中医药大学、中医医院和中医针灸经络研究机构。特别是 1956 年，在毛泽东主席的号召下，全国开展起中西医结合的研究工作。1970 年，周恩来总理在对两院领导的讲话中强调：“你们要有爱国主义精神，搞针灸、针麻不能没有理论，研究针麻原理，一定要研究经络，千万不要出现国内开花、国外结果的被动局面。”乘此东风，针灸、针麻和经络理论研究迅速掀起高潮，多学科学者、专家纷纷投入到经络研究中来，电、热、声、光、磁、核及化学离子等研究，都取得了一定的进展，做出了一定的贡献，纷纷走向世界。世界针灸学会联合会已有163个国家作为会员国参加，世界中医药联合会也相继成立，全世界一半的国家应用中药。在国外，中医经络研究继续升温，针灸已被世界卫生组织批准认定为世界非物质文化遗产。我们国家的领导人直接讲话支持中医的发展。后又大额拨款，用于中医事业的发展，态度十分明确。

（二）中医经络发展中的困惑、阻力和波动

有人问：“既然发展中医是国策，国家领导人这样重视，那为什么国家科技部把经络研究项目从国家重大基础理论攀登计划课题中拿掉，造成经络研究纷纷下马？为什么国家工商局见到经络诊疗的内容一律拒绝注册？使经络的发展、创新得不到国家的保护！为什么中医药大学减少中医课程，换成西医课程？为什么中医医院住院病人以西药治疗为主？”据说这都是“与国际接轨”。正在逐步用西医改造中医，取代中医。有人误认为中医只能治慢性病，急症、重症还得要靠西医。还有人说：“经络研究了50多年，到今天也说不出个究竟，说像神经又不是神经，说像血管又不是血管。”有影响力的著名学者说：“我已经研究到细胞器的程度，研究到分子水平，也没有见到经络是什么样？明明这是封建糟粕，经络根本就不存在！”有的科学家还说：“经络是信则有，不信则无的伪科学。”那么，针灸刺激穴位为什么能治病呢？有人巧妙地推测：“穴位是存在的，经络可能就是穴位的人工连线。”总之，还是不能证明经络的存在。于是，又出现了两种人，第一种是骗钱的游医，打着中医养生、治病的幌子，诈骗病人的钱财。第二种人是应运而生的“打假英雄”，借着反对游医，扩大到全面否定中医，全面否定经络，把中医说成巫医，把经络说成根本不存在的伪科学。这股邪风在网上横刮，混淆了是非，造成人心动荡。

事实并不是这样。造成这样认识的原因有二：第一是把现代西医看作是医学的顶峰，认为只有西医才是科学的。谁也不否认西医是实证医学，许多内容是有科学依据的，但不能说西医已经发展到人体科学的巅峰。连最发达的美国都看到自己的困惑和不足，还在大量地发展替代医学或补充替代医学，还在投入大量的人力和资金研究中医经络、针灸、按摩等传统医学，来补充和调治西医的被动局面。第二，几十年的经络研究有些思路立足点和切入点走偏了路，

研究经络用西医的观点和思路，脱离了中医临床实践，没有用经络本身的特点和规律，作为立足点和切入点来研究，走入了误区，因此也就无法认识经络本身的科学内涵。

有人问李定忠教授："您为什么有这么大的信心，始终不渝地坚持经络研究，而且产生了许多新的认识?"李定忠教授说："我获得了几个重要的法宝。第一是有祖传七代中医的基础。第二是发现证实了经络存在的铁的证据。第三是发现了经络运行的规律，创建了高效速效疗法。第四是通过数十万例经络治疗实践，发现经络具有内病外治、双向调整、整体调整、基因调控等八大功能，能够使七八种病达到同治同效的境地。第五是发现了经络的调整机制如同计算机程序化调整等一系列重要的科学内涵。所以，经络绝对是国宝！是人类健康之宝！是人体科学的一大进步！所以我有坚定不移的信心和决心坚持经络研究，五十六年如一日。"

四、携手共创现代中国医学

（一）正确认识西医的发展、贡献和困惑

现行医学即西医，是在还原论哲学思想指导下发展起来的医学。它在多学科的现代科学知识和技术的培育下发展了四百多年，已经取得了巨大的成就。通过各种物理的、化学的、机械的、智能的高科技手段，通过解剖学、影像学、信息学，清晰地看到人体各种组织、器官的内部结构和相互间直接连带关系。通过显微镜、电子显微镜等更清晰地看到组织细胞的形态，又发展出细胞生物学、分子生物学、生物物理学、生物化学和各种超微结构的内容及变化。从而临床各科也就越分越细，包括病因学、病理学、免疫学、药物学、药理学等，也都越分越细，分别达到分子和基因水平。手术也从病灶切除发展到器官置换，乃至各种介入疗法及微创疗法。

到这里，西医已经发展到很高的水平，对人类的医疗事业做出了较大的贡献。然而，同时给西医的发展前途、人类命运也带来很大的困惑，关键是过于发展被动诊疗，很少注意到人体自身特有的调节机制，也很少看到自身防卫机能和整体调整制约机制所能发挥的作用。由于常年靠被动治疗，就会形成药物依赖，而且抗药的细菌、病毒种株也越来越多，出现防不胜防、治无所措的问题。

（二）正确认识中医的特色贡献与困惑

中医的特色是以人为本，不是以病为本。强调的是三个平衡：一是“天人相应”，即人与自然界生态的平衡；二是人与社会的心态平衡；三是人体自稳态的内在平衡。治病的原则是以调整平衡为主，而不是对抗为主。不是简单地消灭病源和切除病变，而是辨证施治。是以阴阳、虚实、表里、寒热八纲为准则，进行辨证治疗。阴阳是总则，实证、表证、热证均属阳证，虚证、里证、寒证均属阴证。虚实、寒热是反映疾病的性质和机体状态。表里是反映疾病的深浅和病期的长短。例如肺炎属实热证者，直接清热解毒即可。如果是体虚邪实，简单消炎杀菌是无效的，就必须扶正祛邪，在调补气血、增强抵抗力的基础上，清热解毒才能奏效。同时佐以活血化瘀，清热利湿，彻底清除体内炎症反应和残余毒素。如果与针灸经络的整体调整及系统调治相配合，就可以大大缩短病程，换来一身轻松，还能增强体质，巩固疗效，不留后患。所以中医的辨证施治，针药配合，有着深厚的科学内涵，是辨证的科学。

中医的贡献是伟大的，中华民族几千年的繁衍昌盛，人民医疗保健靠的就是中医经络、针灸、气功、按摩等。

中医的困惑是需要科学现代化。中医的整体论、系统论、辨证论治都是科学的，然而怎样用现代科学实验加以证实？如何用现代科学语言来诠释和表述？如何用现代科学技术把古老技术标准化、规范化和智能化？如何在微观世界与现代科学、现代医学进行沟通、融合是中医发展的必需！这正需要多学科专家、学者的大力支持。并且，需要建立中医特色的评价体系来评价中医，不能简单地用固定的条件及西医的评价方法来评价中医。

（三）走出认识误区，解除对中医经络的误解

由于学术体系的不同，疗效评估体系的不同，对中医经络接触不深，产生不同的认识和评价是可以理解的。然而为了振兴中国的医药事业，创建具有中国特色的现代医学体系造福人类，就需要我们放弃已有的偏见，携手共建未来。下面分别谈几点不同的看法进行沟通。

1. 怎样理解经络的整体性

一根针，能够同时治疗性质不同、系统不同、部位不同、科别不同的五六种病，甚至七八种病，还能相继产生效果。笔者创建的经络环皮部挑治法就能做到这一点。从西医的观点分析，这是绝对不可能的。各科有各科的范围、治

法、药物，怎能多种病一起治疗呢？很可能导致不理解，认为这是“不实之词”。然而这就是事实，是数十万例实践证明过的事实。例如邢某某，女，82岁。60多年前为了治疗肺结核，协和医院对其左胸廓切除7条肋骨，人工造成肺萎缩，从而导致心脏牵扯移位，经常心悸，进而发生支气管哮喘，由胸椎畸形相继发生腰椎间盘突出症、坐骨神经痛、膝关节的骨性关节炎，腰疼腿疼，走路困难。长期服用大量药物，又出现慢性胃炎、皮肤瘙痒，由于疾病的折磨造成长年不断的痛苦，整年的失眠加上高血压、高血脂等总共6个系统9种疾病。在大医院进行了几十年的治疗，未能摆脱疾病的困扰。2002年采用经络治疗，迅速好转，半年多解除各系统大部分症状，步入正常的生活。为什么一根针，几个磁片就能解决这么多的重症呢？这就是中医经络的神奇之处！是整体调整的有效发挥。好比计算机按照固有程序进行程序化调整，不管你有多少乱码，不管你是增强或是减弱，不管你是变快还是变慢，都可以按照固有的程序进行恢复。应该承认中医经络治疗的科学性，不能简单用固定的观点或局部的观点否定中医整体调整的科学内涵。

2. 通过经络自身规律认识其科学性

从西医局部认识疾病的角度，自然认为头痛医头、脚痛医脚才是正确的，天经地义，无可厚非。从西医角度看中医经络头痛医脚是离奇的，不可思议的。实际上，人体经络有其独特的规律，即对称制约规律和同名经交叉对应制约规律，而且这个规律在治疗上有神奇的效果。

例如，右侧偏头痛，不仅在右侧风池、率谷、太阳穴有压痛，在左侧同样部位也有压痛。特别是在左脚交叉对应点丘墟、足临泣、地五会穴也有压痛点，用力在这几个点上进行表皮挑治，在疏通经络环形通道的基础上，消除这几个“结滞点”，头痛立即减轻或消除，甚至几年、几十年不愈的头痛扭转于瞬间。这就是经络对称规律和交叉对应规律的威力，和内在的科学联系之所在。如果简单从组织结构上找头与脚的局部联系是无法认识的，然而这是客观存在的科学内涵。

再从内在的相关制约规律认识人体经络的奥秘，“肺与大肠相表里”，从西医角度无法理解，因为肺属于呼吸系统，大肠属于消化系统，一上一下，一个管呼吸，一个管消化排便，毫无相干之处，怎么会有表里关系呢？现在以肺炎为例，便可一点即通。例如，肺炎高热不退，用大量的多种的抗生素、解热药，仍不退热。按中医泻腑肃肺法则，用清肠泻腑的通便药，大便一通，高热迅速消退。有如“釜底抽薪”，击中要害，立竿见影。这就是中医经络的整体观与系统论、辨证施治的科学性之所在。

在此，应该认识到人体经络有其内在规律，按西医固有观点解释中医经络，必然要陷入误区，产生否定的态度，实际是由于没有从经络本身的规律认识经络，没有从系统论、整体论认识人体内在联系的结果，自然不可能真正认识中医经络。

3. 消灭病源与调动内在防病机制

通过试管，通过动物实验证实有杀菌和抗病毒的药物，是西医认定药物有无抗菌特性的重要办法。但是不能因此成为病源决定论者，更不能用西医的观点选择和评价中药和经络治疗。因为治病、防病是两个方面的问题，人体是一个方面，病源体是另一个方面。中医主张“以人为本”“正气存内，邪不可干”，也就是说，只要人体内在平衡，抵抗力强，什么细菌、病毒、真菌、病原虫都可抗拒。以 SARS 病为例，它是病毒感染，西医缺乏抗击此种病毒的药物和免疫手段，只能使用激素压制人体过强的免疫反应。由于降低了炎症反应，以求度过疾病的危重期，结果避免不了病人的死亡、医务人员的感染和后遗症的相继发生。虽然实验证明，中医治疗中没有直接抗病毒作用的药物，但不能简单认为“中医即使治好病也不科学”。实际上，中医介入 SARS 病的治疗完全是另一番光景：结果是没有一例死亡、没有一例后遗症、没有一例医务人员感染，成为世界医学的奇迹，这是中医专家邓铁涛院士和中医科学院众多医学工作者努力的现实，得到世界卫生组织的肯定。因此，我们那些对中医经络持反对意见的科学家，应该换个眼光来看看。这里面有个奥妙之处是西医所不了解的，就是中医的辨证施治。例如，纯粹是实热证的病人，用抗菌、抗病毒药物很容易取效；如果是体虚邪实的病人，或抗药菌反复感染的病人，单纯用这一方法、这一药物就无效。以产后化脓菌感染的病人为例，满身出现疖肿、脓包，住院治疗应用多种抗生素或单纯用清热解毒的中药无效，而考虑产后血虚、气虚，就在清热解毒、活血化瘀的中药中，加上两味补气养血的中药，或配合经络环皮部挑治法，就能提升气血、增强抗病毒能力，结果三天内就能迅速治愈。由此看来，中医辨证施治，更具有科学性和实效性。

4. 关于“结构决定论”的探讨与思考

西医的观点认为“有结构，才有功能”。表面看来，很具体、很科学。有神经组织结构，才有神经传导和神经反射功能。有心血管组织结构，才有血液循环和血氧代谢功能。有人认为在肉眼、在显微镜下看不到经络所特有的组织结构，于是就断定经络根本不存在，认为经络是“信则有、不信则无”的伪科学。很简单地用结构决定论“判决”中医经络的“死刑”。然而，近代物理学的场论给经络的存在提供了思考，依靠电磁和化学场的扰动和生物分子的共振，在体内形成电磁效应与化学粒子沟通、联动的综合网络体系，通过信息触发和生物共振，自组织地引发生物调节活动和超微结构的变化，产生经络特有的生理调衡和病理调治作用。所以，必须从经络本身的特征和规律研究经络，不能简单地用西医的观点，用固定的组织结构硬套，套不上就否定。据此，人们应该从结构决定论中走出来，就会有另一番景象，才有可能看到经络的科学实质，才能有公正的真实的评价体系！

参考文献

［1］黄顺基．马克思主义哲学与现代科学技术体系（精）//钱学森科学技术思想研究丛书［M］．北京：科学出版社，2011.

［2］李定忠，傅松涛，米荷音，等．通过经络的科学定位，探索中医振兴之路［J］．中国针灸，2008，28，1（2）：903.

［3］黄顺基．从现代科学技术看中医存废之争［J］．辽东学院学报（社会科学版），2007，9（3）：1.

［4］褚德萤．替代医学——健康医疗的新理念［J］．辽东学院学报（社会科学版），2007，9（3）：11.

［5］陈淑红．医疗经济与针灸［J］．国外医学·中医中药分册，2004，26（3）：1.

第四章

经络具有多种“量子”特征的科学证实

通过大量的循经感传和内脏病循经感觉改变的自然显现及科学实验结果，基本显示出经络与量子特征的相关性。初步分析，经络有6项内容与量子、微波特征相似或相关。

六项内容：①波粒二象性；②驻波特征；③不确定性原理；④多种对称性；⑤光子循经运行规律；⑥电磁场效应（后面专门叙述）。

一、经络实质实验证明经络具有“波粒二象性”的特征

经络是活的生命现象，是物质、能量和信息“三流”联动、智能型自组织自完善体系。

1987年我们作为国家“七五”中标课题与原子能科学研究院吴善令教授、中国科学院高能物理研究所沈妙和研究员合作，在清华大学附属402医院核素检测室进行经络核素检测，标记物为^{131}碘马脲酸钠，选择经络敏感正常人18例、甲亢患者（经络敏感）18例共36例，对其心包经一侧内关穴针刺前后各连续监测2000~2500s，计算机进行实时记录及FFT分析。

实验结果：核素标记物循经传输，显示“波粒二象性”及“驻波特性”。

核素标记物主要集中在心包经沿线传输，宽5~10mm，比本底增强100倍，对侧仅增强1倍，差异非常显著。

核素标记物循经运行过程中，呈现三种驻波（150s、200s、250s），形成驻波相干图，重复试验 2 次证明无误。

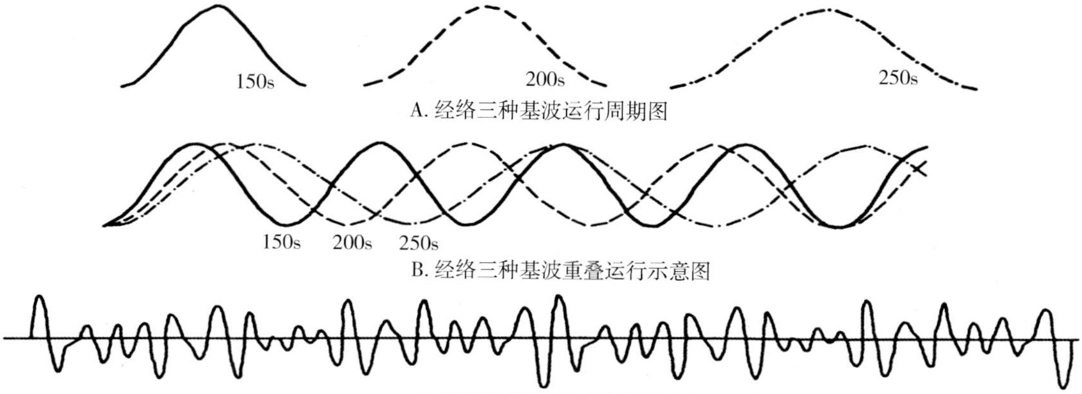

A. 经络三种基波运行周期图

B. 经络三种基波重叠运行示意图

C. 经络电磁驻波三维干涉图（6000s）

图 4－1－1　量子“波粒二象性”驻波相干图

1959 年，张秉武“提出”经络感传可能是电磁波的“群速度”决定的。李克学、张长琳教授在生物电磁信息研究中发现经络系统是人体内连续分布的电磁驻波叠加而成的三维干涉图。经络穴位就是这一电磁干涉图中的“脊线”和“结点”，也是电磁振荡强度最大的地方。适度的刺激即可引发电化学振荡非线性混沌喷发，形成新的有序模式，以“驻波群”的形式，沿脊线传输出去，这一论断正与我们 1987 年的实验结果一致。

二、经络具有量子“驻波特性”的科学证实

经穴内外电磁“驻波特性”检测对比实验。

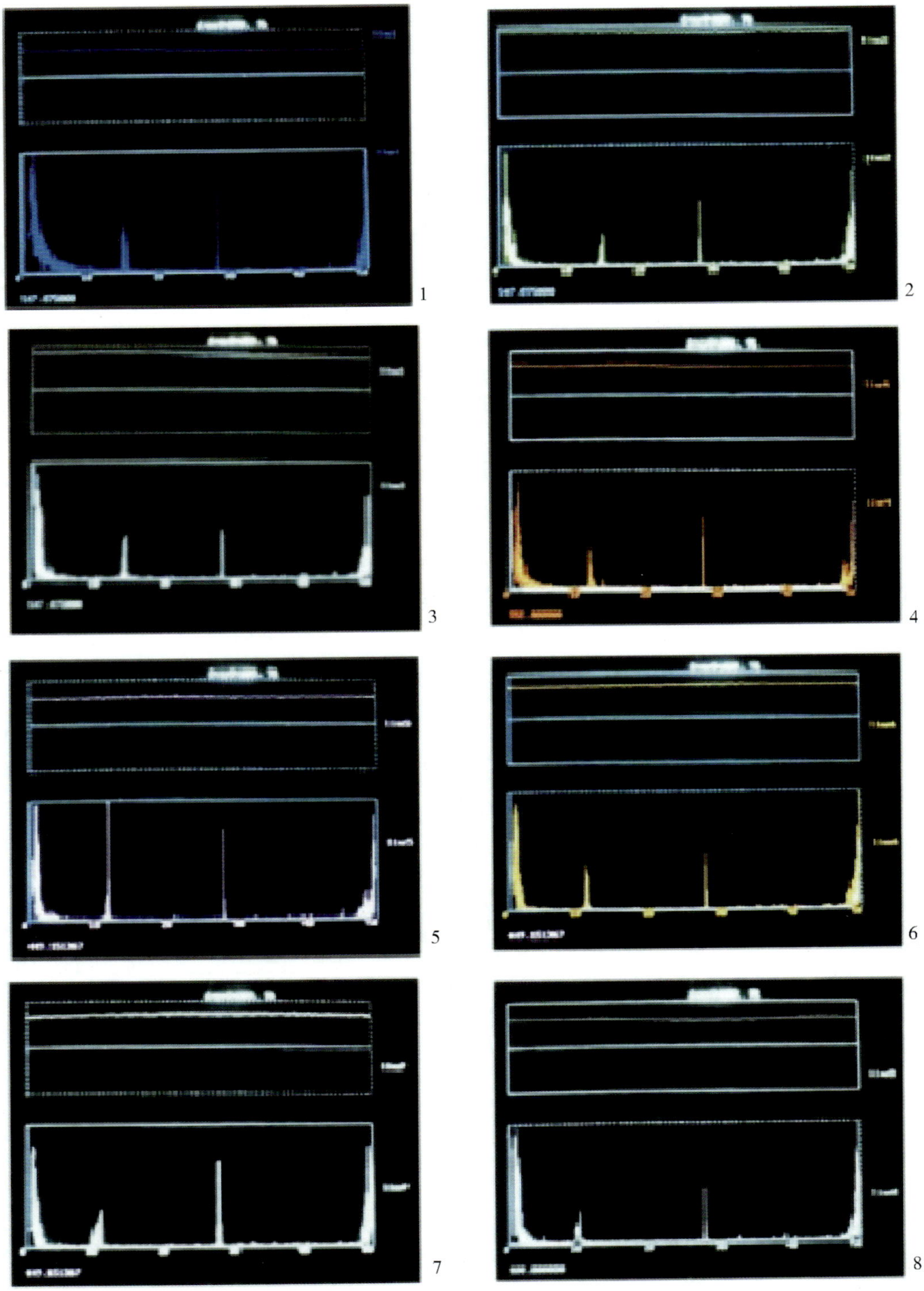

A. 经穴上磁频谱集中且稳定，展示类似驻波的特性

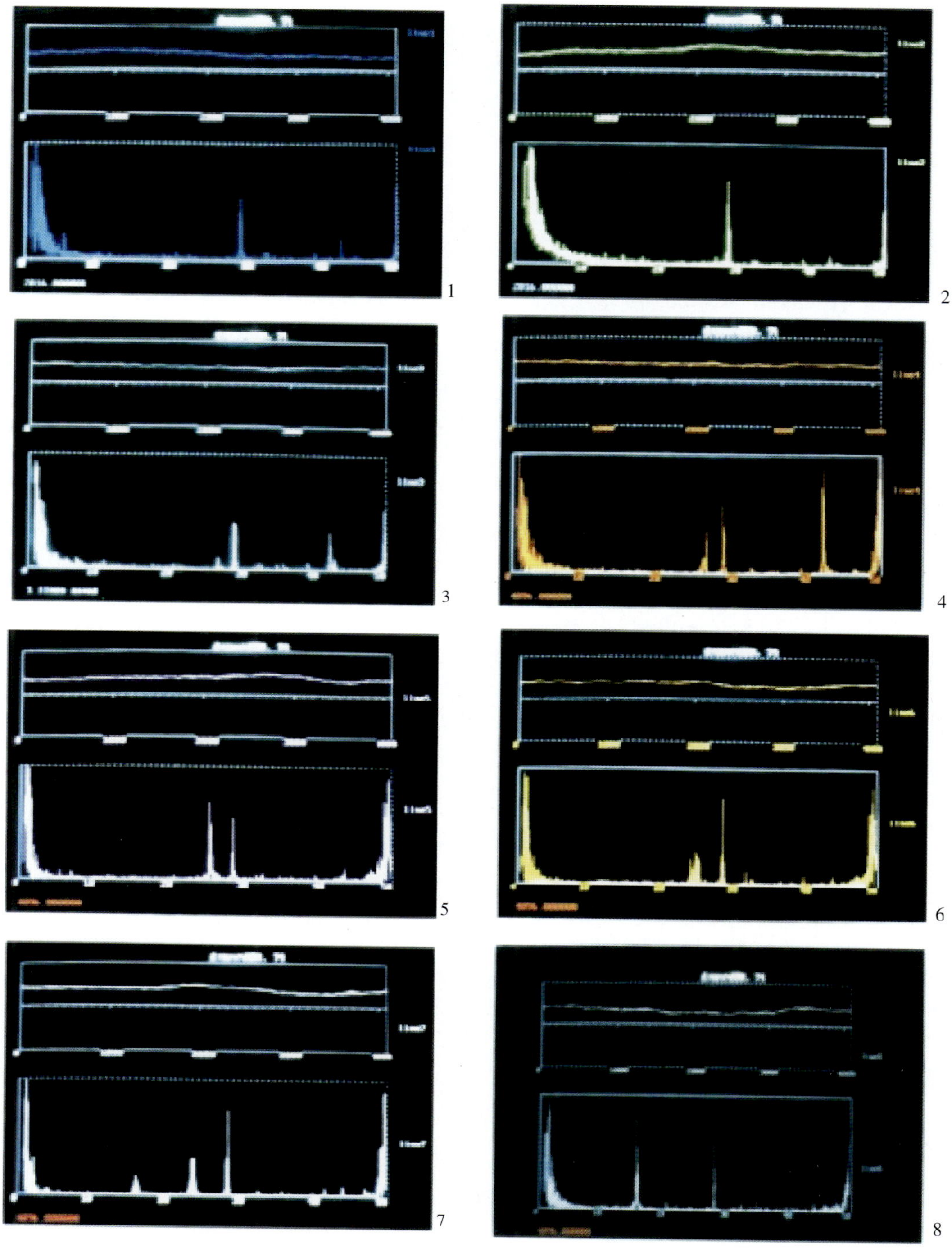

B. 经穴外磁频谱分散，多变

图 4 –2 –1　经穴内外超导量子干涉仪电磁“驻波特性”检测对比实验图

三、经络具有类似量子不确定性原理的特征

1927 年德国物理学家海森伯提出量子不确定原理，认为粒子的位置与动量因素在不停的运动中变化的论点。

一切活的生物，新陈代谢都是一时不停地在运行，生物电磁振荡和电化学振荡也是一时不停地运行，所以，经络是动态平衡，与量子特征相似。我们在经络感传研究中，发现经络有 8 种运行规律和动态变化，不是固定在十四经各自的一条路线上运行，检测如下：

1. 经络一般规律（图 4－3－1）

2. 刺激点偏上手部感传分支变化（图 4－3－2）

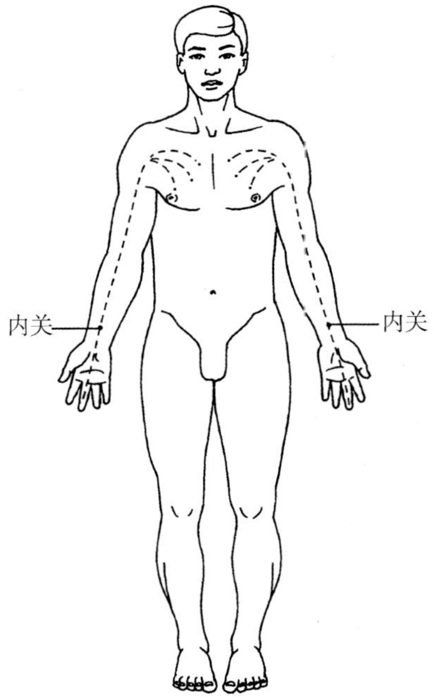

图 4－3－1　刺激点相同，感传线基本相同

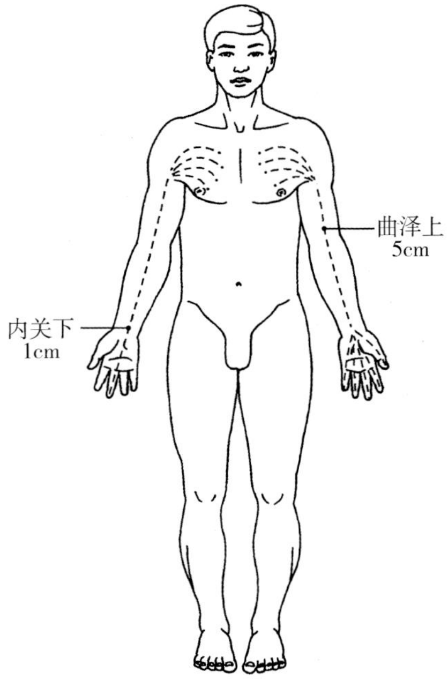

图 4－3－2　刺激点高低对手部感传线影响

3. 刺激点相同，体位不同（图 4－3－3）

4. 中渚穴刺激点针尖偏内偏外变两条线（图 4－3－4）

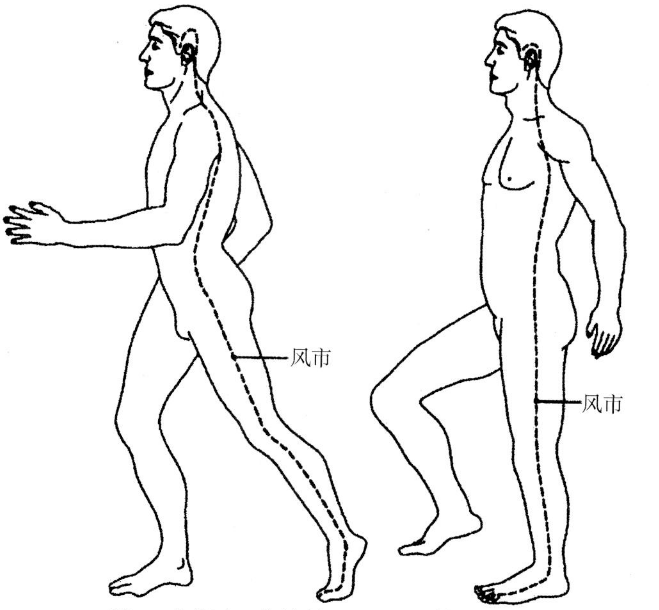

A. 第一次胆经感传线　　B. 第二次胆经感传线

图4－3－3　胆经感传线

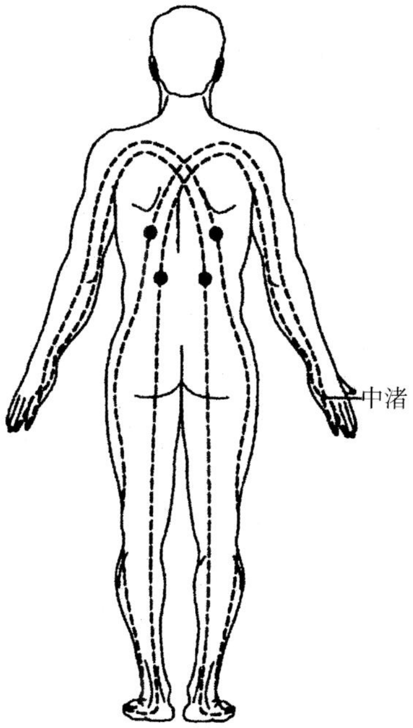

图4－3－4　针尖方向对感传线的影响

5. 刺激点深度不同，分别走两经（图4－3－5）

6. 个体敏感度强弱，感传线宽窄相差几倍（图4－3－6）

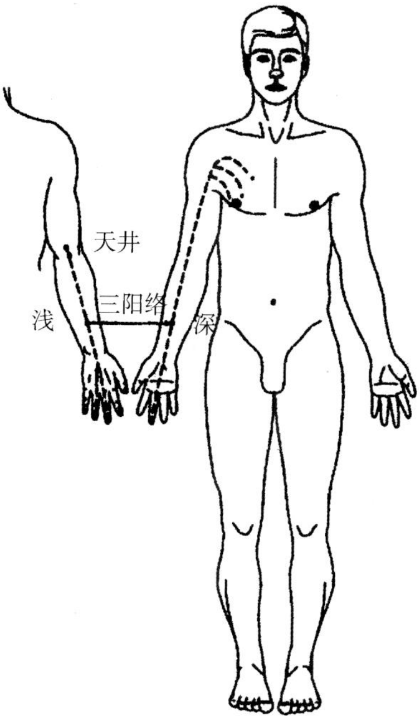

图4－3－5　刺激深度对感传线的影响

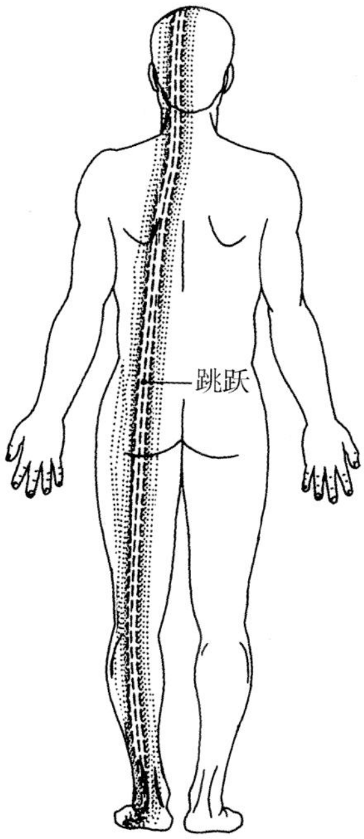

图4－3－6　膀胱经感传路线宽窄不同

7. 全息感传，多路相通，点点通十四经，刺激一点连通六经

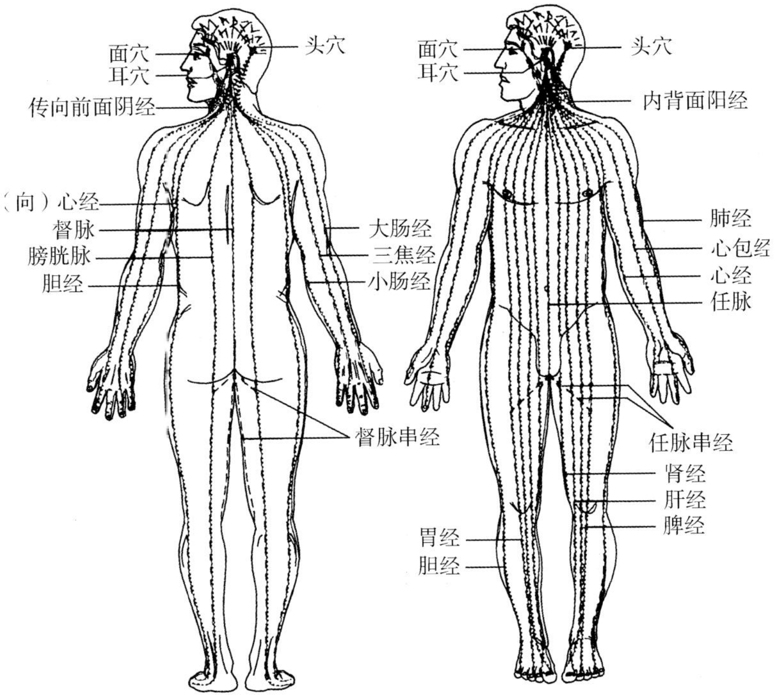

全息通路（背面）全息感传，刺激一点连通多经

图4－3－7A　头、面、耳点点通经图

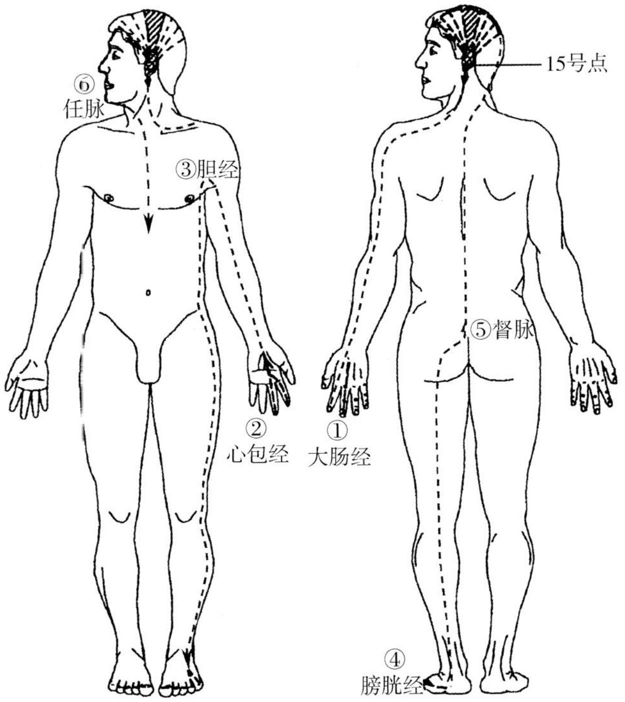

全息通路（前面）全息感传，刺激一点连通多经

图4－3－7B　一点连通六经感传

8. 经络不确定性的量子特征

①经络没有绝缘的边界，可以宽达整个肢体，也可以细如一丝。不存在固定管道结构。

②经穴的动态反应“以痛为腧”，凡是与病相关的穴位都是痛点，针刺疼痛越明显的穴位，疗效越快越好。

③经穴之间“离穴不离经”的论点是因为穴位是经络上的信息收发站，经络通则一通百通。

根据上述理论，就可以理解和认识疏通经络环的重要性，经络传导是高度智能型、自组织联动过程，既有规律，又有变化，运行路线与调整机制密切相联。气至病所感传，是多病同治、整体调整的基本条件，自动调整的典型。事实表明，在电磁振荡下的电子和光子，既可以按波行事，也可以按粒子行事，决定于环境。

四、经络具有生物量子多种对称性特征

几十年来，不论从经络感传研究，或内脏病自然诱发循经体表感觉改变，还是在国家零磁实验室，用美国进口的超导量子干涉仪进行经穴电磁振荡检测，均显示出多种量子对称性的特征。分述如下：

（一）几何性对称：生物左右对称

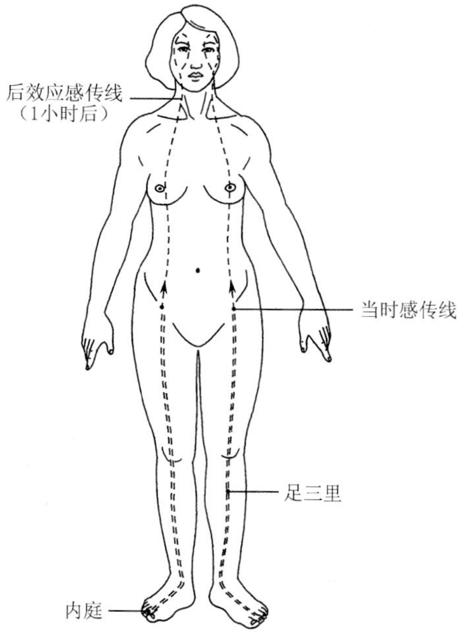

图4－4－1A　体穴针刺后效应感传
（自动重复6次）

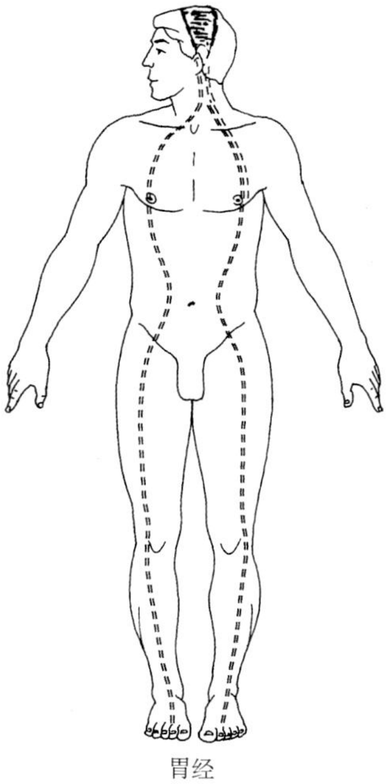

图4－4－1B　胃经耳穴感传

（二）抽象性对称：（男女）左右对称，正负电荷的对称

用超导量子干涉仪在国家零磁空间实验室进行人体经穴检测，男左女右，出现神奇一致的对称性，红色为男，蓝色为女。

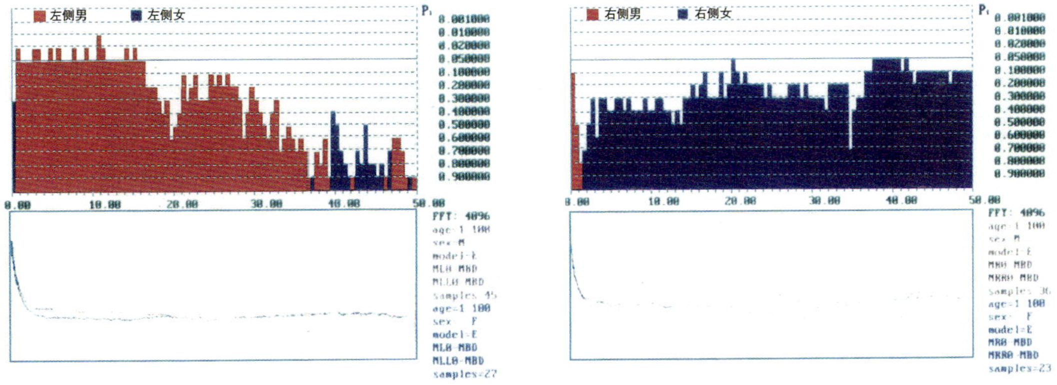

左：低频段男＞女　　　　右：高频段女＞男

A. 经穴上男女磁频谱特征（左侧）　　B. 经穴上男女磁频谱特征（右侧）

图4－4－2A

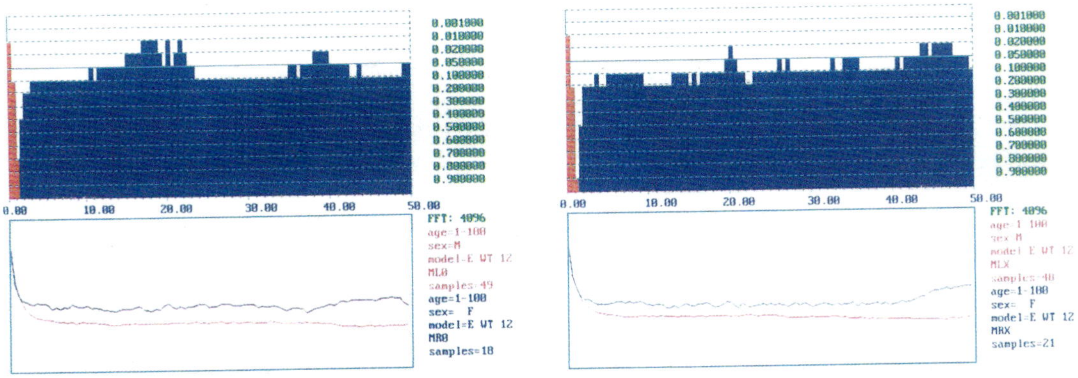

经穴内男左女右　　　　经穴外男左女右

男性左侧与女性右侧经穴上与经穴外的磁频谱图像极其相似

图4－4－2B

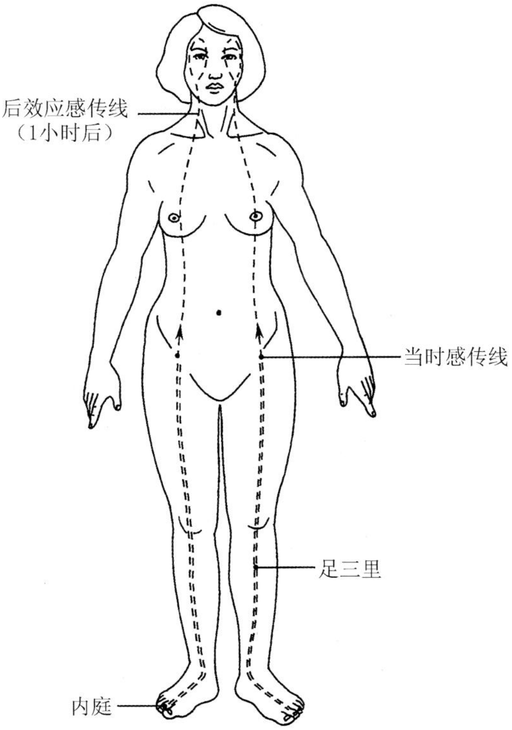

时间反演不变性对称（6 次自动显现重复不变）

图 4 –4 –2C 针刺后效应感传自动（重复 6 次）

（三）镜像对称

1. 冠心病诱发心经麻感带，镜像对称

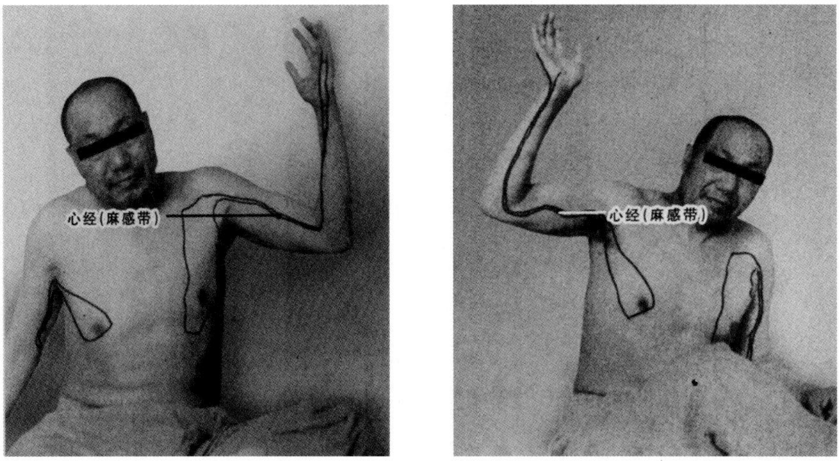

病理性麻感带　　病理性麻感带

图 4 –4 –3 冠心病心经左右手呈镜像对称

陈旧性心内膜下心肌梗死，供血不足，诱发左心经麻感带，同时诱发右心经麻感带。

2. 慢性肾炎、尿毒症四条经麻感带，镜像对称

慢性肾炎、尿毒症经络治疗后第4年，肾经、膀胱经、心经、小肠经相关四条经表皮自发麻感带及结节性痒疹显示镜像对称，这种神奇的对称特征完全是内部自发，没有任何人为影响，而且通过经络治疗为肾病彻底治愈提供了条件，最后肾病痊愈，循经感觉改变及皮疹也全部消失。

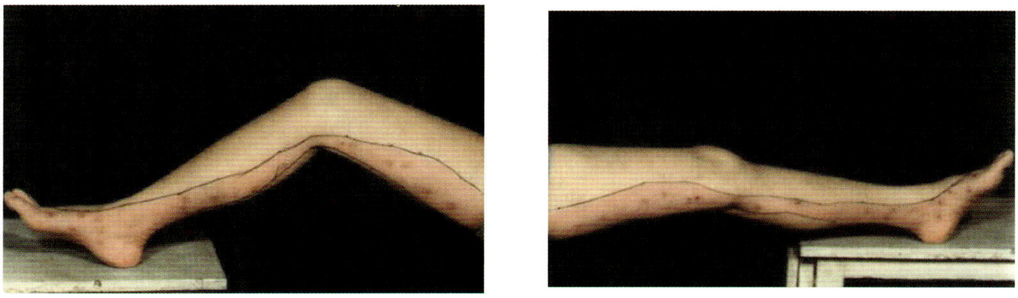

A. 肾病膀胱经左右腿麻感带对称

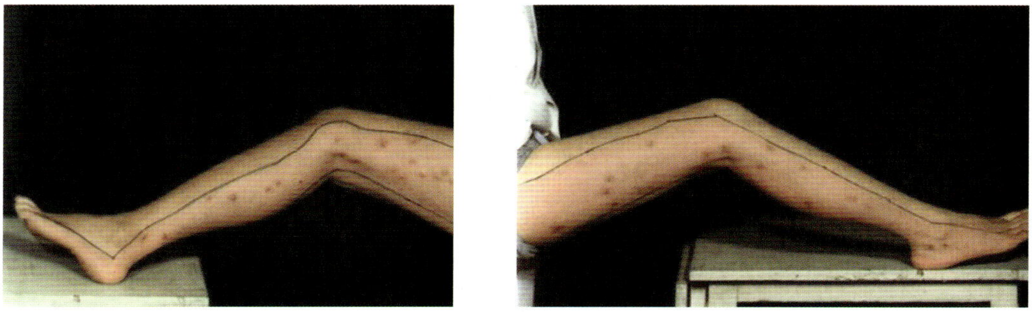

B. 肾病肾经左右腿麻感带对称

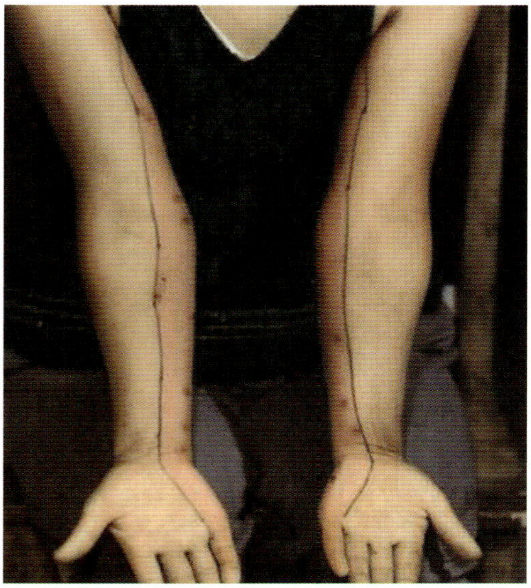

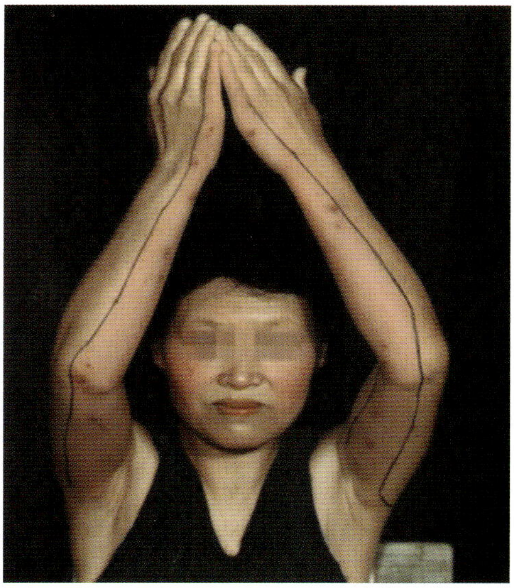

C. 肾病两侧心经麻感带对称　　D. 肾病双小肠经麻感带对称

图4－4－4　肾病相关体表麻感带四经镜像对称

（四）同位旋对称

展示手足同名经左右上下交叉对应规律，根据这个规律治病，多数产生绝好的疗效，甚至产生立竿见影的效果。

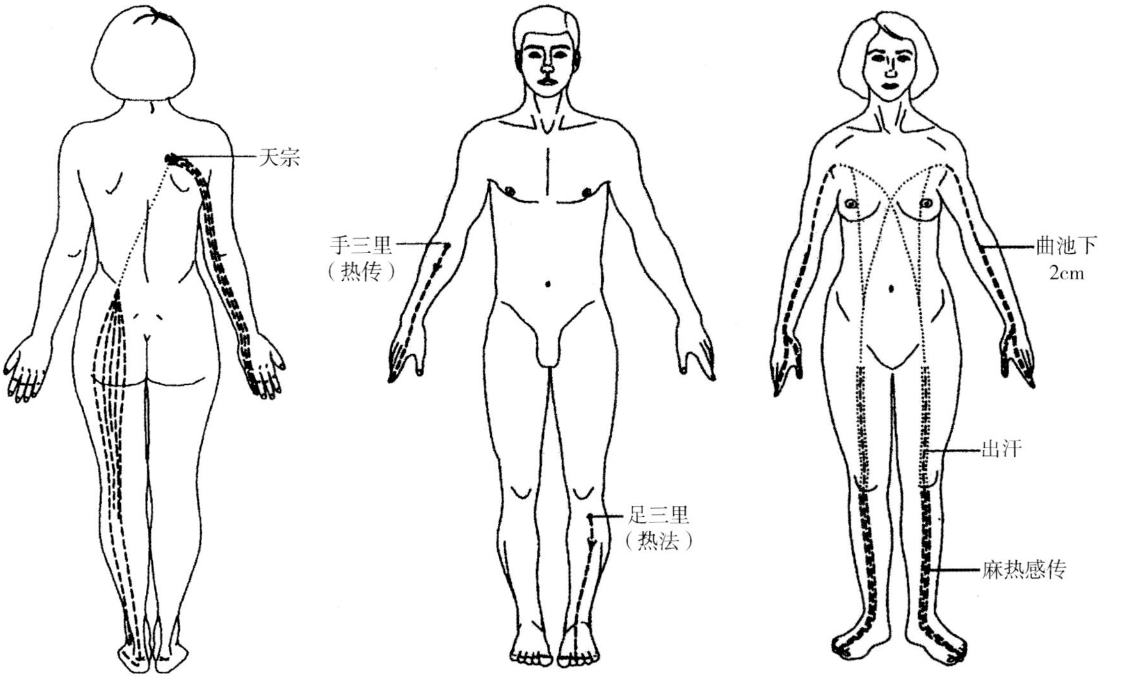

同名经跨越式交叉感传　　阳明经跨越式交叉感传　　阳明经跨越式交叉感传发汗效应

A. 手足太阳经交叉感传　　B. 手足阳明经交叉感传　　C. 自主神经交叉对应反应

图4－4－5　手足同名经同位旋对称

五、经络具有光子循经电磁场运行的量子特征

1. 有研究证明，“光子”就是电磁场的“量子”，人体经线上的“光子”，正是在经络的电磁低阻通道上运行，证明经络与“量子”确有相关性。1980年，中国科学院生物物理研究所严智强研究员，从事人体体表超微弱冷光信息研究多年，发现人体有循经高发光线存在，曾对144人的144经次10512点次检测，通过配对T检验，经穴内外发光强度的差别具有显著性意义（$P<0.01$）。经穴内比经穴外强1.5倍，测定12条高发光线与十二经循行线相吻合。经线内为低电阻线，是经线外的0.4～0.6倍。

2. 1987年，中国中医研究院孟竞璧合作组在腕、踝部穴位注入^{99}m－NaTcO$_4$后，用γ闪烁照相技术分析核素循经迁移轨迹运行规律，结果发现十二经均有循经发现的运行轨迹。通过图 4－5－1 可见肺经、心经、肾经循经发光线。

1987 年，孟竞璧合作组用核素检测，γ 闪烁照相，观察循经运行的动态记录：

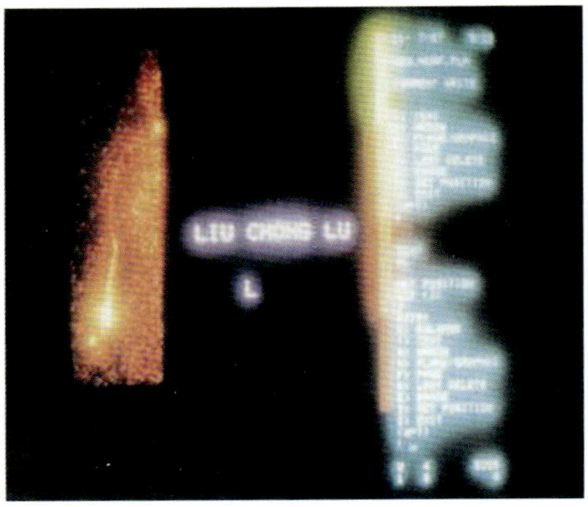

A. 肺经

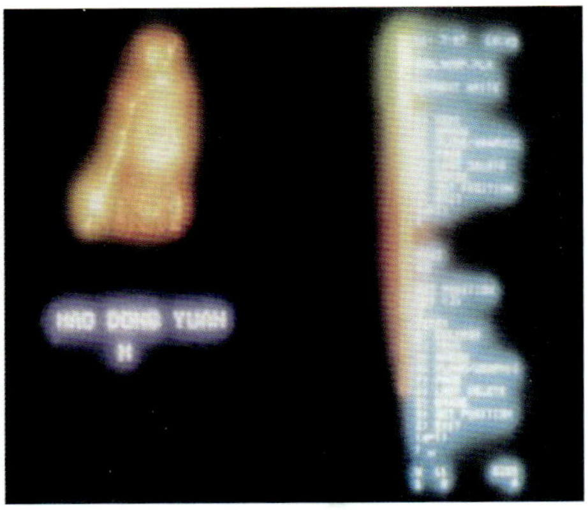

B. 心经

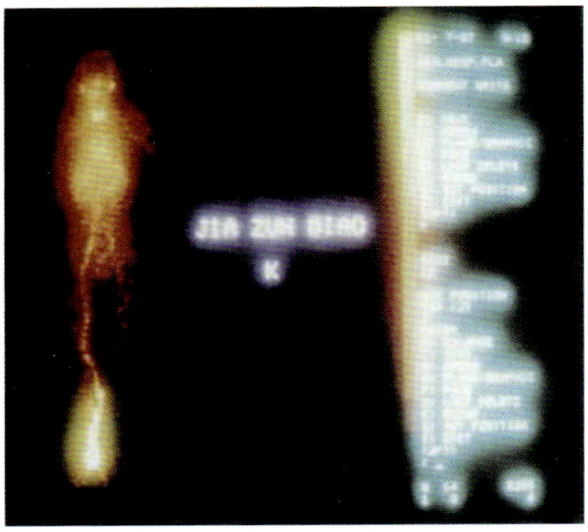

C. 肾经

图 4－5－1　核素检测三经 γ 闪烁照相

3. 2008 年，复旦大学余晓佳等用质子激光 X 线荧光光谱法，大面积扫描发现，经穴下存在钙库，总量超对照区 10 倍，用红外光波传输测试发现存在一种循经高传输率波段，提示人体经络运行与纤维组织有关，具有物质、能量和信息“三流”并行的内在特征。

4. 我们在用经络环皮部挑治法治疗的过程中发现在针尖的部位有发光点循经运行的特点，同时也证实了经络具有循经发光的特征。

量子论：能量是以不连续的量的方式传导的，光子就是电磁场的微波和量子。上述实验充分证实，量子论所述“光子”就是电磁场的“量子”，证明经络与量子确有相关性。

经络电磁场效应、量子特征在后面专题系统介绍。

第五章

古典经络特有的高效速效调整机制

凡是活的人体都存在生物电，人体的经络是无所不在，无所不通，无所不调。经络的调整是在电磁场效应的驱动下运行的物质、能量、信息三位一体的自身调整机构。经络的调整原则是以人为本、增强体质、自我防卫、自我调整、自我完善。既治“已病”，又治“未病”，分两部分介绍。

一、左右对称调整制约规律

即左病右治，右病左治。这种对称制约规律，确实存在。

十二经都是两侧对称分布的，古人提出左病右治、右病左治，就是对称制约规律的最好运用。

例如，经络敏感人脑震荡患者郑某某，应用电脉刺激左合谷时，脑震荡症状发作。反之，改在右合谷贴磁，脑震荡症状7min后消除。

经络敏感人哮喘患者吴某某，在哮喘发作时，将磁片贴敷于右尺泽穴，3min55s哮鸣音消失，把磁片移到左侧，哮鸣音立即再现，返回右侧，哮鸣音又能再次消失。这一事实十分清楚地显示左右对称制约规律作用的存在。

背俞穴也有左右对称制约的关系：陈某某，右肺神经性皮炎1年。在右肺俞、脾俞贴磁，一周后皮损仍痒，皮疹继发不退，利用对称制约规律，将磁片改贴左侧同一穴位，又经一周，痒停止，皮损消退。见图5－1A、B。

大量临床实践证明，左病右治，右病左治，或两侧同时治疗，远比单纯治疗病侧疗效好。

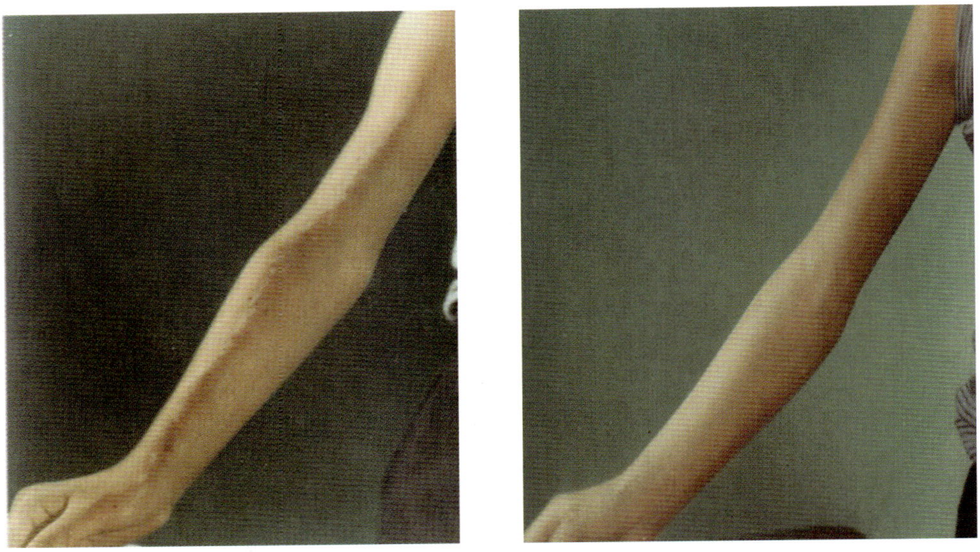

A. 陈某某，右肺经皮炎 1 年，右肺俞贴磁 1 周无效

B. 陈某某，改用对称制约规律，左侧肺俞、脾俞贴磁 1 周痊愈

图 5－1－1 右病左治病例

二、上下调整制约规律

上病下治、下病上治确实有良好疗效。特别是上病下治，更为实用。

例如青光眼头痛，在太阳穴上方有压痛点，单取局部阿是穴治疗，疗效短或无效；而在胆经丘墟穴或肝经中都穴、太冲穴一定会找到压痛点，在该点进行经穴磁疗或经络皮部挑治法重挑，疗效快而稳定，不仅能控制头痛头晕，还能调整眼压。

下病上治也有很好的效果。如脱肛或外阴瘙痒患者，在囟门或百会穴进行经穴皮部挑治法有效。

三、同名经交叉对应制约规律

所谓交叉对应是指左上对右下，右上对左下。左上肢肺经有病，右下肢脾经相对应部位一定会出现压痛点，针刺或磁疗该痛点，便可迅速取效。此法常获得立竿见影的效果。

上肢小肠经神经性皮炎患者张某某，病期一年，经多种方法治疗局部，也扎过针灸，均未能控制痒感。作者仅在对侧同名经委中穴压痛点，将注射针刺入，找到针感。注入维生素 B_{12} 1ml，当时止痒，两周皮疹痊愈，不痒。见图 5－3－1A、B。

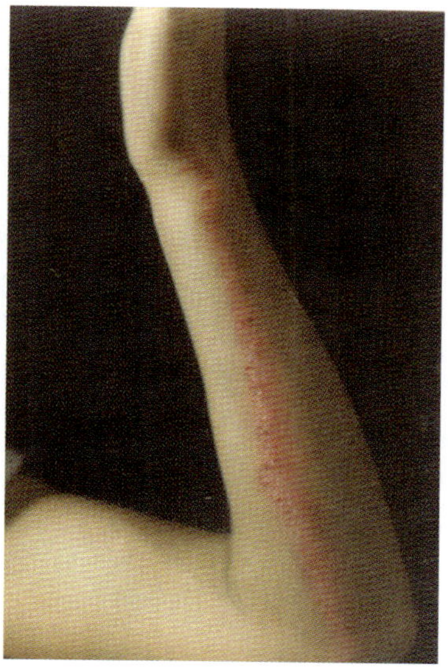

A. 张某某，左小肠经皮炎 1 年，左侧多种治疗（含针）无效

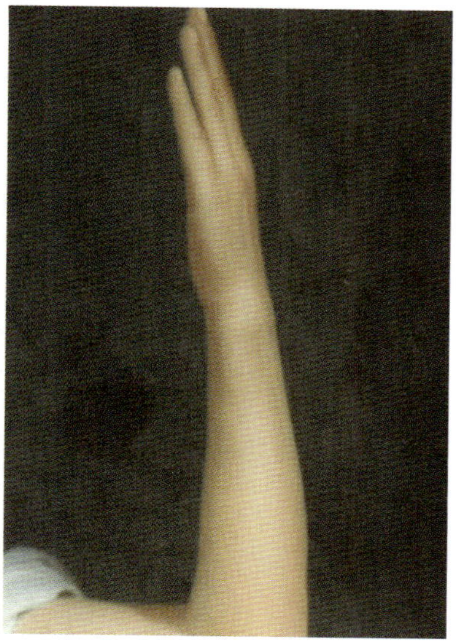

B. 张某某，改用右侧同名经委中穴，维生素 B_{12} 注射，1 次止痒，1 周痊愈

图 5－3－1　左病右治病例

患者钱某某，劳动时右手腕挫伤，疼痛，手腕不能抬起，不能持物。按神经考虑，属桡神经损伤，针刺桡神经无效，而在右手列缺穴下方 3cm 处有一压痛点，同时左足脾经对应部分也有一压痛点，两点各刺一针，肺经穴轻刺，脾经对应点在捻针过程中手部疼痛消失，腕部活动自如。交叉对应挑治，也能立即生效。经络的神奇效果常常显示在交叉对应规律上。

四、体表内脏相关制约规律

体表内脏相关制约规律是在《内经》指出的"夫十二经脉者，内属于脏腑，外络于肢节"内在联系基础上产生的。大量的临床实践及科研资料证明，内脏有病反应到经络皮部上来。反之，经络皮部的病变又能抑制内脏病的发生发展。根据此种制约规律，在经络皮部施加各种理化刺激疗法，都可以治疗内脏病。经络环就是内病外治的基本规律，这个规律既是经络诊断的核心内容，也是经络内病外治的核心内容。

例如，患者于某某，一年来，经常便秘，屡屡发生扁桃体炎、高热。皮疹

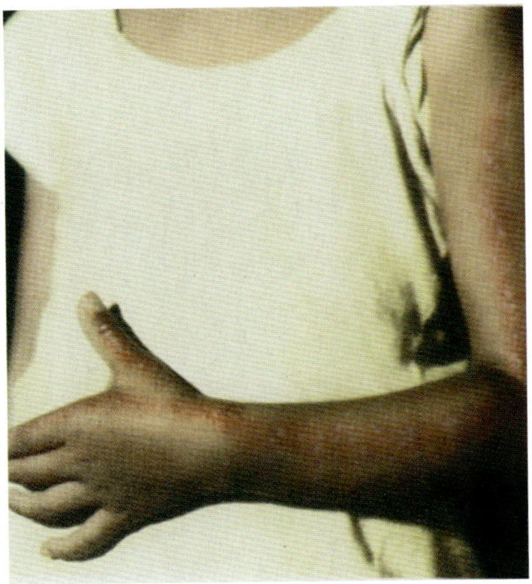

图5－4－1 大肠经扁平苔藓

出现4个月，原病证一次未再发。近4个月来发生了根本的变化：自从左上肢大肠经部位发生红色扁平苔藓之后，大便一直通畅，扁桃体炎一次未发，体温正常（图5－4－1）。

患者杨某某，患慢性肾炎4年，已经进入氮质血症阶段，肾功能不全，经络检查发现循经麻木带表现在双肾、膀胱经、心经和小肠经，经住院治疗，病情逐渐好转，循经麻木带变细、弯曲、断裂，肾功能未全恢复而出院。出院后未再治疗。两年后，患者来到门诊治疗皮肤病，皮肤瘙痒，部位是双肾经、膀胱经、心经和小肠经，瘙痒的部位是更宽的麻感带。进行尿检及肾功能检查，令人惊奇的是慢性肾炎痊愈，尿例查及肾功能指标均转正常。这是不可理解的变化。十分有力地证实经络皮部变化的出现制约了内脏病的发生与发展，此种临床实例是常见的。

据此，有理由把通过循经刮痧造成的循经皮下出血，通过循经拔罐造成的经穴皮部瘀血，通过循经放血等造成相关经络皮部损伤，看作是对内脏病的制约和调控。这些都是中医内病外治理论指导下的传统医疗方法。

参考文献

[1] 李定忠，李秀章，傅松涛．中医经络理论与实效的现代研究［M］．北京：人民卫生出版社，2013.

[2] 李定忠，傅松涛，李秀章．经络研究概况及其存在的实证——关于经络的理论与临床应用研究之一［J］．中国针灸，2004，24（1）：773.

[3] 李定忠，傅松涛，李秀章．关于经络实质的探讨——关于经络理论与临床应用研究之三［J］．中国针灸，2005，25（1）：53.

第六章

经络特有的智能型高效速效调整机制的现代研究

一、电磁场效应

经穴电磁场效应有两种：普通人经穴电磁场和经络敏感人经穴电磁场分述如下。

（一）普通人经穴电磁场效应

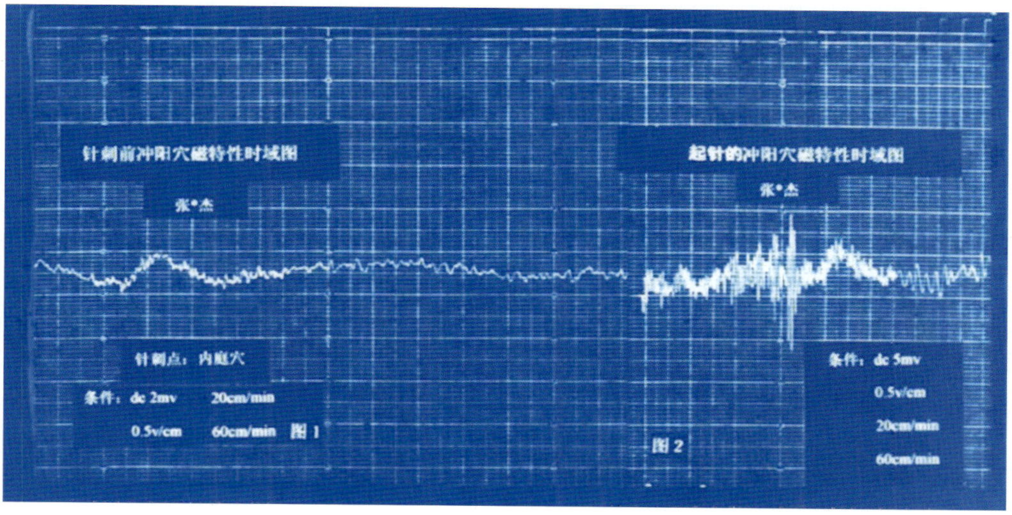

针前自然振荡　　　　针后生物电磁共振

图 6－1－1　普通人经穴电磁场效应

（二）敏感人经穴电磁周期性共振效应

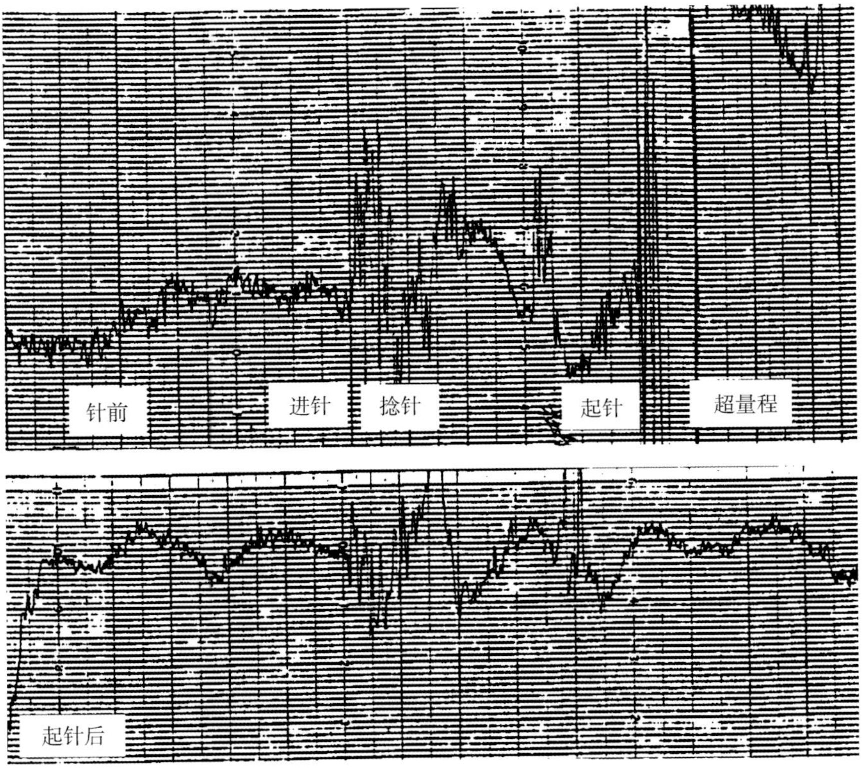

图 6－1－2 经络敏感人经穴电磁场效应

通过周期性电磁振荡，与各功能系统进行沟通联动，产生治疗作用。

二、脑部参与经络智能调控

（一）感传过程中，脑磁图的对应变化

1994 年 6 月，我们对感传过程中脑磁图的变化进行了观测。受试者为经络敏感人郭某某，女性，31 岁。试验方法是：选择右侧足三里为针刺点，SQUID 探测点在脑中（天目穴），观测激发胃经感传时的脑磁变化。结果发现：针刺前，受试者脑中穴的磁信号显示以 α 和 β 波为主，振幅较普通人（非敏感人）大 2～3 倍，有不规则的波动。针刺足三里后，磁信号的振幅加大，且随着感传运行出现规律的周期性波动，感传仅用 1min3s 便可传到头部及上肢；过 6s 钟起针，磁信号渐变平稳，受试者感到右半身发热；起针 30s 后，磁信号振幅加

大，感传从手再回传至足。整个过程中脑磁图的变化记录如下。

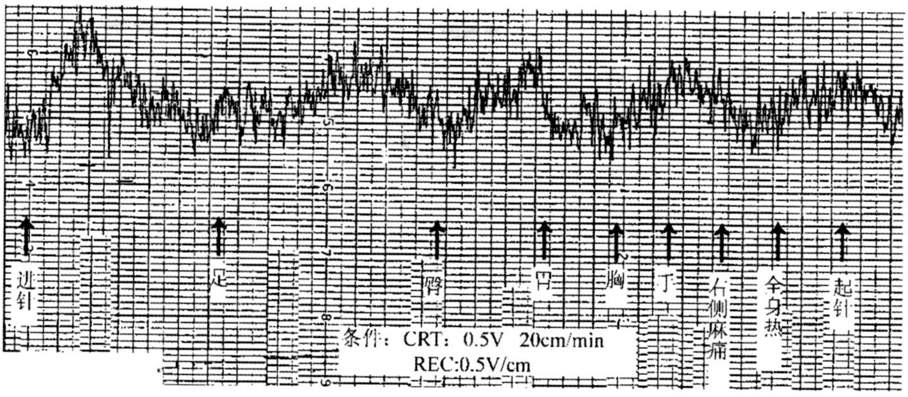

A

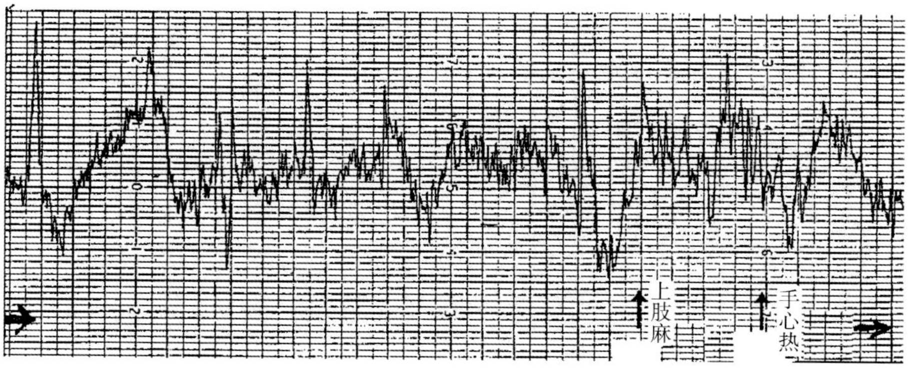

B

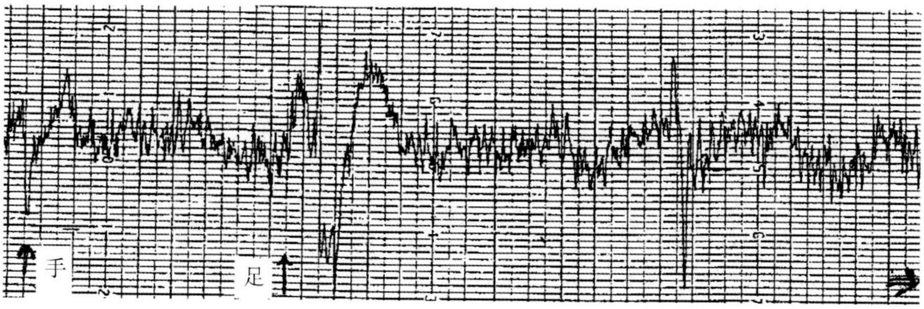

C

图 6－2－1　郭某某胃经感传变化过程脑磁图

（二）感传过程中，大脑感知情况的实时定位

1973 年 8 月 4 日，我们在对经络敏感人何某某进行经络感传研究时观察到，用 70 周秒的电脉冲刺激其左侧心包经“内中冲”穴，沿左侧心包经迅速产生感传。然而，42s 后，其右侧心包经在没有任何附加刺激的情况下，也自发产生感传，感传左右相伴，就像智能遥感一般。更令人惊奇的是，随后左右心包经的表

里经——三焦经也自发感传，且左右呼应，显示智能控制的特征，值得大家深思与探讨。感传过程中，大脑感知左右感传的实时定位情况详见下表6－2－1。

表6－2－1 心包经感传左右智能遥感的实时定位情况

前面心包经感传：（刺激左侧“内中冲”穴，激发感传）				
左侧	刺激感传0s	循心包经至腋前1min6s	至左颞下行2min26s	循肝经至左足大趾8min8s
右侧	自动感传42s	循心包经至腋前1min53s	至右颞下行3min20s	循肝经至右足大趾8min30s
时差	相差42s	相差47s	相差54s	相差22s
背面三焦经感传：				
左侧	自动感传55s	循三焦经至颈部1min39s	至头部下行2min2s	循膀胱经至左小趾外7min57s
右侧	自动感传1min8s	循三焦经至颈部2min29s	至头部下行2min36s	循膀胱经至右小趾外8min26s
时差	相差13s	相差50s	相差34s	相差29s

从中可见，仅左侧心包经感传由电脉冲（70Hz）直接激发，右侧心包经及两侧三焦经（表里经）感传，均为自发过程，其具有如下三个特征：第一，空间位置上，左右对称，两侧一致。第二，激发侧运行在先，自动感应侧紧随其后，一前一后，不错不乱。第三，阴经运行较慢，曲折部位较慢，心包经和肝经先启动而后达终点；阳经运行较快，三焦经和膀胱经后启动则先达终点，快而不乱，清楚地展示出阴阳、表里、信息激发先后和左右对称制约等智能调控的特征。

（三）大脑参与经络智能调控的科学验证

在20多年前，我们与北京医院核磁检测室的专家合作，通过应用经穴刺激后感传显著者脑血氧代谢核磁成像技术，发现经穴有特定的脑功能定位。如刺激胃经足三里穴，颞叶海马旁回血氧代谢活动增强。穴位相同，深刺（进针约3cm）和表皮挑治（不进真皮）结果都相同。刺激胃经伏兔穴纪录到的结果与刺激足三里穴结果一致。两穴同属胃经，体表距离虽然相差约30cm，而脑功能变化的主要部位基本一致。

胃经（图6－2－2）与脾经（图6－2－3）对比观测：胃经伏兔穴与脾经阴陵泉穴一表一里，相距约30cm。针刺结果对比，脑功能变化图像基本一致。脑功能变化部位均在颞叶海马旁回，相关系数 $\gamma > 0.5$，证明有相关性。

胃经与肾经（图6－2－4）对比观测：胃经与肾经无所属所络关系，脾经与肾经虽均位于小腿内侧，也无所属所络关系。针刺肾经太溪穴，核磁检测的脑功能变化主要在基底节和侧脑室部位，与脾经、胃经有明显的差别。

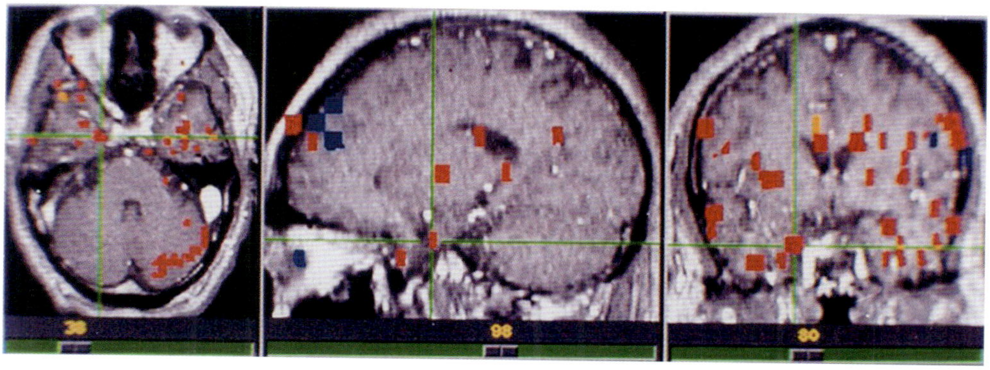

图6－2－2　胃经伏兔穴深部针刺脑功能核磁成像（颞叶海马旁回）

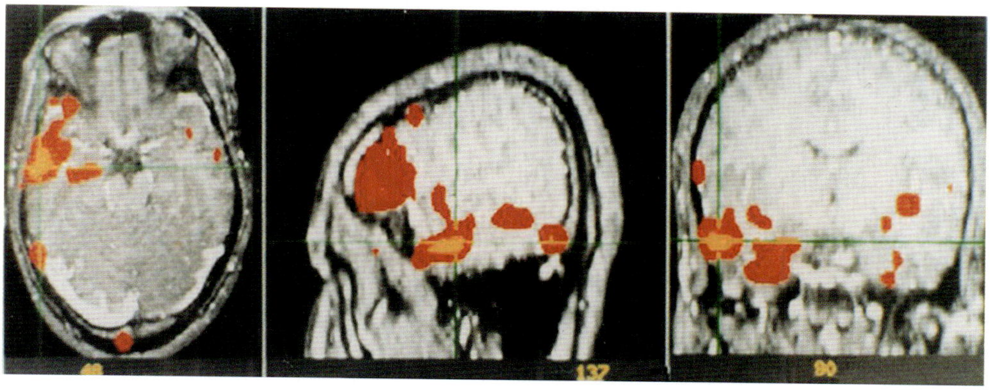

图6－2－3　针刺脾经阴陵泉穴脑功能核磁成像（颞叶海马旁回）

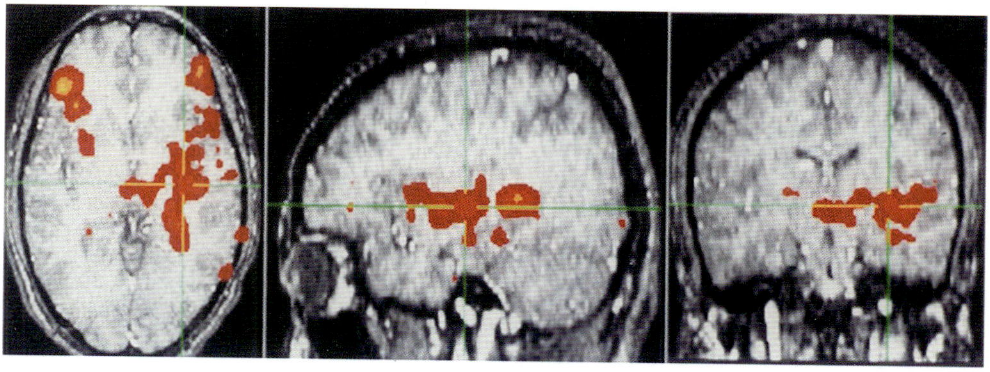

图6－2－4　针刺肾经太溪穴脑功能核磁成像（基底节）

大脑作为神经系统的中枢，通过自主神经、躯体神经与全身各部位相联。同时，大脑作为髓之海通过足太阳膀胱经、督脉交汇于经络体系，与周身各部相接，在人体生理代谢与功能活动过程中，起着统帅和调控的作用。

实际上大脑的生理活动同时对应产生声、光、电、热、电磁波、振动等多种物理能量信息，通过经络体系作用于人体各部位，这些作用都是双向的。同时人体各部位的生理活动，通过神经系统的反射机制再作用于大脑，影响大脑的生理和心理活动。这些作用和影响的调控因子，既有经络体系物质－能量－信息流的传输，又是细胞群落进行信息交流的快速通道，也是脑和神经－内分泌系统的电信号和化学信号的传输过程。所以经络的智能型程序化调控是离不开大脑生理和心理活动的。

（四）脑磁反相关效应

经络敏感人与病人脑磁图呈反相关效应。

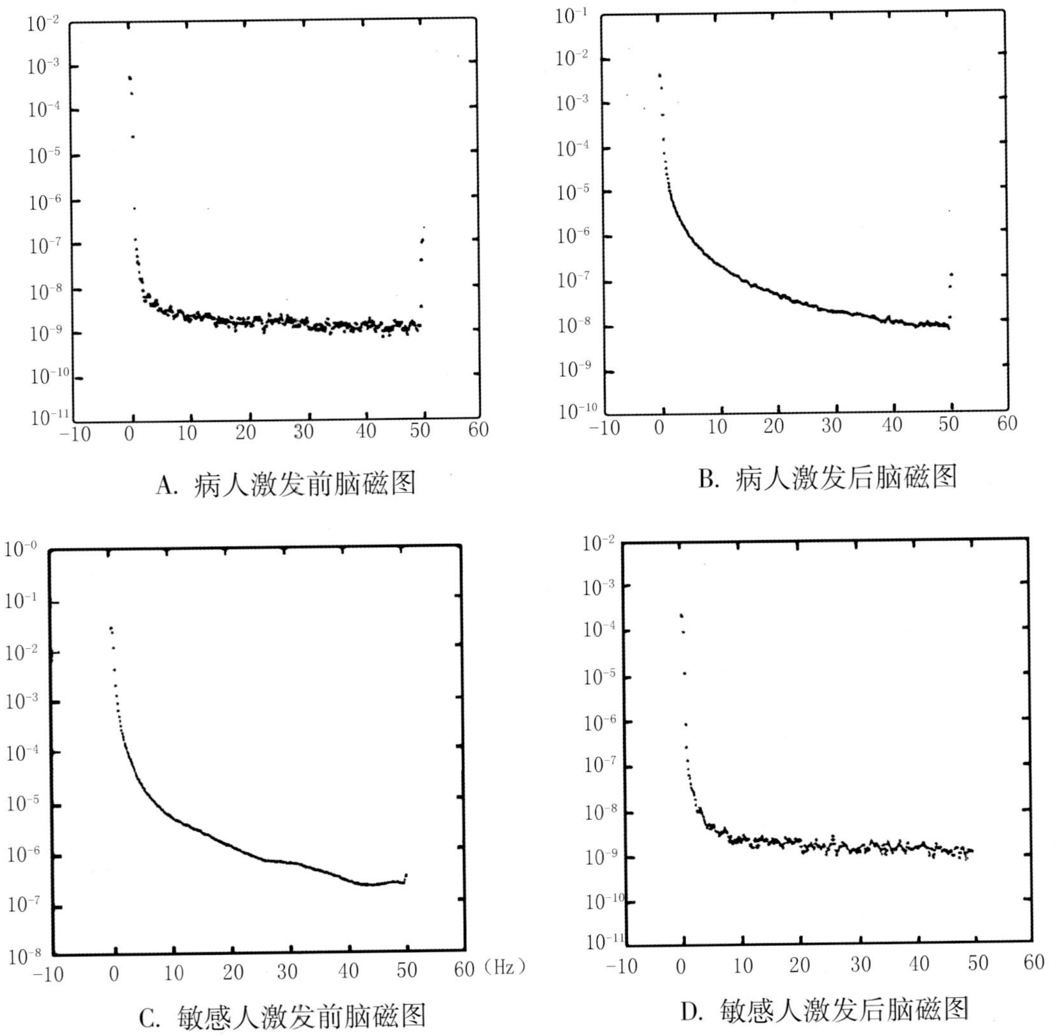

A. 病人激发前脑磁图

B. 病人激发后脑磁图

C. 敏感人激发前脑磁图

D. 敏感人激发后脑磁图

图 6－2－5　脑磁反相关效应

胃功能低下者与经络敏感人脑磁图针刺前后呈反相关电磁场效应。

（五）自主神经中枢参与经络调控

受试者何某，体质本身具有三个特殊条件：第一，经络敏感；第二，皮肤敏感有划痕征等；第三，内脏有肾下垂。在治疗皮肤划痕征的过程中，我们发现她经络敏感，在多次连续经穴刺激过程中，又观测到上述多种周期性感传的奇特经络现象。

1973 年 5 月 16 日上午 8 点至 12 点，我们对她进行了经穴刺激感传观察，发现在多次出现自主性感传之后，从午后 13 点 40 分开始出现循经的神经血管功能改变，即循经皮丘带（皮肤隆起，如同荨麻疹一样）。皮丘消退之后，变为充血带（红线），15～30min，又变为贫血带（白线），边界虚如飞行云，宽约 1cm，与麻感带重合。上述皮疹变化每 6h 重复发生一次，3 个月后改为 3h 重复一次，每次在半小时内即可全消退。不论刺激少商、商阳还是中冲，均在双肾经及左心经出现，如图 6－2－6 所示。

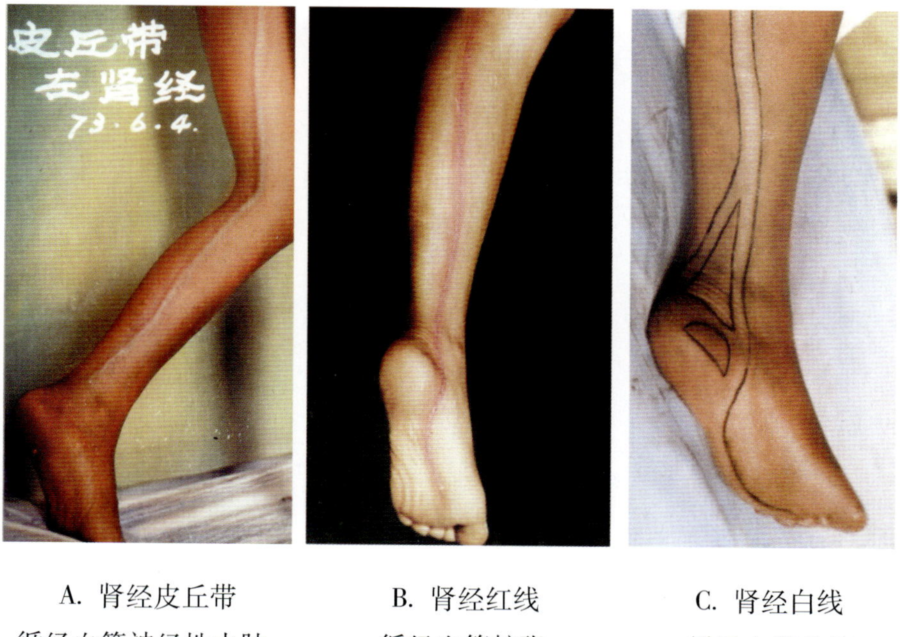

A. 肾经皮丘带　循经血管神经性水肿

B. 肾经红线　循经血管扩张

C. 肾经白线　循经血管收缩

图 6－2－6　循经血管神经功能变化

此种循经皮丘带，解放军 309 医院、沈阳初头朗医院也曾有过报道。浙江省经络研究所也发现过一例循经红线的病例，在十四经均可显现。在法国、日本、德国也有类似个例报道。这些事实证明，经络感传与自主神经系统和中枢神经系统（如丘脑）的功能活动具有密切关联。

三、双向调整

经穴生物电合计功率谱的双向调整的电磁场效应。

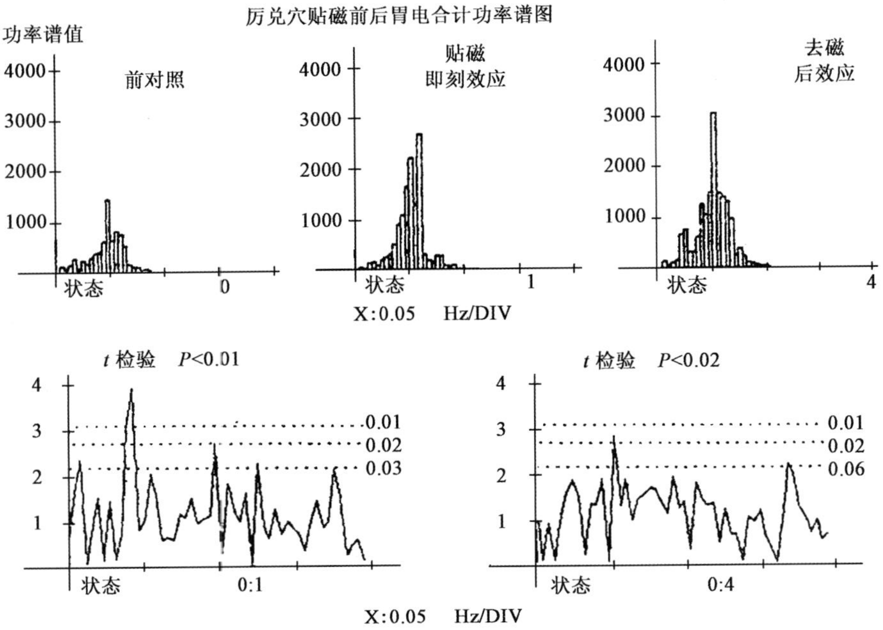

A. 胃电合计功率谱功能低下者 5min 调高

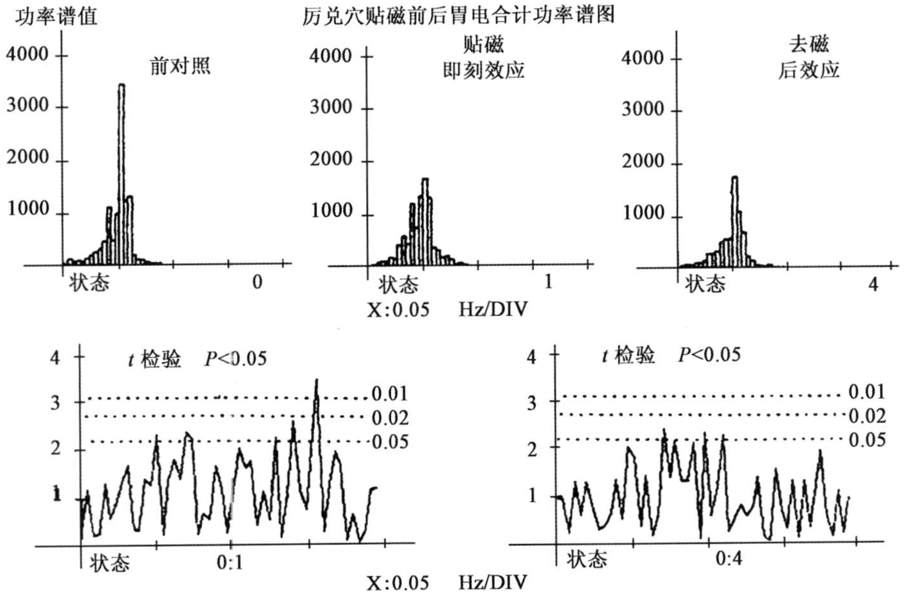

B. 胃电合计功率谱功能高者 5min 调低

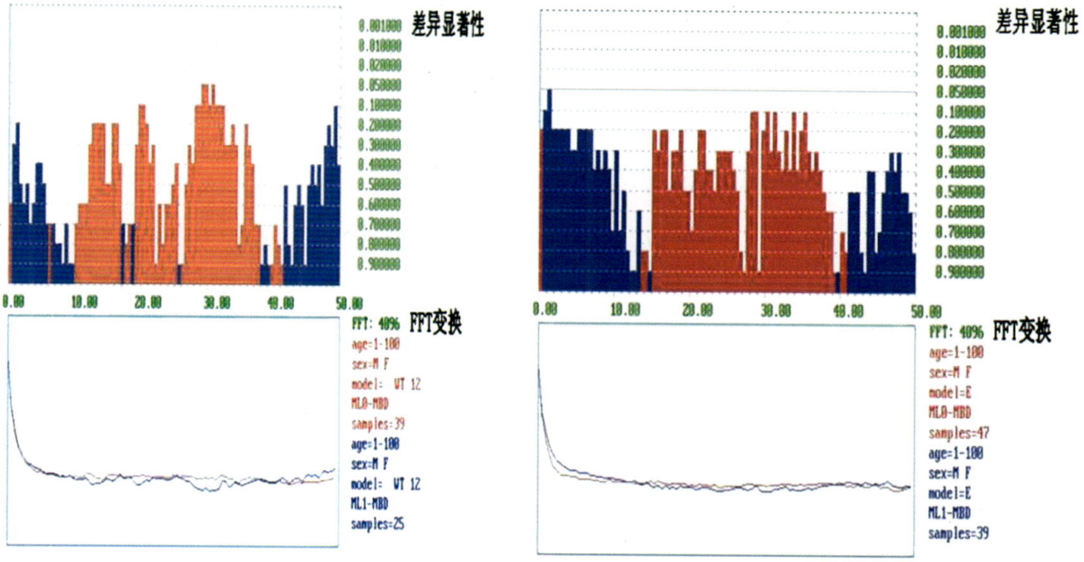

A. 病人磁频谱高频者调低，低频者高　　B. 健康人胃磁频谱也是同样变化

图6－3－1　经穴磁频谱的双向调整电磁场效应

四、自组织联动

经络感传多系统自组织联动程序化调整。

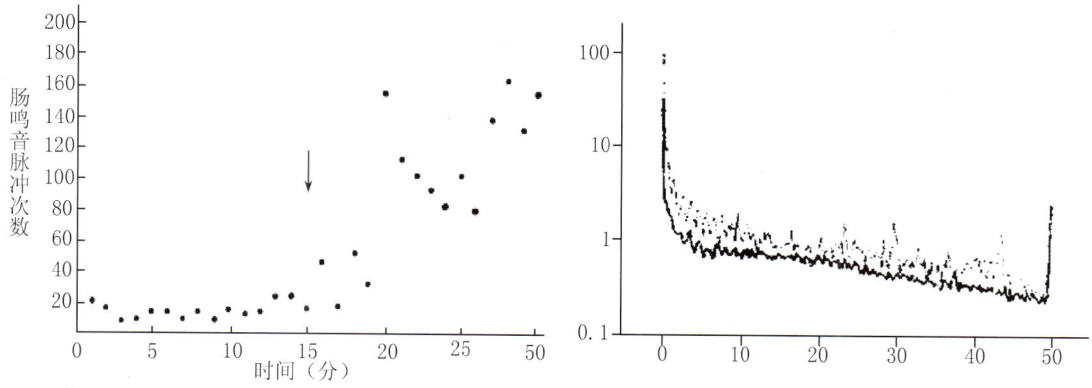

A. 针刺足三里引起的肠鸣音变化　　B. 溃疡病足三里贴磁前后胃磁频谱的变化

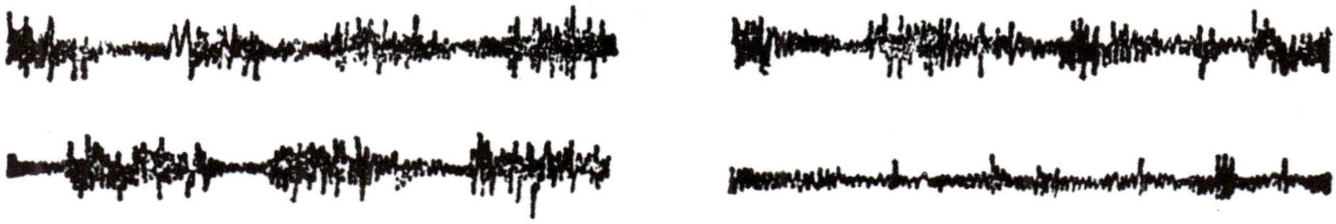

C. 哮喘病人针刺足三里肺部哮鸣音恢复正常

图6－4－1　自组织经络程序化调整，多系统自组织联动

五、导弹追踪自寻的式气至病所调整机制

微波的波长和光的反射、折射一样，直线传播，容易集中，具有似光性、方向性极好，能接受地面和宇宙空间的各种微信号，“具有雷达导航技术”。请看我们从临床研究发现的自寻的式“气至病所”检测图。

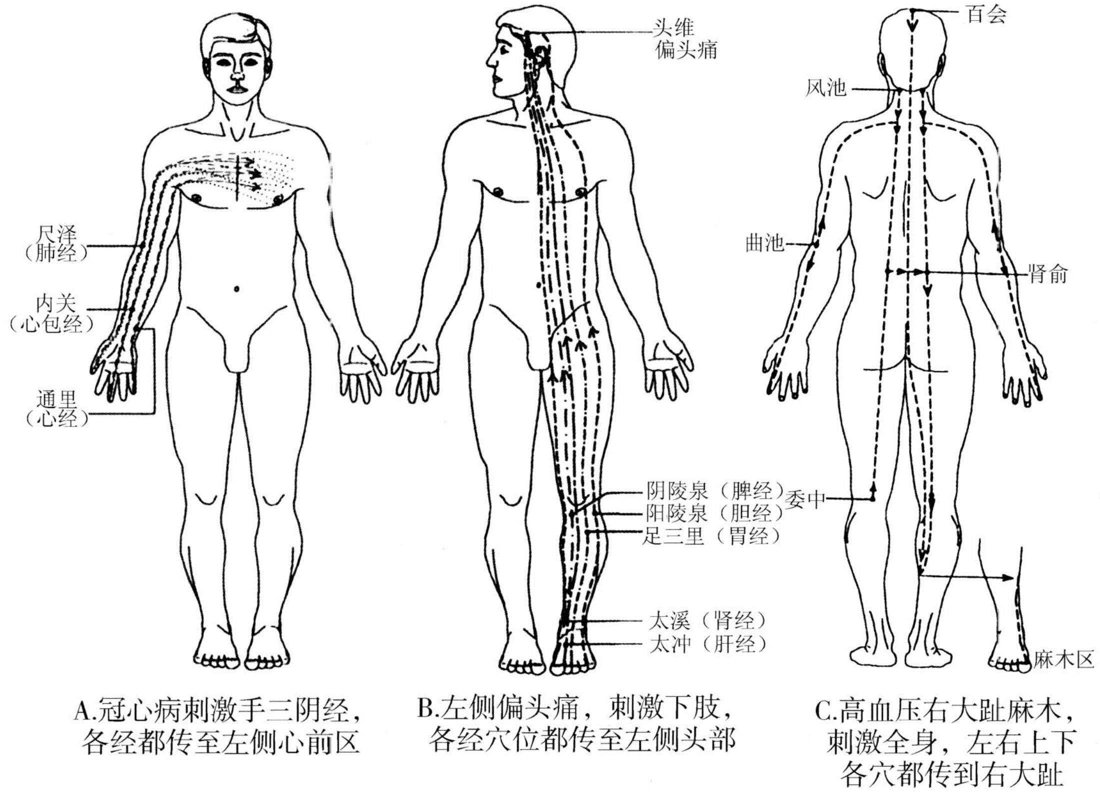

图 6－5－1　气至病所产生导弹追踪式感传

六、基因程控如计算机按基因固有程序调整

经络的基因程控的振荡规律。

（一）经络的基因程控的胃磁振荡规律

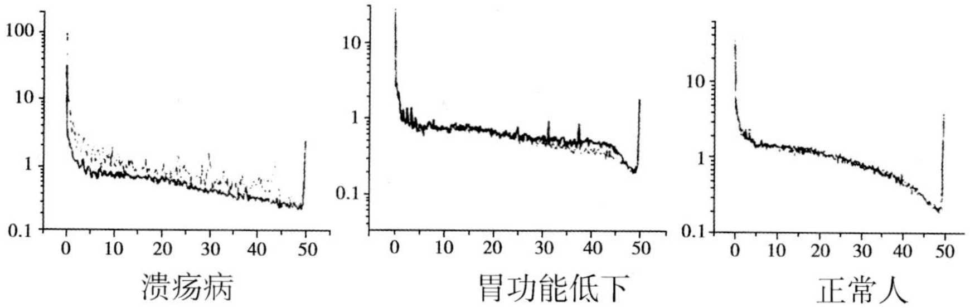

图6－6－1　经络胃磁均按固有程序化调整

（二）经络的基因程控的心磁振荡规律

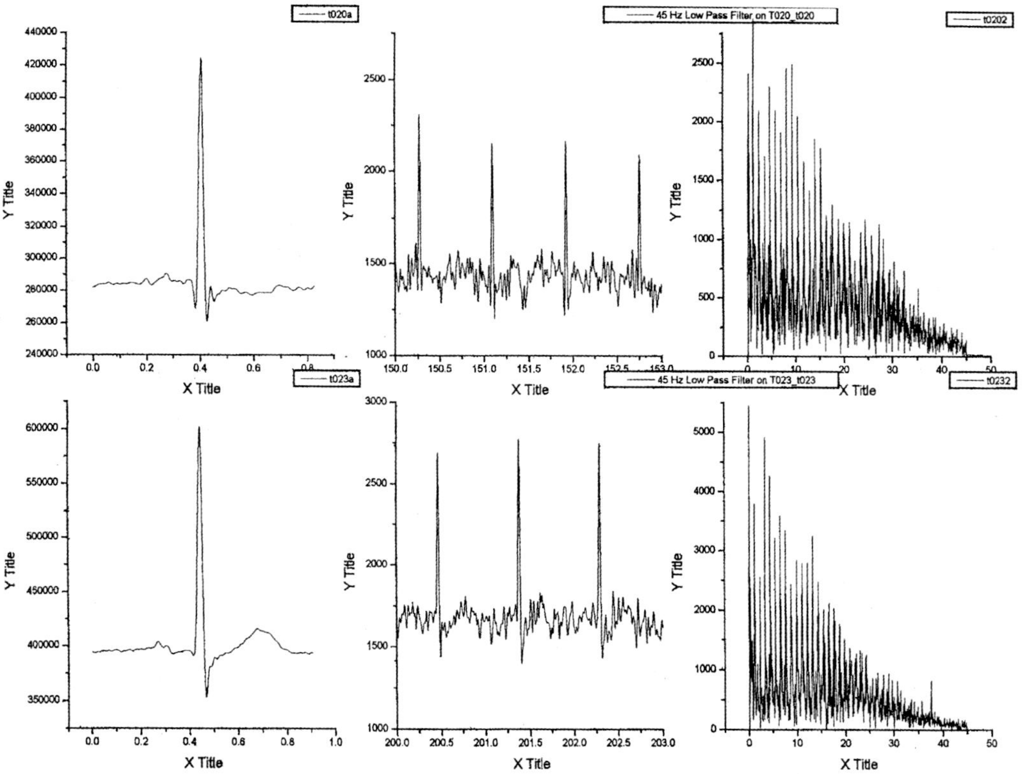

冠心病右三阴交磁疗后T波倒置反转。
梁某某，心前区疼痛一年，右三阴交穴磁疗5min前后对比检测

图6－6－2　经络心磁按固有程序调整

第七章

经络电磁场效应调整范围

一、经穴疗法对神经系统的调整功能

（一）对高级神经中枢的功能调整

经络疗法（特别是经络环挑治法）对大脑皮层的调整既有兴奋又有抑制过程。应用兴奋剂咖啡因使狗的食物性条件反射唾液增加时，针刺“环跳穴”能使分泌减少，从而改变皮层的兴奋过程。与此相反，采用抑制剂溴化物使狗的食物性条件反射唾液分泌减少时，同样针刺“环跳穴”又能使之增加，从而改变皮层的抑制过程。用兴奋和抑制过程相“冲突”的办法，造成狗的实验性神经官能症，当针刺双“翳风”后，狗的食物性条件反射定型恢复正常。说明经穴治疗在动物高级神经中枢也具有双向调整功能。

（二）对低级神经中枢的调整

针刺经穴既能兴奋脊髓前角的运动神经元，也能兴奋脊髓后角的感觉神经元。针刺经穴可使小儿麻痹后遗症、外伤截瘫病人恢复运动，可使腰麻后下肢麻痹提前恢复，使其痛、触等感觉恢复正常。电针可使硬脊膜外阻滞麻醉的家兔提前恢复活动。大量临床实践证明，经穴治疗（特别是经络环挑治法）对脊髓和外周神经均有调整作用。

（三）对外周神经的调节功能

通过肌电图可以判断外周神经功能恢复的情况，针刺治疗面神经麻痹患者，可使瘫痪的面肌亘新收缩。经穴治疗（特别是经络环挑治法）可以改善神经组织的血液循环，促进其再生，还能治疗面神经痉挛、三叉神经痛、末梢神经麻痹、视神经萎缩、耳聋、耳鸣和眩晕等。

二、对神经－内分泌系统的调整功能

（一）对垂体－肾上腺皮质的调节功能

实验证明，经穴疗法（特别是经络环挑治法）对垂体－肾上腺皮质功能的调整作用是通过影响垂体前叶分泌促肾上腺皮质激素（ACTH），从而调动肾上腺皮质功能来实现的。针刺“足三里”“合谷”等穴能使17－羟皮质类固醇含量提高2～3倍。

尽管因个体差异、环境条件、手法、刺激量、刺激时值等有所不同，但经穴疗法对神经－内分泌系统的调整作用仍然是双向良性的，能使低者调高、高者调低，而且各种临床症状也随之好转或消退。

（二）对交感神经－肾上腺髓质的调节功能

实验证明，此项调节作用是在交感神经与肾上腺髓质保持联系的条件下产生的。说明经络的调整需要组织结构的完整性和连贯性。

临床观察，针灸（特别是经络环挑治法）对血糖的调整作用也是双向的，即高者调低、低者调高。经络治疗的手法不同可以产生不同的效果。针刺“足三里”“合谷”“内关”等穴，或艾灸“曲池”“足三里”，均能增强肾上腺髓质分泌功能。用组织化学方法显示，针刺可使肾上腺髓质内的“肾上腺素细胞”和“去甲肾上腺素细胞”明显增多，胞体增大，胞浆反应加深，均显示肾上腺髓质功能明显增强。

（三）对垂体－甲状腺的调节功能

实验证明，经穴疗法（特别是经络环挑治法）对甲状腺功能的调整作用具有双向性效应。甲状腺功能亢进，针刺可使之降低；甲状腺功能低下，针刺可使之升高。针刺“天突”“廉泉”“合谷”等穴位，可使甲状腺功能亢进的腺体缩小，症状消退，基础代谢率明显下降。地方性甲状腺肿表现为甲状腺吸收和利用碘的能力低下，尿中排碘量增多。针刺治疗后，86.9%症状好转。

（四）对迷走神经－胰岛的调节功能

研究证明，经穴疗法（特别是经络环挑治法）对胰岛的分泌功能具有调整作用，通过对病人血糖和耐糖曲线的观察，发现这种调整是双向性的。针刺休克病人的“素髎”穴 20min，血糖会升高 42%；针刺糖尿病患者的“足三里”，其血糖能明显下降。

（五）对垂体－性腺的调节功能

针刺（特别是经络环挑治法）对垂体后叶的抗利尿激素（血管加压素）和催产素的分泌有调整作用。在正常人的水利尿实验中，针刺肾经“照海穴”有促进水利尿的作用。而针刺“肾俞穴”则有显著抑制作用。实践说明，针刺对垂体后叶分泌利尿激素有双向调节作用。针刺对血压也是双向调节作用。针刺“三阴交”等穴尚有加强孕妇子宫收缩的作用。

三、经穴疗法对循环系统的调整作用

（一）对心脏功能的调节作用

1. 对心率的调整作用

经穴疗法（特别是经络环挑治法）对心率的调整是双向良性调整。针刺治疗心律失常 100 例，临床症状改善的有效率为：胸闷 91.7%，心悸 90.4%，心绞痛 81.3%，心电图改善 46.8%，其中显效占 27.9%。

2. 对心律的调整作用

器质性心脏病合并室性早搏二联律患者 112 例进行针刺，早搏消减的有效率为 72.6%，频繁房性早搏二联律者 48 例，有效为 73.8%。早期或阵发性心房颤动 32 例，共针刺 48 次，有效率 60.4%，最快者可见一次恢复窦性心律，慢性频发者较差。经络环皮部挑治法调节心律可以达到立竿见影的效果。

3. 对心功能及营养状态的调整作用

经穴疗法对正常人心功能及营养状态影响不大，然而，心脏病病人应用经穴磁疗及经络环皮部挑治法，通过心磁图观察，可见迅速而明显的变化。通过 21 例风湿性心脏病的针刺观察，显示：血 cAMP 在第一次针刺后及治疗过程中均有提高，显示出心肌收缩力增强，血皮质类固醇水平趋向正常。停针两个月后进行随访，21 例中 15 例保持针时疗效。

（二）对血管运动功能的调整作用

经穴疗法（特别是经络环挑治法）对血管的舒张与收缩运动、毛细血管的通透性均有良性调整作用。临床应用经穴疗法调整血管的运动功能有较好的效果，有人针刺治疗100例由于颈动脉剧烈扩张所致的血管性头痛，治愈率达72%，总有效率达97%，治疗血栓闭塞性脉管炎186例，显效率为80.66%，总有效率达97.78%。

（三）对血压的调整作用

经穴疗法（特别是经络环挑治法）对血压偏低、偏高均有调整作用。对休克病人有升压抗休克作用。

1. 经穴疗法的降压作用

经穴疗法对原发性高血压有一定疗效，有人针刺治疗原发性高血压179例，治愈率达56.4%，总有效率达72.6%。第一期效果明显，有效率可达81.5%，第二、三期较差。大部分可在1～6次见效，其降压作用随病情加重而递减，磁穴疗法效果较针刺明显，显效率可达72.9%，总有效率为91.8%。

2. 经穴疗法的抗休克作用

创伤性休克家兔，当血压降至10～40mmHg，并伴有呼吸抑制时，电针“水沟穴”，8例中有6例血压回升至70mmHg以上，呼吸同时改善，另两例无效，而对照8例全部死亡。总之，经穴疗法能增强休克动物的心脏功能，维护内脏的血流，阻止血压进行性下降，加强组织液的回吸收，使血容量增加，并改善外周阻力引起的血流动力学紊乱状态。应用经穴疗法抗休克是休克急救中一个重要的综合手段，它还涉及对机体体温的调节作用等，这些都是从中枢到神经、免疫、内分泌网络系统的整体调整作用。

四、经穴疗法对血液成分的调整作用

经穴疗法（特别是经络环挑治法）对血液的营养物质传输、免疫防卫和体液调节等多项功能均有调节作用。

（一）对白细胞数量的影响

对化疗引起白细胞减少的病人，针刺“合谷”“大椎”“足三里”等穴，可使80% ~97.4%的病人白细胞上升；对苯引起白细胞减少的动物模型，针刺“足三里”，白细胞在1~2日内迅速上升，可达到对照组的2倍。经络环挑治法有类似的效果。

（二）对红细胞、血红蛋白数量的影响

经穴疗法对红细胞、血红蛋白的数量有一定的影响，同样也是良性双向调整。对急性阑尾炎病人进行经穴治疗后网织红细胞逐渐升高，针后5天逐渐恢复正常，说明经穴疗法增强了造血功能。恶性贫血病人针刺“膏肓穴”5天后，红细胞由100万/mm^3上升至337万/mm^3，血红蛋白从30%上升至109%；缺铁性贫血的病人，针刺后可使网织红细胞剧增，使异染红细胞复活；红细胞增多症的病人针刺后可使网织红细胞减少，血红蛋白含量下降。

红细胞沉降速度代表红细胞悬浮稳定性，机体伴有炎症时，多数血沉加快，应用经穴疗法，可使其减慢或恢复。

（三）对血小板数量的影响

经穴疗法对血小板数量的调整也是双向反应，针刺“足三里”“合谷”“肝俞”等穴，可使血小板减少性紫癜和脾性全血细胞减少症病人症状好转，血小板均有上升；针刺“大椎”“足三里”“曲池”“内关”等穴，能使脾脏切除后导致的血小板过多症患者的血小板数量下降。

（四）对凝血过程的影响

经穴疗法对血浆纤维蛋白降解产物（FDP）也有调整作用。高血压Ⅱ期合并脑血栓恢复期的病人47例，纤维蛋白原高于正常者占39%，FDP高于正常者占72.3%，经过艾灸足三里穴10次（每次20min，每周2~3次），血浆纤维蛋白原正常者不变，原高者明显下降（$P<0.01$），血中FDP高于正常者灸后也下降（$P<0.05$），其中19例半年后复查，与治疗前比仍有下降（$P<0.01$）。说明艾灸足三里穴，有降低血凝、防治中风的作用，且有远期效应。“太渊穴”对咯血和脑出血具有显著效果。经络环挑治法有类似的效果。

（五）对血液化学成分的影响

经穴疗法（包括经络环挑治法）对血液化学成分如血中的非蛋白氮、胆固醇、糖、钙、磷、钾等都产生良性影响。针刺佝偻病患者，可使血中钙、磷含

量增加，针麻镇痛优良者，血中钾离子减少。

（六）对血液中酶系统的影响

经穴疗法（包括经络环挑治法）对酶系统呈双向良性调整作用。针刺穴位可使血中交感素和真性胆碱酯酶分别增高 20.5% 和 43%，而针刺非穴仅增高 11.3% 和 15%。

五、经穴疗法对呼吸系统的调整作用

呼吸系统有呼吸运动、通气与肺内气体交换等功能，经穴疗法（包括经络环挑治法和经穴磁疗法）对病原性呼吸道狭窄和阻塞、呼吸运动障碍和肺细胞通透性的改变均有一定的调整作用。

（一）对呼吸运动的影响

动物实验证明，由于窒息或药物等各种原因造成呼吸暂停时，针刺（包括经络环挑治法）可使呼吸运动恢复。实验休克动物，呼吸中断，血压降至 10 ~ 40mmHg，电针“水沟穴”，可使呼吸运动恢复，血压回升，而对照组则大部分死亡。

新生儿窒息 54 例，针灸“水沟穴”（或“十宣”“素髎”“百会”等穴）取得 100% 的疗效。呼吸衰竭的患者 67 例，除 12 名呼吸中枢损害严重、体质过弱、自动停止呼吸者外，针后 55 例均获得呼吸频率、节律和各种异常呼吸的改善。

（二）对肺通气、换气的影响

哮喘使呼吸道的阻力加大，针刺 10min 后，呼吸道阻力下降 24.1%，针后 1 小时下降 29.9%，针后 2 小时仍能保持下降 27.4%。经穴疗法特别是经络环皮部挑治法对治疗和预防支气管哮喘、慢性支气管炎、感冒等，不但有近期效果，还有远期效应。

有人对经常感冒的人，在“迎香”“肺俞”交替注射胶性钙 0.5ml，与中药对比，结果穴位注射组 50 人，有 76% 的病人 5 个月未复发，而中药组 50 人，仅 8% 的病人未复发，说明经穴疗法增强抗病机能更强。

六、经穴疗法对消化系统的调整作用

经穴疗法对全消化道（包括从口腔至肛门）的运动、消化腺的分泌、营养的吸收等功能均有调整作用。

（一）对食道运动功能的调整作用

据报道，35 例有吞咽困难的食道癌患者，针刺治疗 1～3 次，一定时间内症状改进者达 72%，总有效率达 82.9%。钡餐透视、摄影证实针刺后，食道增宽，在瘤体上下的食道蠕动均有增强。经络环挑治法对癌症治疗更为明显。

（二）对胃运动功能的调整作用

经穴疗法对胃的运动机能也起调整作用。以胃电为指标，针刺胃炎、胃溃疡病和胃癌患者的足三里、下巨虚穴，均可见胃电波幅增加，并使胃癌不规则波形变为规则。经穴磁疗法对胃功能调整十分灵敏，仅在上脘、神阙、阴陵泉、三阴交贴磁均可迅速好转。胃痉挛、胃下垂和肠道运动机能紊乱都有明显的疗效，显示双向调整作用。笔者用经穴磁疗对胃痉挛可在几秒内止痛，胃下垂达骨盆内 10cm 也有恢复正常的实例。

（三）对肠道运动机能的影响

经穴疗法对肠道运动机能也是双向调整。对张力高、运动亢进的肠管产生抑制作用，并能缓解肠痉挛；而对张力低、运动能力差的肠管产生兴奋作用。

（四）对阑尾运动的影响

据上海协作组报道，对 1426 例各型阑尾炎患者单纯针刺治疗，治愈 1201 例，占 84.2%。说明针刺不仅有疏通经络、促进阑尾运动、排空管腔内容物的作用，还有提高防卫机能、活血、消炎、止痛的综合调理功能。

七、对唾液、胃液、胰液及小肠分泌和吸收功能的影响

（一）对唾液分泌的影响

经穴疗法对唾液分泌有调整作用。例如，针刺足三里，拇指向前捻转则唾

液淀粉酶骤然增加，拇指向后捻转则产生相反的效应。以脾胃虚寒型与虚实夹杂型溃疡病患者为对象，针刺其人中穴等，可使其唾液淀粉酶活性明显升高。在上脘、足三里贴磁片疗效十分明显。

（二）对胃液分泌的影响

胃液包括胃酸、胃蛋白酶和黏蛋白等成分，是胃内各种分泌腺的产物，受迷走神经和胃泌素等的调节。针刺对胃液也有良性双向调整作用，能使胃酸过高者降低，使过低者升高。针刺足三里等穴，可使胃液趋于正常。经穴疗法能调节慢性胃炎，胃、十二指肠溃疡患者的胃液分泌失调，而且能促使胃黏膜的炎症消退或溃疡面的缩小。消化不良患儿针刺足三里、合谷、三阴交等穴，可使原来偏低的胃总酸度、游离酸度、胃蛋白酶等很快恢复正常。在上脘、阴陵泉或上脘、神阙贴磁也可迅速取得疗效，而且都有双向调整作用。

（三）对胰腺分泌的影响

经穴疗法（包括经络环挑治法）对胰液分泌有影响。动物实验证实，针刺家兔“四缝”穴，可使胰液分泌量明显增加。针刺蛔虫病患儿“四缝”穴，发现肠中胰蛋白酶、胰淀粉酶、胰脂肪酶含量均有增加。

（四）对小肠分泌及吸收功能的影响

对小肠瘘狗进行观察，针刺脾经“公孙”穴，可使小肠液分泌明显增加，使小肠对葡萄糖的吸收率也明显升高。经络环挑治法也有明显效果。

八、对肝脏功能、胆汁分泌及胆囊运动的影响

（一）对肝脏功能的影响

肝脏不仅是胆汁分泌器官，也是物质代谢、解毒、血液过滤和糖原储存的重要器官。

针刺治疗急性黄疸型病毒性肝炎，治愈率达80%以上。黄疸指数、谷丙转氨酶恢复时间和症状的改善均优于药物组，近期效果显著，远期效果也很稳定。灸膈俞、肝俞、脾俞、期门等穴均能改善慢性肝炎的自觉症状。经络环挑治法也有明显疗效。

（二）对胆汁分泌及胆囊运动的影响

经穴疗法有促进胆汁分泌和排泄的功能。以胆囊及胆道造瘘患者为对象，对其胆汁流量进行观察，针刺后大多在15min明显增加，30min达高峰。应用X线观察或超声波探测，均证实针刺有促进胆囊运动和排空的作用。电针刺激丘墟、阳陵泉、日月等穴，30min后可见胆总管有明显的规律性收缩，使造影剂阵阵通过奥狄氏括约肌，进入十二指肠。注射吗啡，使胆总管压力迅速下降。如注射吗啡前针刺，可以阻止吗啡的效应。应用电针加服硫酸镁的方法，治疗胆总管结石，总排石率达78.4%；而单纯服硫酸镁，排石率仅为27.4%。经络环挑治法也有类似效果。

九、对粪便成分及肠内菌群的影响

经穴疗法既有整体的调整作用，又能针对各脏器起调整作用。由于对消化系统运动功能的调整，对分泌和吸收功能的影响，必然带来粪便成分及菌群的改变。例如针刺对肠内水分的调节，同时也改变了粪便的水分，既能治疗便秘，又能治疗腹泻。针刺也能减少粪便中恶臭成分（如吲哚、粪臭素、氨、二甲基胺、三甲基胺、组按、尸胺、硫化氢、甲基硫醇、二甲基硫醇等）。针刺能增加正常糖酵解产物（醋酸、丙酸、乙酸、乳酸等）。针刺对肠内菌群也有影响，能使粪便中的大肠杆菌、产气杆菌、产气夹膜杆菌、粪产碱杆菌等减少，能使粪便pH值降低，使碱性有毒物减少。说明经穴疗法有防止肠内细菌引起腐败发酵的作用。经络环挑治法也有类似效果。

十、对泌尿系统的调整作用

经穴疗法对肾脏的泌尿及膀胱的储尿、排尿功能均有调整作用，对泌尿系统疾病也有一定疗效。

（一）对肾脏泌尿功能的影响

肾脏的泌尿作用必须在肾脏组织的正常，肾小球的滤过功能、肾小管的重吸收及分泌功能存在的情况下来实现，而且受神经、体液的调节。通过尿量、尿的成分和比重等变化情况，测定肾脏功能及损害情况。经穴疗法对肾脏功能变化有调整作用。

针刺肾俞、气海或照海等穴，可使患者肾脏泌尿功能明显增强。观察到酚红排出量较针前增多，尿蛋白减少，高血压有所下降，浮肿减轻或消失。针刺效应可维持两小时至数日。经络环挑治法也有明显疗效。

实验证明，经穴疗法对泌尿功能有调整作用。例如，给健康人饮水1500ml，对比观察，空腹饮水后3小时内平均排尿量，针刺照海组比对照组增加19%。分别给家兔耳静脉注射30%葡萄糖溶液20ml，使之利尿，或注射垂体后叶素0.5ml，造成少尿。然后针刺耳穴的“肾区”“膀胱区”，可见肾泌尿量增加者，针后产生抗利尿效应。而肾泌尿量降低者，针后产生利尿效应。针后伴随尿量变化，尿的成分也产生变化。针刺正常人复溜、志室穴后，多数人的尿量和尿中肌酐、环磷酸腺苷（cAMP）都显著升高。有人观察6～12岁儿童25名，循经感传明显者11人，不显者14名，针后1～2小时，有感传者的尿量，尿中钠离子、钾离子、环磷酸腺苷皆升高。无感传者升高较少。24小时后感传显著者比无感传者尿中成分皆升高20%以上，仅cAMP含量下降。

（二）对膀胱的储尿、排尿功能的影响

膀胱壁的平滑肌有一定的松弛能力，但充盈到一定程度时，压力感受器兴奋，冲动传入脊髓及大脑皮层，引起逼尿肌反射性收缩，内外括约肌舒张，排放尿液。由于有大脑皮层的调节作用，虽然膀胱充盈，也可控制括约肌的舒缩，暂不排尿。调节功能障碍造成尿潴留、尿失禁或尿频时，经穴疗法对此有明显的调节作用。

盆腔脏器的炎症、创伤、疼痛刺激引起的膀胱括约肌痉挛而造成的反射性尿潴留，往往在经穴治疗当即或针后几十分钟之内即可排尿。有人用电针治疗硬膜外麻醉术后尿潴留患者100例，有效率为95%，对腰麻术后尿潴留有效率达89.1%。如脊髓损伤较轻，平面较高，功能处于恢复阶段者，针灸疗效较好。

尿失禁患者240例，按温补脾肾的刺法，针刺关元、三阴交等穴，有效率达97.5%。针灸治疗神经性尿频症72例，痊愈率为90.3%，好转率为9.7%，全部有效。

实验观察针刺对膀胱张力的影响：对膀胱功能正常者进行针刺，选用曲骨、中极、关元、膀胱俞、期门、足三里等穴，捻针时引起膀胱收缩，内压升高。停止捻针时，膀胱变为松弛，内压下降。对神经系统疾患引起的膀胱张力

紧张或松弛者进行经穴疗法治疗，也可得到良性调整。经络环挑治法和磁疗法也有同样效果。

经穴疗法对输尿管及尿道的机能也有调整作用。输尿管结石梗阻导致痉挛性疼痛，针刺有解痉止痛作用，外伤性尿道狭窄，针刺有效率可达100%，随访2～3年未复发者达76.6%。

总之，经穴疗法（包括经络环挑治法）对膀胱、输尿管及尿道的机能均有调节作用，而且也是双向调整。

十一、抗过敏及止痒作用

（一）抗过敏作用

IgE是变态反应的主要抗体，而且IgE的产生又是一个高度的T细胞依赖过程。有人采用形态学方法，检测淋巴细胞转化率，ERFT和ARFT方法做玫瑰花环形成实验（Ea），同时用单向扩散法，检测IgA、IgM、IgG，通过化脓灸治疗支气管哮喘病人，观测其免疫学变化。结果显示，治疗前后淋巴细胞转化率具有非常显著的意义。Ea、IgA、IgM、IgG则无明显变化，说明细胞免疫功能有明显提高。

在体液免疫功能方面，灸后均有一定程度的调整。例如：5例IgG灸前与灸后相比，$P<0.05$；4例IgA灸前与灸后相比，$P<0.01$。25例IgM灸前与灸后相比，$P<0.02$。23例补体C3灸前与灸后相比，$P<0.001$。结果表明灸疗有双向调整的作用。

从临床疗效来看，经穴疗法（包括经络环挑治法）对过敏性皮肤病有十分明显的效果。笔者单纯应用针刺治疗药疹和接触性皮炎21例，均在1周内治愈。1～3天治愈者占71.4%。针刺治疗急性荨麻疹23例，治愈率为92%。1～2次治愈者占80%。针刺治疗盘形湿疹33例，有效率为75.8%。电针治疗湿疹22例，1～15次治愈者占90.9%。

（二）止痒作用

瘙痒是皮肤黏膜的一种感觉。一般认为它是表皮内或真皮浅层的游离神经末梢受到刺激而引起的。瘙痒区呈点滴状分布，而且不同部位对痒的敏感程度也不同。外耳道、鼻黏膜、外阴部对痒较敏感。

机械性、物理性刺激可以引起瘙痒。变态反应或炎症反应时产生组胺、激肽和蛋白酶等也可引起瘙痒。也有人认为痛阈以下的刺激或痛觉的不完全传导，均可产生瘙痒。

经穴疗法既有调节神经的作用，又有控制炎症及变态反应的作用。因此，也就具备了止痒的作用。

从临床实践中可以证实，经穴疗法（包括经络环挑治法）无论对神经性皮炎、皮肤瘙痒症，还是对荨麻疹、药疹、湿疹和接触性皮炎等，都有明显的止痒作用。而且在较大的比例上，出现立竿见影的效果。有些疾病虽然不能完全治愈，却能取得一定程度的止痒作用。

笔者从60多年来的临床实践中看到，经穴疗法除对个别病种达不到止痒效果外，绝大多数病人瘙痒都可得到不同程度的缓解。一般来说，急性病多在1～2次经穴治疗中止痒；慢性病多在治疗时痒感减轻，维持1～2小时，随治疗次数增加而止痒时间延长。多数病人可获痊愈。

十二、止痛作用

多数人认为痛觉是一种感知觉，伴有不愉快的情感活动和防卫反应。所以它是机体逃避伤害性刺激的一种保护性机制。

（一）刺痛

也叫快痛，感觉清楚，定位明确，刺激后立即发生，消失迅速。皮肤疼痛属于此类痛觉改变。针刺、刀割等可产生此种痛觉。

（二）灼痛

也叫慢痛，有烧灼感，定位性差。刺激后0.5～1s以后察觉，消退慢，常伴有循环及呼吸系统反应。

（三）内脏及深部组织痛

呈胀痛和绞痛等感觉，定位性很差，伴有程度不同的情感反应和内脏躯体反应。

经穴疗法是通过经穴刺激，疏通经络，与神经－体液系统建立联系而取得镇痛的效果。

经穴疗法对上述各种疼痛都有疗效。

（四）外周神经引起的疼痛

有人用针刺治疗三叉神经痛380例，总有效率达97.9%，完全止痛者占52.9%，多数疗效巩固。针刺治疗肋间神经痛44例，总有效率达91.0%，痊愈者占75%。针灸治疗坐骨神经痛1471例，总有效率达97.5%，痊愈者占51.1%。

针灸治疗牙痛，一次止痛者占85%。耳鼻咽喉部炎症或术后疼痛，针后立即止痛者占61.3%。扁桃体炎及血管性偏头痛多数针后立即止痛。经络环挑治法疗效基本相同。

（五）内脏或深部组织痛

例如冠心病、心绞痛，采用经穴磁疗及经穴皮部挑刺法均有良好效果。1810例总有效率为66%～96.4%，其中显效率为21%～75%。硝酸甘油停减率为82.7%～96.3%，心电图显示有效率为52%～64.1%。急性胃痛总有效率为91.1%。急性胃肠炎针刺两次止痛者占80%。其他急腹症如急性阑尾炎、急性肠梗阻、胆石症、胆道蛔虫、输尿管结石等，经穴疗法均有止痛或缓解的作用。

（六）肌肉、关节痛

经穴疗法（包括经络环挑治法）均有较好的止痛效果。对急性风湿性关节炎疼痛有效率为89%。对创伤性关节炎疼痛有效率为77%。对类风湿关节炎疼痛疗效较差，但磁穴疗法较好。此外，经穴疗法治疗痛经或用于无痛分娩，都有良好效果。

经穴疗法止痛是在经络学说和中医辨证施治的原则下进行的。为了提高疗效必须注意以下基本环节。

调整和激发循经感传，使气至病所，或应用经络环皮部挑治法打通经络环，产生整体调整作用，可以明显提高疗效。特别要注意按经络规律进行，把握经络的对称性和同名经交叉对应制约规律。结合“以痛为腧”的原则，多数能取得立竿见影的效果。特别是经络环皮部挑治法，每一次治疗都会产生良好的止痛效果，并对多种疾病产生全面的调整作用。

总之，经络对全身各功能系统的调整作用不胜枚举，通过上述临床实践和实验研究资料，我们可以清楚地看到，经穴治疗对全身各系统均有调整作用，既体现双向调节，又体现整体效应。如果感传能到达病变部位，则效果更好。特别是经络环皮部挑治法，每一次治疗都会对全身多种疾病产生全面的调整作用。

我们通过60多年的经络研究，特别是将感传规律研究与临床医疗实践相结合，清楚地证实了经络具有**营运气血，构筑生命源泉**；**平衡阴阳，双向调整**；**基因程控，整体调衡**；**沟通表里，内病外治**；**强身固本，自卫自稳**；**激活生机，促使组织新生**；**通经扶正，延年益寿，抗衰老**；**调虚实，治百病**——八项独特的调整功能。经络环挑治法打通人体环形电导通道，按照人体固有程序进行程序化调整，所以能够达到多病同治、双向调整、自组织联动、自我调整、自我完善的目标。实际上，在临床治疗的过程中患者普遍感到全身舒适、爽朗，体会到高效、快捷等特点。

第八章

经络调整微观层面的变化

一、细胞之间的信息沟通与联动

正常组织是由几百万个细胞组成的“社团”，细胞之间维持着稳定的“社会关系”，它们互相传递信息表明自己的需要，同时也促进其他细胞生长分裂和功能活动，协同维护着所在“社团”的生长发育过程。其中，每个细胞的生存和发展都离不开来自自身外部的推动。

例如，我们把细胞从活体组织中采出，置于培养皿中进行培养，培养皿内培养液仅含有糖、氨基酸和维生素等，虽属细胞正常新陈代谢所必需的养分，然而它仅够满足细胞的生存需要。如果没有鲜明的生长信号，这些正常细胞只能在培养皿中彷徨，既不生长，也不分裂。只有当在培养基中加入血清，正常细胞才开始繁殖。添加的血清中含有许多信使物质，它们共同刺激培养皿中的细胞开始生长。显然，正常细胞的生长离不开外部信号，它们的行为完全操控在“与周围组织细胞的沟通”中——在通过“经络运行气血”的过程中，细胞才能找到自我和组织，才能创建起更高级的组织结构。也就是说，细胞信息交流既是经络运行的内在机制，也是机体进行自我完善和自我调制的生理基础。

经络程序化智能调控机制的关键所在：事实表明能量信息系统与物质系统沟通和联动的始发环节就是细胞膜系统。

简单地说也就是：

电磁场 —作用于→ 细胞膜 —介导→ 膜表面蛋白分子 —产生→ 电泳 ——→

膜表面荷电分布改变

细胞生命活动改变 —调节→ 受体配合结合 —激活→ 信号传导系统 ——→

电磁场 —作用于→ 受体 —引起→ 细胞内cAMP改变 —导致→ 一系列磷酸化 ——→

信号放大 —启动→ 基因转录和翻译 ——→ 跨膜信息传递 ——→ 产生远位效应和整体效应

经络奇特的程序化智能调控机制的关键可能就在于此。

二、经络运行与细胞通信

细胞通信除邻近细胞可以直接进行信息交流外，细胞群还可以通过释放一些化学物质（如激素）至细胞外，作为信号分子，跨越一定的空间距离后，通过间接的细胞通信方式作用于靶细胞，实现其生理功能。

经络是物质、能量、信息流包括细胞间和细胞内传输的多方面内容。细胞通信是指一个细胞发出信息通过介质传递到另一个细胞产生相应反应的过程。信号转导是指外界信号与细胞表面受体作用，通过影响细胞内信使的水平变化，进而引起的细胞应答反应的一系列过程。生物细胞所接收的信号既可以是物理信号，也可以是化学信号，通过信息交流，可以起到多方面的作用。

1. 调节代谢　通过对酶活性的调节，控制细胞的物质和能量代谢。

2. 实现细胞功能　如肌肉收缩和舒张，腺体分泌物的释放。

3. 调节细胞周期　使 DNA 复制相关的基因表达，细胞进入分裂和增殖阶段。

4. 控制细胞分化　使基因有选择性地表达，细胞分化为有特定功能的成熟细胞。

5. 影响细胞的存活等。

三、经络运行与细胞跨越式通信

细胞通信除邻近细胞可以直接进行信息交流外，细胞群还可以通过释放一些化学物质（如激素）至细胞外，作为信号分子，跨越一定的空间距离后，通过间接的细胞通信方式作用于靶细胞，实现其生理功能。

1. 内分泌

内分泌细胞分泌的激素随血液循环传输至全身，作用于靶细胞。其特点是：①低浓度；②全身性，随血液流经全身；③长时效，即经过漫长的运送过程才起作用，而且血流中微量的激素就足以维持长久的作用。

2. 旁分泌

细胞分泌的信号分子通过扩散作用于邻近的细胞。包括：①各类细胞因子；②气体信号分子（如 NO）。研究表明，小分子 NO 可快速扩散透过细胞膜，直接作用于邻近细胞内的鸟苷酸环化酶，使其激活，促进 GTP 降解，生成 cGMP 增加，进而导致血管平滑肌松弛。

3. 突触信号发放

神经递质（如乙酰胆碱）由突触前膜释放，经突触间隙扩散到突触后膜，作用于特定的靶细胞。

4. 自分泌

信号发放细胞和靶细胞为同类或同一细胞（自发—自收），常见于癌变细胞。

四、经络运行与化学信号传输

1. P 物质

P 物质存在于初级细传入神经纤维，它既可以从纤维的中枢端向脊髓背角释放，也可以从外端向皮肤释放。中枢端的释放成为感觉信息的传递物，外周端的释放则参与伤害保护反应，成为神经性炎症的介质，也成轴索反射接力联动的中间介质。

2. 组胺

组胺是一种活性胺类化合物。作为身体内的一种化学传导物质，可以影响许多细胞的反应，在过敏与炎症反应的调节中扮演着重要角色，也可以影响脑部神经传导，参与中枢和外周多重生理功能等。在外周组织中，组胺主要存在于肥大细胞内。从皮肤病的病理机制来看，上述两种化学物质正是循经皮肤病形成的要素。

3. 儿茶酚胺

通常所说的儿茶酚胺，包括肾上腺素、去甲肾上腺素（NA 或 NE）和多巴胺（DA）。它们是机体中重要的神经递质。研究表明，针刺经穴可以导致皮肤释放 NA，且有循经性；在穴位内注入 NA 受体阻断剂，可以阻断循经感传和针刺效应；相反，在穴位内注入 NA 受体的兴奋剂，就会产生很强的针刺效应。很显然，在经络循行线中儿茶酚胺类物质介导了感传和针刺效应。

4. 环核苷酸

环核苷酸是体内重要的细胞信号传导物质，尤其以环磷酸腺苷为主，通过第二信使 cAMP，激素的作用可明显放大。通过对针刺正常大鼠膀胱经、肾经、任脉、胃经环核苷酸含量及变化的观察，人们发现在不同的经线组织内环核苷酸的分布不同。曲丽芳等认为，经脉可以被看作是联胞的整体区域，其分子组成比较相似，各条经脉之间小分子物质的组成则呈现出梯度分布的差异；与整条经脉相对应，经脉上的穴位是其中更具有联胞特点的局域，cAMP 和 ATP 呈区域化梯度分布，其中 cAMP 和 ATP 集中分布的区域，在宏观上表现出腧穴的某些特点。由此推断，环核苷酸是否可以考虑是经穴特性产生的重要物质基础之一。

5. 氧

针刺引起经脉线上的组织氧分压降低，可能是由于电针使经脉循行线上各测试点的组织细胞的代谢增强，耗氧量增多所引起，而非内部血流量的减少所造成。

五、参与经络传输的离子及电磁信号

临床实践和研究发现，对经络或穴位无论施加哪一种物理刺激或化学刺激，都可以循经激发特定的电磁效应，产生生理的调衡和病理的调治作用。在生物体内，绝大多数的电磁活动都是由 K^{+}、Na^{+}、Ca^{2+}、H^{+} 等一系列的离子的定向迁移来完成的。这些荷电粒子，不仅可以充当生物电磁效应触发、传输、效应的载体，同时还是调控蛋白功能的活性中心，本身也是极其重要的化学信使。

1. 钾离子和钠离子

生命活动的组织学基础是活细胞的兴奋，即生物电变化。生物膜电位和动作电位的产生有赖于钾（K^+）、钠（Na^+）和钙（Ca^{2+}）等离子的重新分布。也就是说，任何生命现象的表达，最终都有赖于细胞所表现出的各种形式的生物电反应。因此，K^+和Na^+的浓度和分布变化在细胞的代谢中至关重要。

针刺同一穴位时，K^+和Na^+离子的浓度确实存在着负相关，即K^+增高时，伴有Na^+下降；或者K^+降低时，伴有Na^+升高。提示，针刺经穴确有调控“钠泵”高低的后效应。

2. 钙离子

Ca^{2+}在细胞中是信号传导的第二信使，它可启动多种细胞的生理活动。许多疾病的发生都与细胞内外Ca^{2+}自稳态的失调有关，针刺效应与相应经络组织细胞内的游离Ca^{2+}活动有关。人体测试发现，经穴处的Ca^{2+}浓度高于非经穴处，针刺本经穴位可使本经其他穴位处的Ca^{2+}浓度升高；当脏腑发生病变时，相应外周经穴处的Ca^{2+}浓度存在特异性变化。如果用Ca^{2+}络合剂，把将要刺激的穴位以及相关经脉线上的其他穴位中游离的Ca^{2+}全部络合起来，或者用Ca^{2+}通道的阻断剂把该经脉线上的其他穴位中的Ca^{2+}通道全部阻断，针刺效应均立即消失。说明Ca^{2+}及其通道是经脉活动的重要化学基础之一，也是经脉活动的关键因素之一。

Ca^{2+}发挥信号作用时，首先要与钙调素（Calmodulin，CaM）结合形成复合物。该复合物参与介导调节体内众多的生理生化过程，在细胞增殖、运动、分化、转化、程序性死亡中都起着重要的作用。有实验表明，经脉循行线上钙调素的含量明显高于经脉循行线的旁边，说明钙调素在经脉循行线上可能具有一定的特异性分布。同样，如果人为使经穴局部的钙调素失活，也可以导致针灸的疗效降低。由此断言，激活组织细胞内Ca^{2+}和钙调素结合而成的复合物，是针刺产生疗效的重要环节。

在针刺过程中，发挥作用的Ca^{2+}既不在细胞之中，也不在骨骼之中，而是源自穴位深层处结缔组织中的“钙库”。这种“钙库”储存亚稳态结合钙，与针刺穴位时的Ca^{2+}释放相关，可能起应急调节细胞外Ca^{2+}浓度的作用。

3. 氢离子

当组织器官发病时，在局部和相应的经穴处往往存在压痛点，或自觉疼痛，这可能与体内酸性的代谢产物增多，pH值下降，即局部氢离子（H^+）浓度增高有关。其中，最多的是碳酸和乳酸，这正是由糖、脂肪、蛋白质氧化分解的产物CO_2衍生而来。

一般情况下，经穴处的 pH 值较非经穴处要低。针刺“足三里”穴后，穴位内的酸度急剧上升，而停针后即逐渐下降。循经取穴针刺镇痛，可使疼痛点的 pH 值渐趋正常。在心律失常的家兔“内关穴” H^+ 浓度变化的动态检测研究中，发现心律失常出现时，心包经、心经及肺经上 H^+ 浓度呈现升高的趋势，与周围组织比较，H^+ 浓度存在相对特异性。提示当脏腑发生病变时，在其相关的经穴处存在 H^+ 浓度的特异性变化。

第二编

经络疗法及临床应用

第九章

经络高效速效电磁场效应八种创新疗法

作者在祖传中医的基础上，通过60多年的科研与实践，在方法学上，创建和发明的高效速效疗法有经络环皮部挑治法、经穴磁疗法、经络皮部梳理法、快速推拿法、经穴刺血法、针刺疗法、经穴火罐疗法及磁电经络疏导法等八种疗法，分别简介如下（因本人主要从事皮肤专业，这方面内容介绍多一些）。

一、经络环皮部挑治法

（一）气血运行如环无端的科学实质与经络环的发现

古典文献《素问》《灵枢经》在涉及经络实质及其运行规律中提到“气血运行，如环无端”“经络相贯，如环无端”，但是怎样如环无端，后人一直不清楚，针灸书中认为是从肺经开始到肝经为止的十二经大循环。我们研究60多年，没有见到1例如上的循环，请看如下实验结果。

1973年，应用低频电脉冲刺激经络敏感人井穴，激通全身环形电导通道。十二经全部能激发出经络环，见图9－1－1。

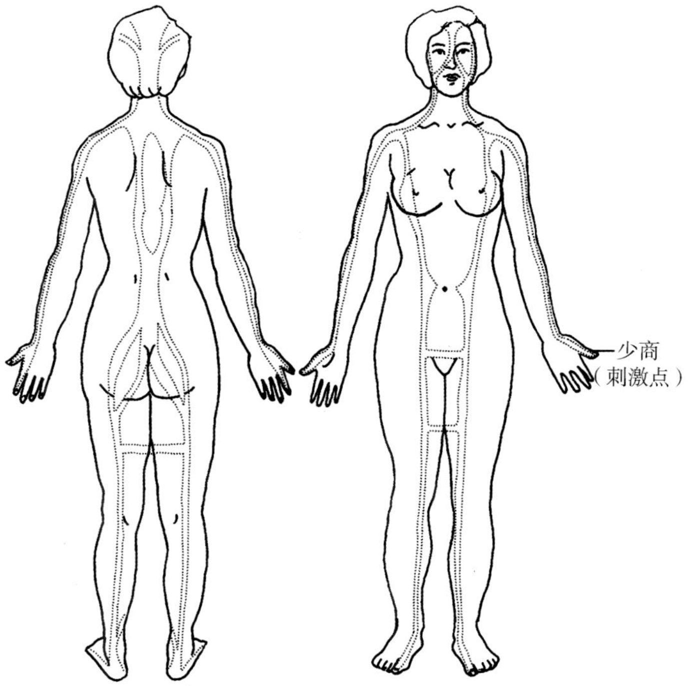

图9－1－1A　肺经"环路"实测图

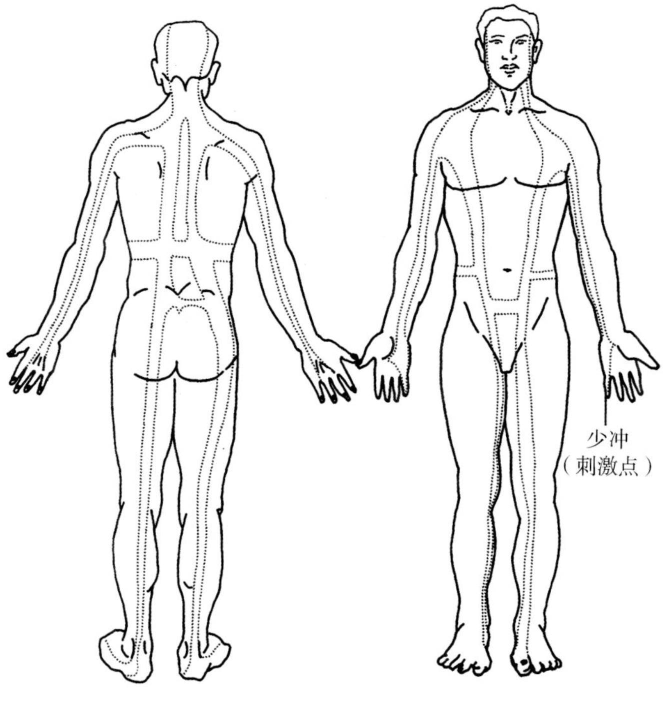

图9－1－1B　心经"环路"实测图

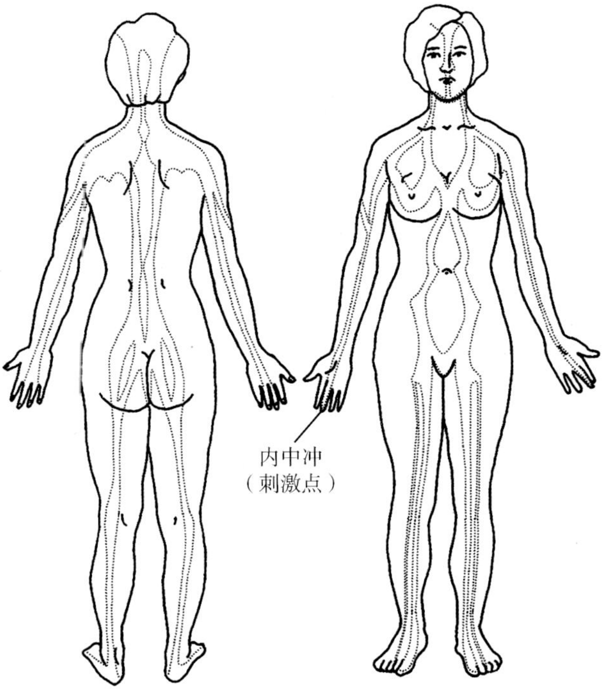

图9－1－1C　心包经“环路”实测图

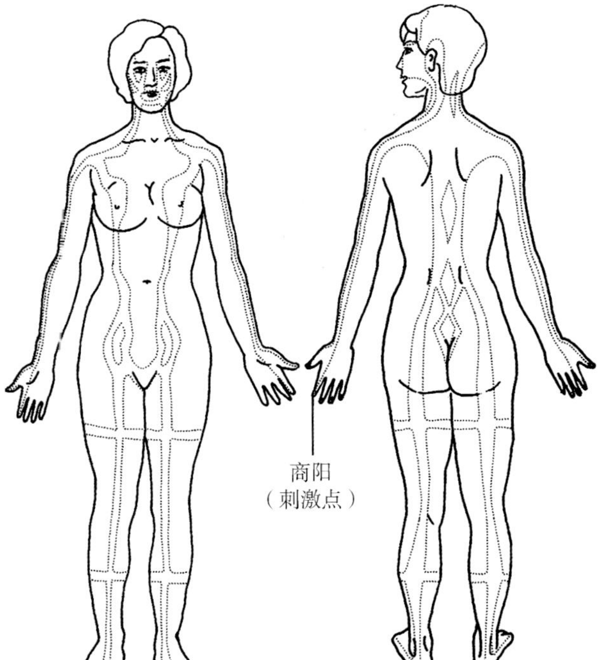

图9－1－1D　大肠经“环路”实测图

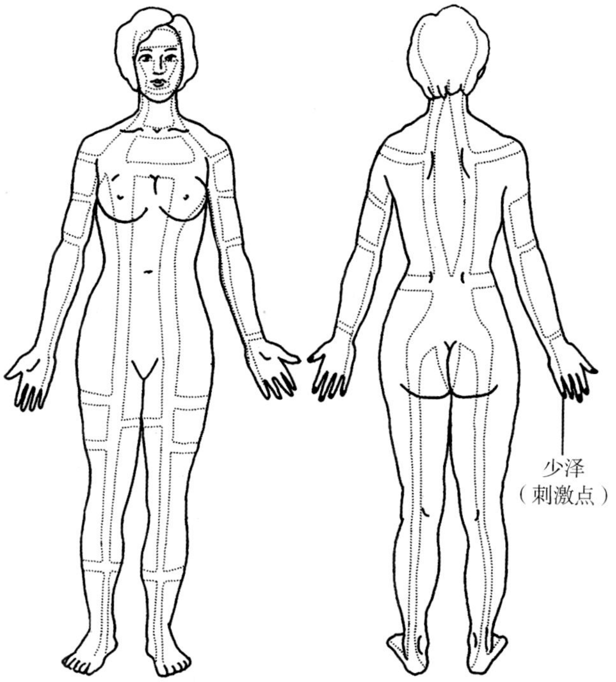

图 9－1－1E　小肠经“环路”实测图

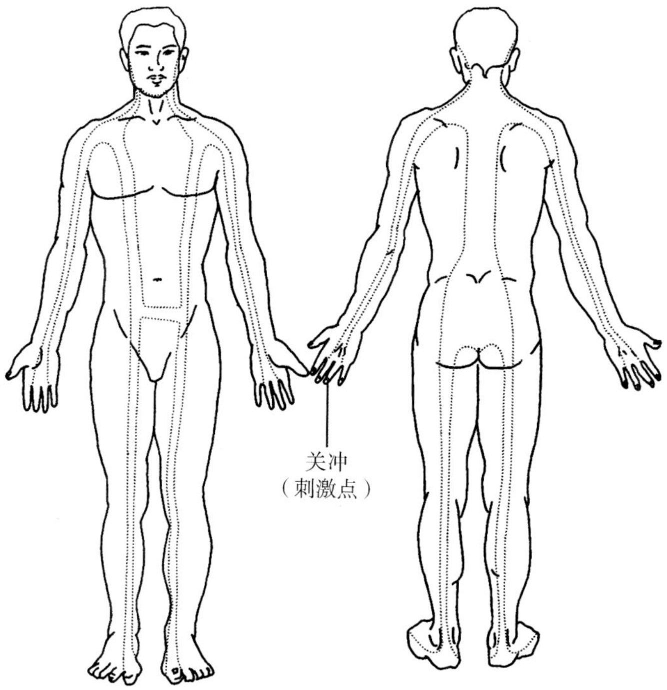

图 9－1－1F　三焦经“环路”实测图

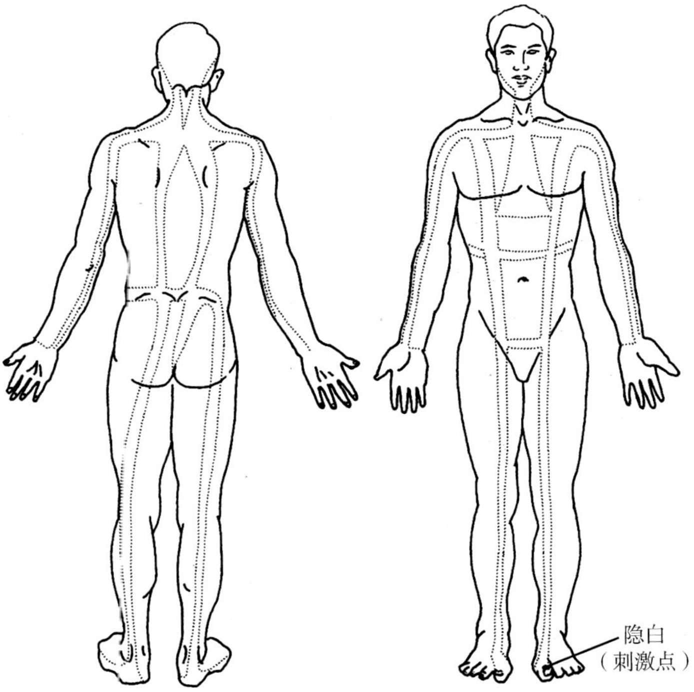

图 9－1－1G　脾经“环路”实测图

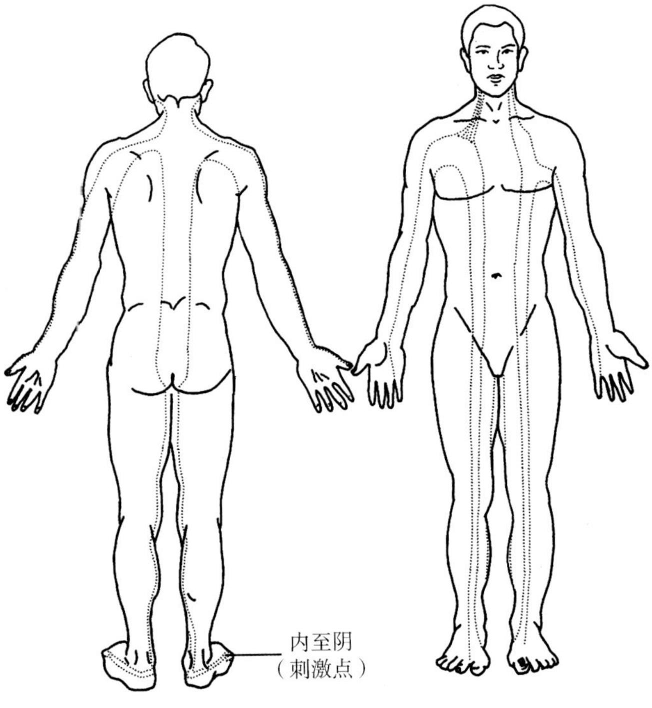

图 9－1－1H　肾经“环路”实测图

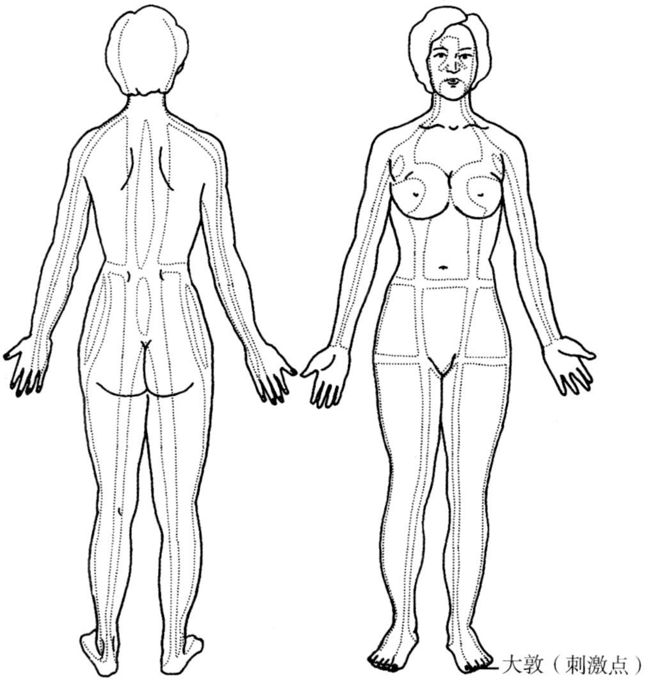

图 9－1－1I　肝经“环路”实测图

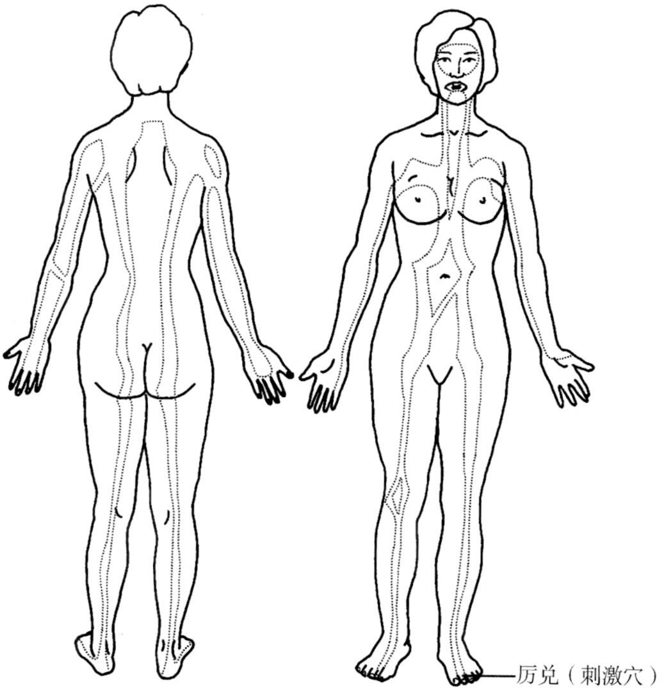

图 9－1－1J　胃经“环路”实测图

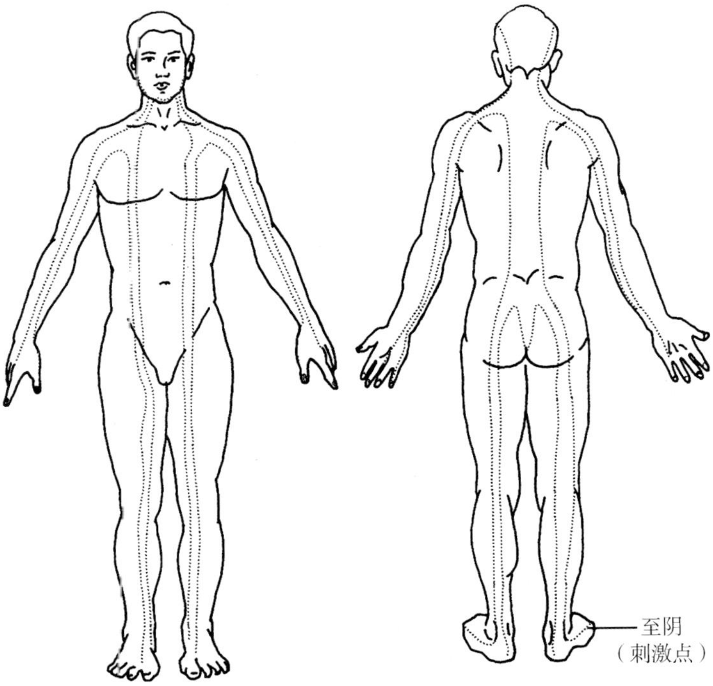

图 9－1－1K　膀胱经“经络环”实测图

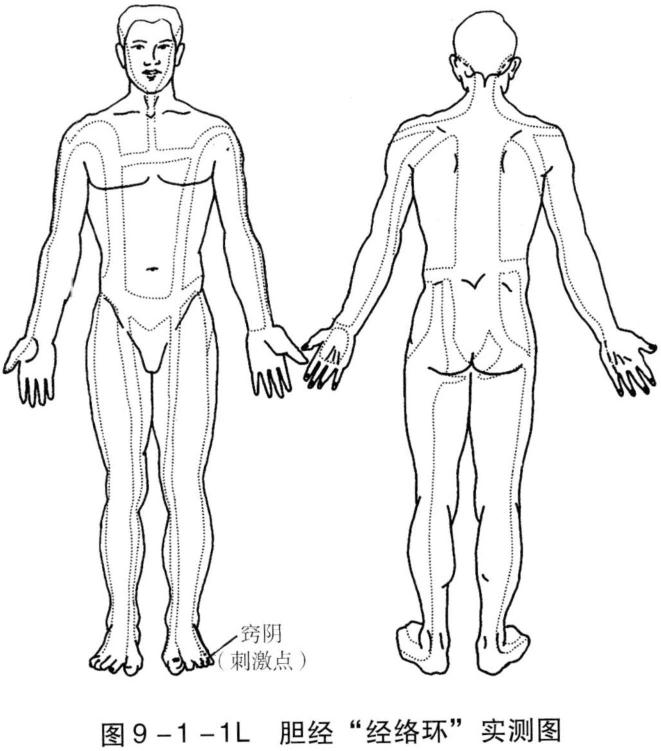

图 9－1－1L　胆经“经络环”实测图

1978 年，瑞典诺贝尔奖评委会委员 Norden Strom 来北京与笔者进行学术交流，介绍“经络环”的发现，在 1983 年她发表论文证实体内确实存在环形闭合电路网络通道。

（二）经络环皮部挑治法的发明

经络敏感人刺激十二经各经井穴，均能打通全身的环形电导通道，瞬间能取得高效、速效、多病同治的效果。然而经络敏感人是整个人群的少数。90% 以上的人感传的距离较短，甚至原地不动。怎样能使普通人也能产生敏感人的传导和效果呢？

我们想到表皮的传导效应好，就借鉴接力赛跑的形式进行快速多点经穴表皮挑治，一试果真能使普通人迅速打通经络的环形电导通道，再消除相关结滞点，便能迅速提高疗效，顺利创建起经络环皮部挑治法，实现了高效、快速、多病同治的目的。然而十二经的经络环大同小异，我们结合性别的特点选用三焦经经络环为 1 号主穴图，适用于男性，选用肝经经络环为 2 号主穴图，适用于女性。

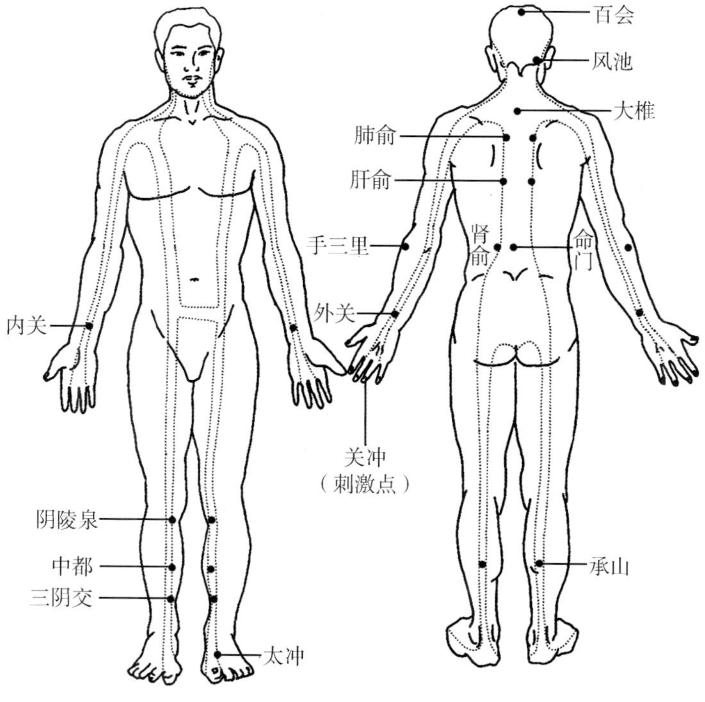

A. 经络环形电导路线主穴图（男性）

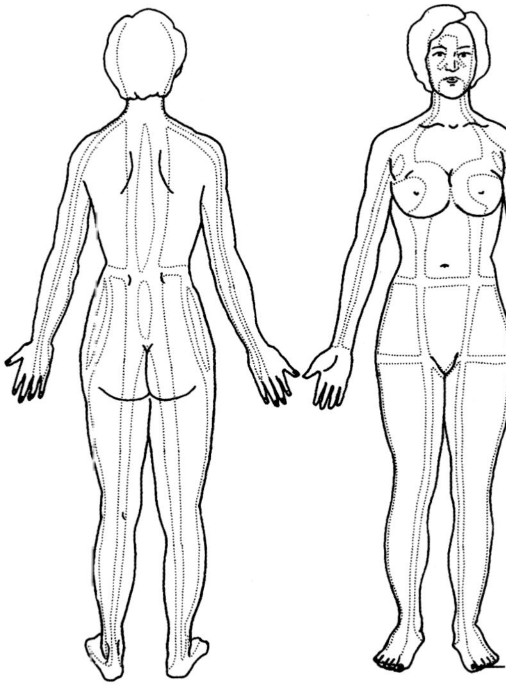

B. 经络环形电导路线主穴图（女性）

图 9－1－2　经络环皮部挑治法的两种主穴图

1. 经络环皮部挑治法具体操作关键有三：

①开通人体总开关百会；

②打通经络环；

③消除结滞点。

根据生理性与病理性经络环的区别，确定选穴原则，以督脉及膀胱经重点穴位为主，配合病经的穴位打通经络环，再找出局部痛点（高亢音点）；并根据经络的对称规律和同名经交叉对应规律，找出重点刺激的部位（称之为结滞点）。施治后，多数患者及受试者，当场能感到全身轻松；特别是疼痛或功能障碍性疾病（包括活动受限），一般在 5～10min 内，症状即刻减轻或好转。

2. 工具和手法

（1）工具

挑治针为硬质合金钢针，特点是尖端呈圆锥形、无刃，总长：50mm，直径：1. 2mm，锥体长为 4. 5mm。

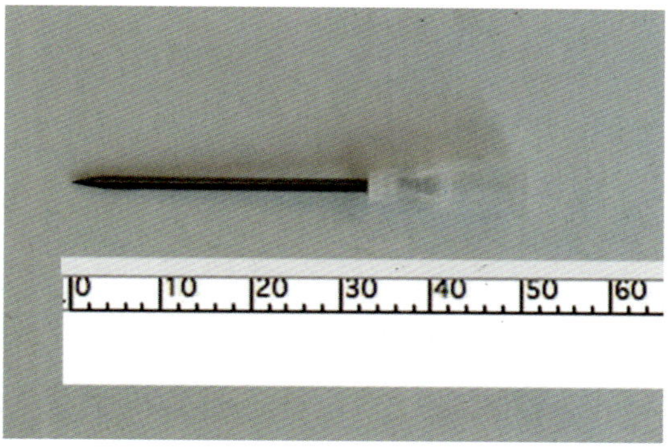

图 9－1－3　工具

（2）手法

左手用酒精棉消毒经穴，右手拇指、食指持针，针尖对准穴位，借助前臂猛然转动的力量，挑刺皮肤表面（即经络皮部），不要求刺进皮内，不要求出血，挑到疾病反应点时有高亢音，每穴挑 2 次。

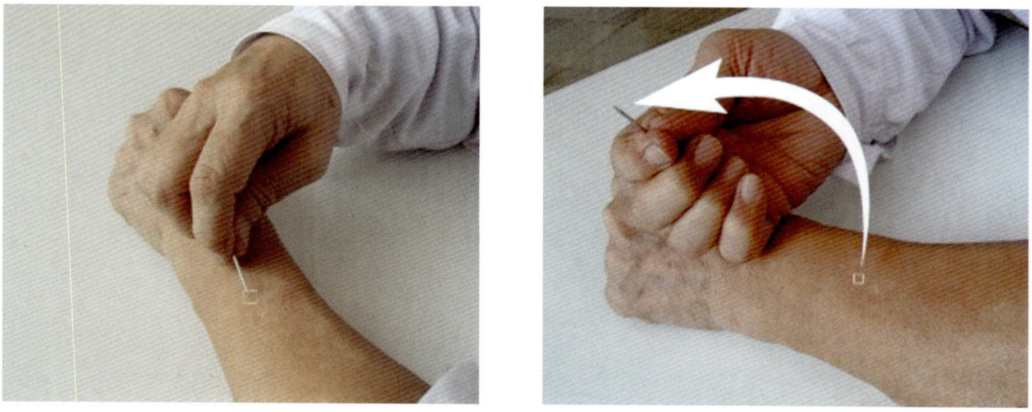

图 9－1－4　操作手法示意图

（三）临床应用实例简介

1. 经络环皮部挑治骨关节病的神奇疗效

经络环皮部挑治对各种疼痛病的治疗效果十分显著，特别是对**骨关节病，如颈椎病、腰椎间盘突出症、骨性关节炎、网球肘等都能迅速生效**。**只要不是关节畸形，多数在挑治过程中几分钟内立刻取得一定效果**。挑治后，立即在重点部位贴磁，容易保持疗效。此外，尚需改变生活习惯进行配合（这一点适合于多种疾病的要求）。

例 1：患者赵某某，男，53 岁，工人，2006 年 11 月 9 日突发腰腿疼痛、麻木，不能翻身，不能下床走路。12 天后住院经 CT 检查诊断为腰椎间盘膨出症，口服、输液多种药物 1 周，无效。慕名来诊，应用经络环皮部挑治法进行经穴治疗 1 次，当即全身轻松，自动下床，弯腰走路，活动自如。每周 2 次，连续治疗 12 次，贴磁 1 个月，恢复正常工作，未再复发。从 CT 复查可见椎间盘膨出已有好转。

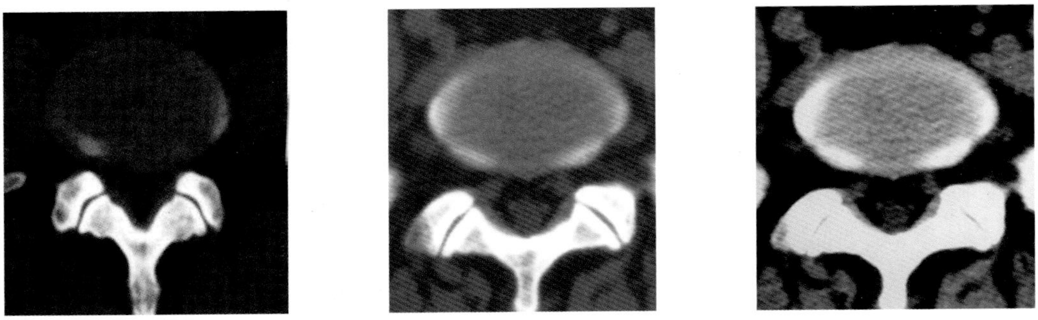

A. 2006 年 11 月治疗前　　B. 2007 年 11 月治疗后　　C. 2009 年 7 月复查 CT

图 9－1－5　赵某某腰椎治疗前、后 CT 图片

例 2：患者李某某，女，34 岁，左侧髋关节长期跌行压迫，股骨头坏死，模糊一片。经过经络环皮部挑治法治疗，每周 2 次，半年痊愈，且 X 线检查发现关节腔再现。

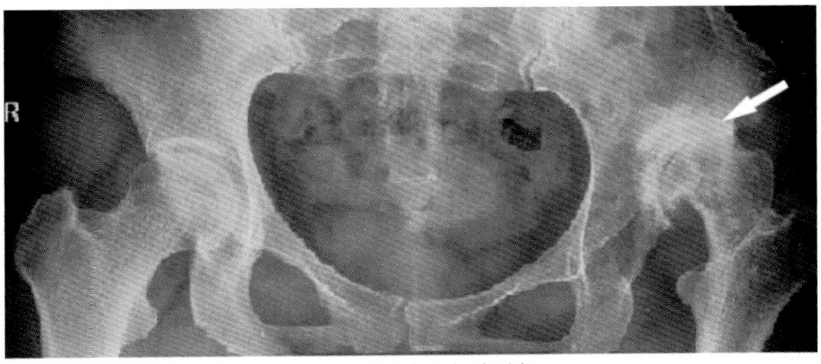

A. 经穴治疗前

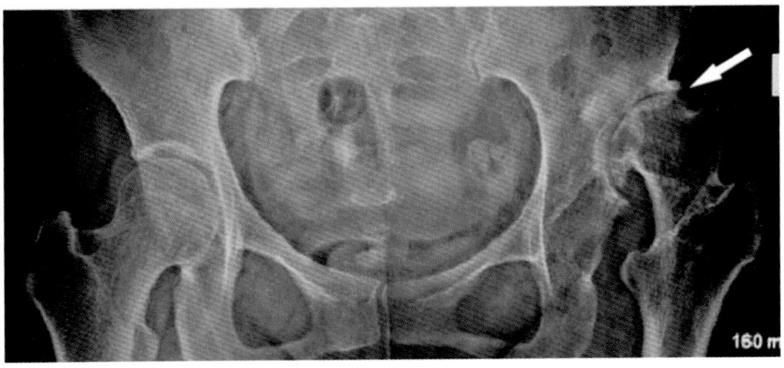

B. 经穴治疗半年后

图 9－1－6　李某某股骨头坏死治疗过程，X 线片显示关节腔再现

例 3：张某，男，不安腿综合征。腿疼，任何摆放姿势都感觉腿部不适，经医院检查未发现腿部病变，命名为不安腿综合征。进一步检查发现患者有腰椎间盘突出，采用经络环皮部挑治法治疗 1 个月全部症状消失。

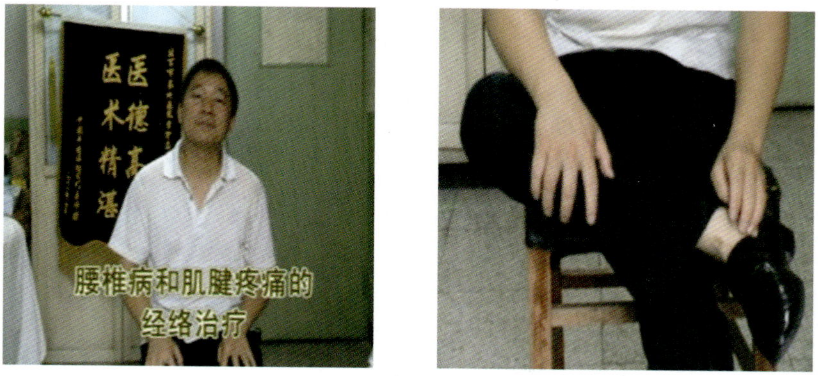

图 9－1－7　不安腿综合征的经络治疗

2. 针刺增强机体抗病毒作用的实例

例 1：水痘－带状疱疹病毒感染疾病（V－Z 病毒）

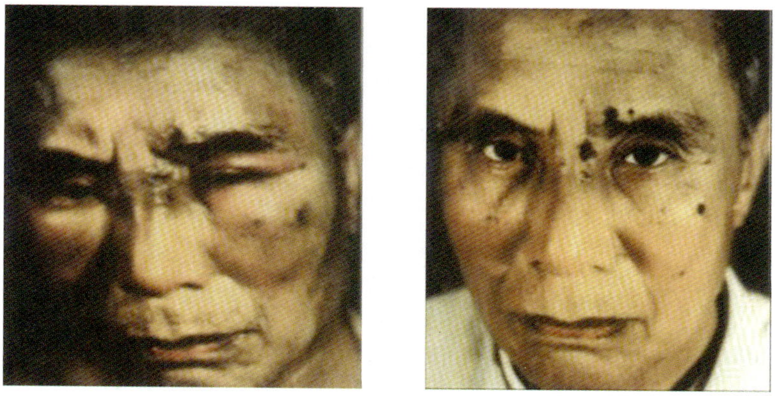

A. 治疗前　　B. 单纯针刺治疗 9 次痊愈

图 9－1－8　全身性带状疱疹高热、血尿，经络治疗 9 次痊愈

例 2：乳头瘤病毒感染疾病（HPV 病毒）

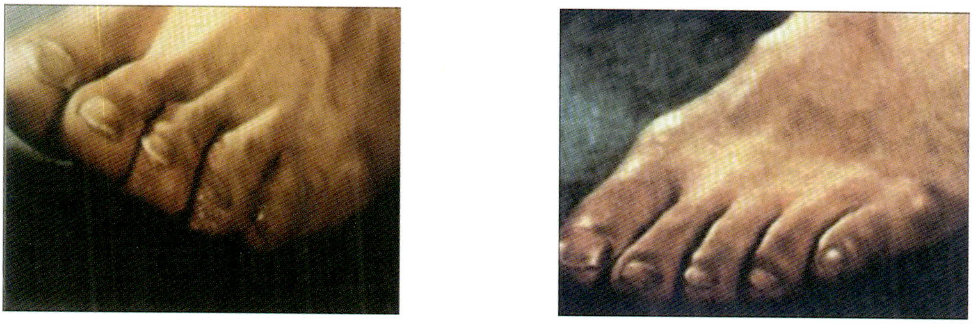

A. 陈某右足寻常疣（60 多个）　　B. 单纯针刺治疗 7 次痊愈，一个月后复查

图 9－1－9　足部寻常疣经络治疗 7 次后痊愈

3. 经络环皮部挑治法增强抗菌作用的实例

例1：细菌感染的疾病

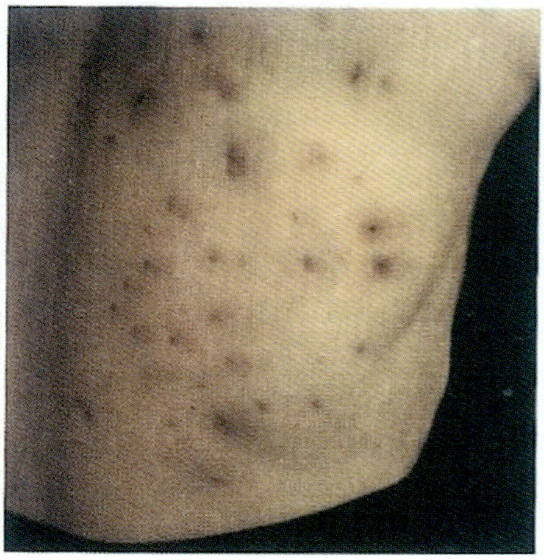

A. 汪某多发性疖肿，抗生素治疗4个月不愈

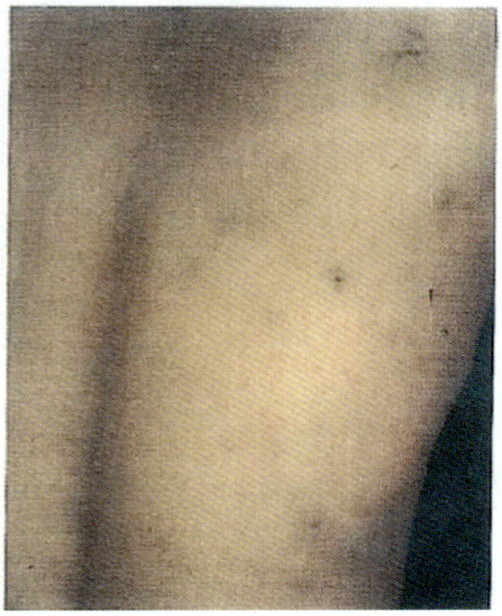

B. 环皮挑治17次，配合中药，痊愈

图9-1-10 细菌感染的疖病经络治疗

4. 经络环挑皮部挑治法治疗先天性皮肤病

例1：邵某寻常性鱼鳞病（常染色体显性遗传病），手部角化、干裂

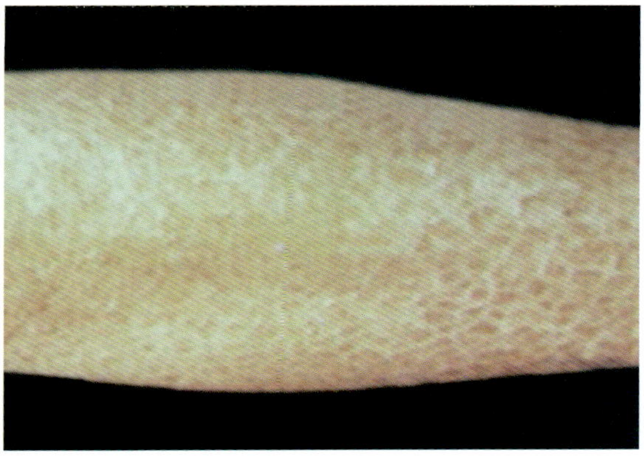

A. 治疗前（图示）

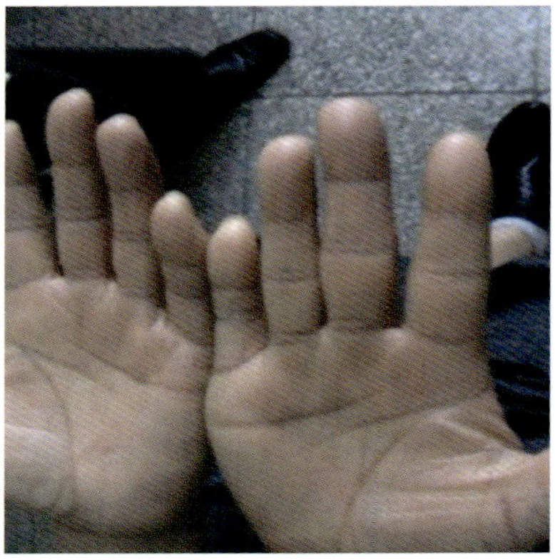

B. 经络环皮部挑治法治疗4个月，手部角化、干裂消失

图9-1-11 常染色体鱼鳞病的经络环皮部挑治法治疗

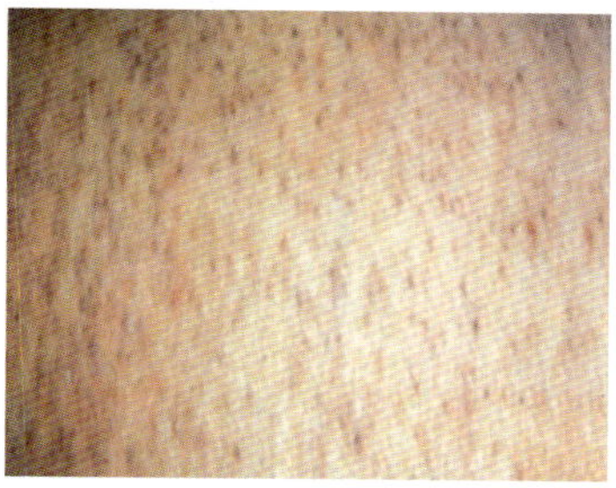

A. 治疗前（图示）

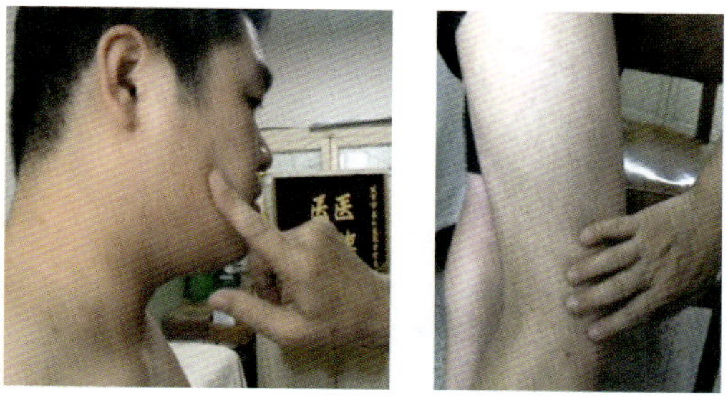

B. 经络环皮部挑治治疗两个月消退 80% 以上

图 9－1－12　红色毛孔性苔藓经络环皮部挑治法治疗

5. 经络环挑皮部挑治法治疗视神经脊髓炎

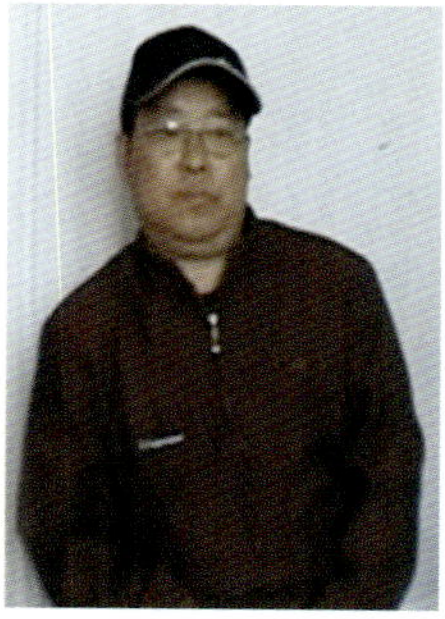

治疗前失明、搀扶
走路和二便失禁

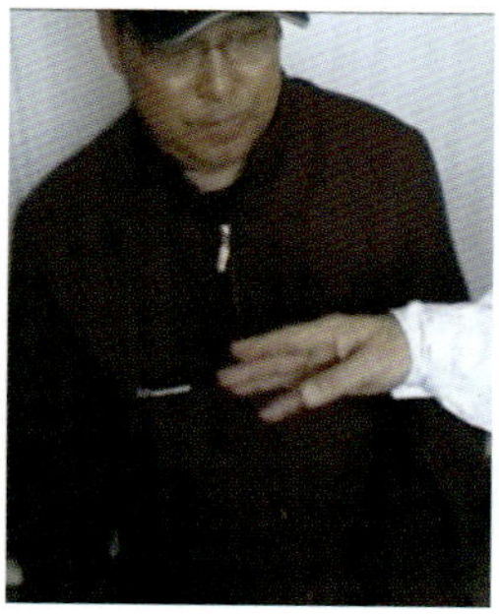

1 次治疗后，能看
0.3 米远并能数手指

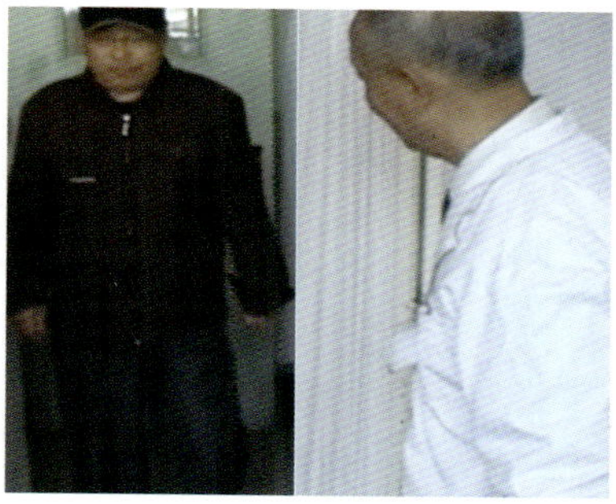

2 次治疗后大小便
能够自理，可以自己行走

图 9－1－13　视神经脊髓炎的经络治疗前、后对比

6. 系统性硬皮病

例 1：佟某，女，35 岁，患系统性硬皮病，5 年，激素治疗中。

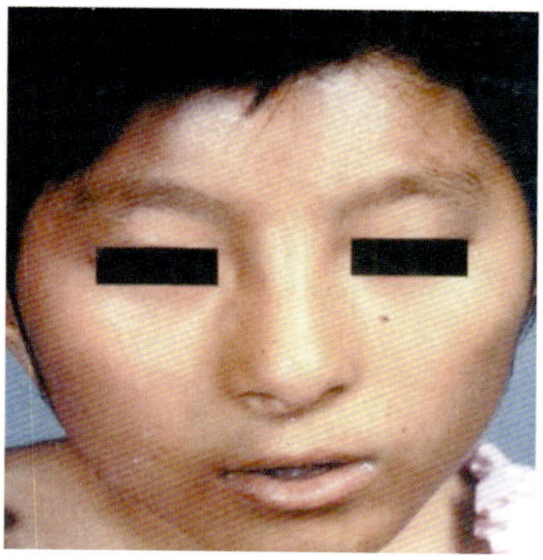

系统硬皮病面部（治疗前）

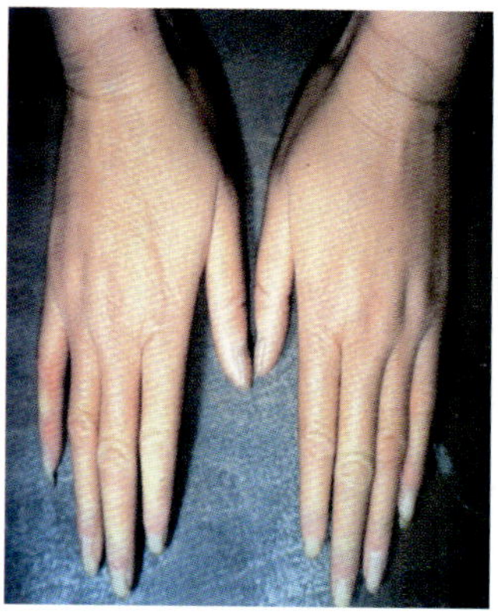

系统硬皮病手部雷诺现象（治疗前）

图 9－1－14　系统性硬皮病经络治疗

经络环皮部挑治治疗一个月后明显好转。8个月后停用激素。又继续进行经络治疗巩固1年，系统性硬皮病已痊愈。恢复正常生活和工作，12年后追访，已停用激素12年，病情未再复发，一切正常。

7. 系统性红斑狼疮

丁某某，女，36岁，系统性红斑狼疮。1997年开始患病，1998年4月连续发热一个月，高到39℃，面颊红斑，浑身酸痛乏力，体质虚弱，站立不稳。经协和医院检查ANA：1∶2560，确诊为系统性红斑狼疮，仅用泼尼松5mg，一天两次治疗，加中药及经络环皮部挑治法调理。1周后退热，半年后全面好转，ANA降至1∶640。2000年完全恢复正常人的生活，一天能做12小时除草工作及家务，2002年停用激素和中药，间断经络治疗，ANA降至1∶320，双链DNA（－），血沉11mm/h。肾功能正常，接近治愈，2003年怀孕，顺产一女婴。

由于缺乏医疗知识，生活不注意，丁某某自动停止一切治疗，2009年再次怀孕，病情反复，ANA升至1∶1280，双链DNA 1∶640，强令中止妊娠，用经络调理，又顺利过关。

2013年5月，由于过度劳累，生活不注意，病情再次反复，不仅免疫指标回升，又出现胸膜炎、胸腔积液、狼疮肾病，有血尿，经过大剂量激素冲击治疗，住院治疗四个月，配合中药及经络治疗又脱离了危险。因家在安徽，回家继续用中药调养。（图9－1－15）

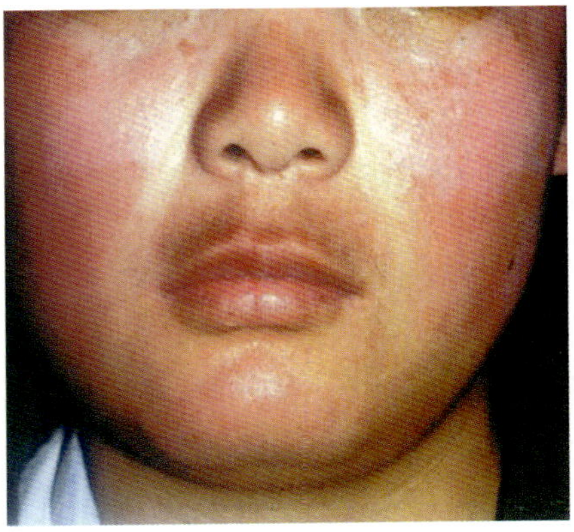

A. 治疗前面部蝶状红斑

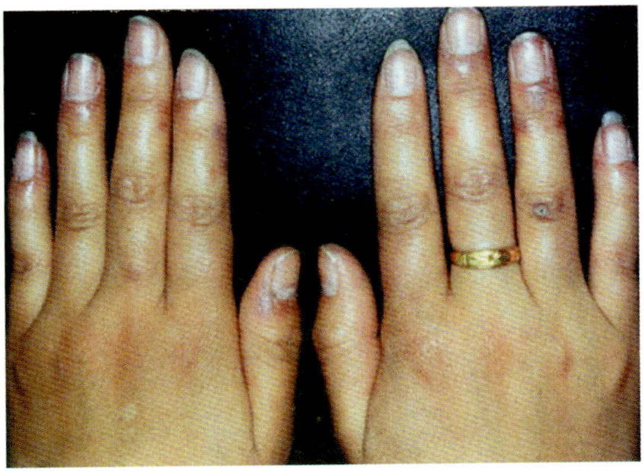

B. 治疗前手部雷诺氏征

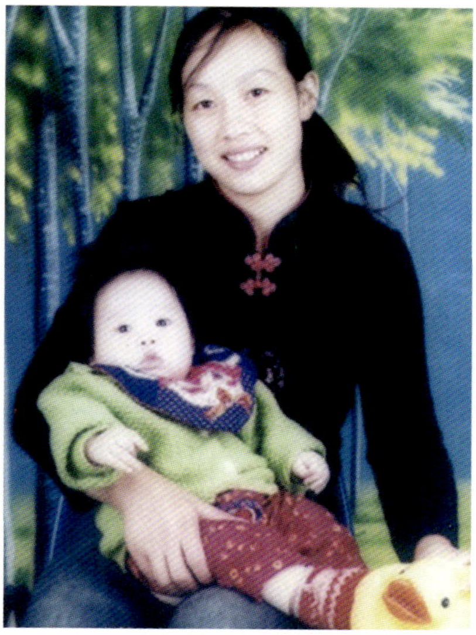

C. 治疗后

图 9 －1 －15　丁某某，系统性红斑狼疮治疗前后状态对比

8. 经络促进皮肤组织新生的功能（产生美容效果）

陈某某，手部慢性湿疹 2 年，反复发作，甚痒（治疗前），经穴挑治 1 个月后皮疹消失，皮肤光滑，变白，变细。

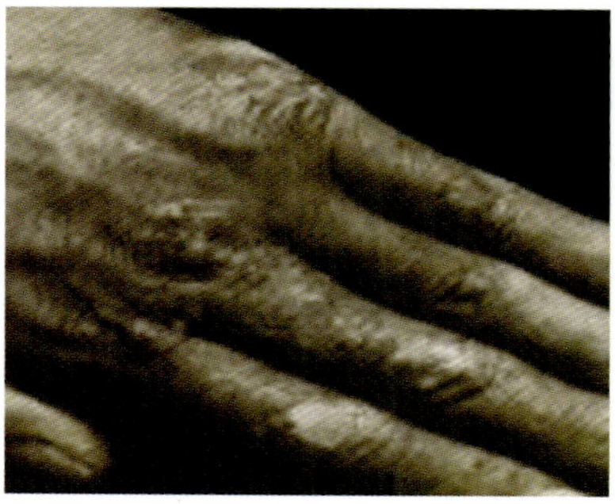

A. 慢性湿疹两年（治疗前）

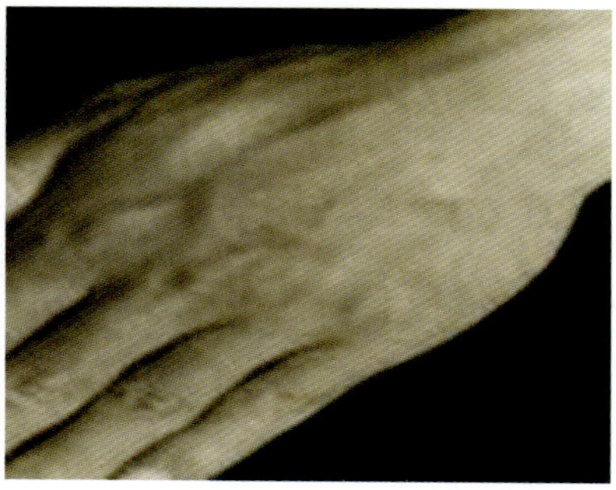

B. 治疗 1 个月后恢复正常

图 9 －1 －16　经络治疗组织新生功能的证实

9. 皮肤炎症性瘢痕性痤疮的美容效果

多数患者治疗后能使面部变白、变细，消除色斑，炎症瘢痕也会好转。配合贴磁可消退囊肿性痤疮。

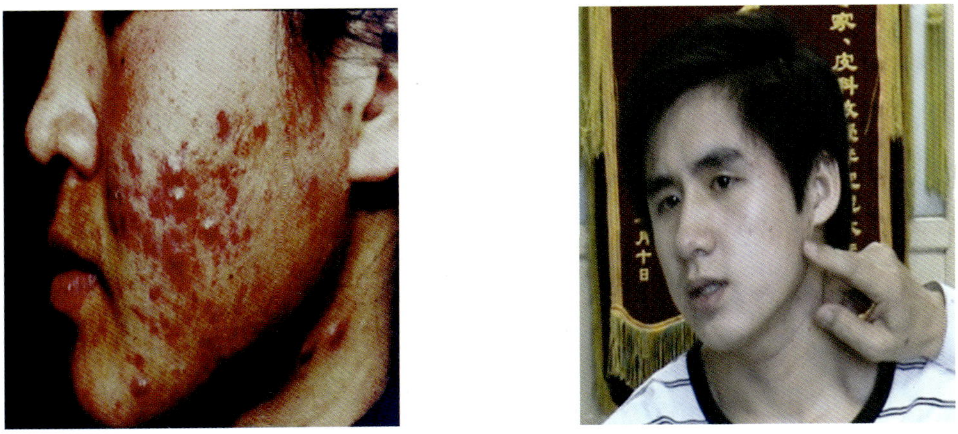

A. 炎症性、瘢痕性、囊肿性痤疮（图示）　B. 炎症性、瘢痕性痤疮经络治疗三月后的变化

图 9－1－17　经络治疗配合中药产生美容效果

10. 皮肤黑变病的美容

经络环皮部挑治能使皮肤色素、质地及活力得到改变。

例如，能使黑变病、黑棘皮病、暗红色的毛孔性苔藓皮肤变白变细，皮疹消退，能使憔悴、没有弹性的皮肤变得红润、光泽，具有活力。

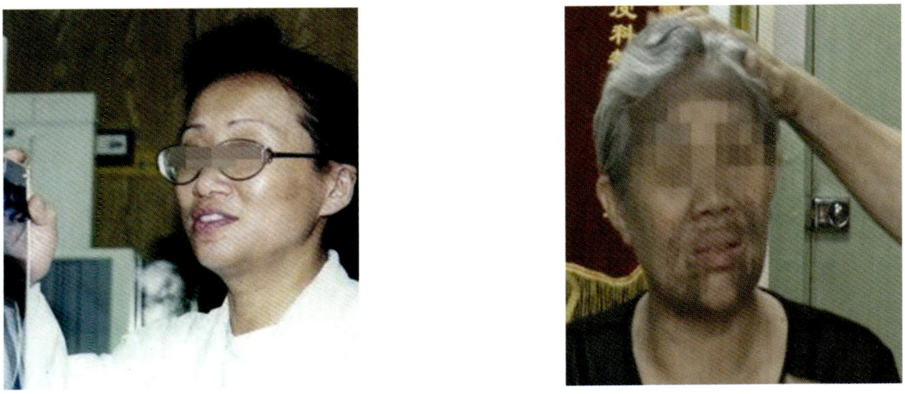

A. 黑变病治疗前，面黑如背景，治疗一年后消退 95%　B. 黑变病治疗两次，开始变化

图 9－1－18　黑变病的治疗效果

11. 小细胞肺癌术后的经络康复治疗

李某某，男，63 岁。2003 年，患者体检发现左肺肿物 $8\times7cm^3$，确诊为小细胞肺癌，已经侵及胸膜、主动脉弓、肺动脉、肺静脉。切除 13 个淋巴结，有 4 个已经转移。经过肿瘤医院进行左肺切除、放疗及 6 个疗程的化疗，最后估计只有 3～6 个月寿命。经介绍来到经络研究室求救。李教授一看，身体基础不错，精神状态较好。第一句话就说：“你要有必胜的信心。经络治疗是整体调整，增强免疫力，靠自身调节机能，只要你精、气、神不倒，你就有希望，咱们互相配合，每周治疗两次。”

连续治疗 3 个月，令其复查，右肺发现一个圆形阴影。主管医生担心右肺有新的转移病灶，建议再做一次化疗，被李教授拦住并建议不要急于化疗，这可能是假象。如果真的是转移癌应是血行转移，不会是圆圆的一片，这可能是体位关系，也许是血管，过一个月复查再确定。因为化疗是敌我不分的，如果不是癌，你等于服毒自杀，反而降低抵抗力。经络治疗继续，精神状态越来越好，过一个月复查，改换一个体位检查，果然是血管，不是癌症转移，病人信心越来越足。由一周两次，逐渐改为一周一次经络调理。经过 3 年的调理，最后让他做全面体检，如脑核磁、骨扫描、PET/CT 以及各种血象检查，一切正常。事实证明，经络调整确实有效，使病人能够健康愉快地生活。小细胞肺癌经络治疗前后的检查报告见图 9－1－19。

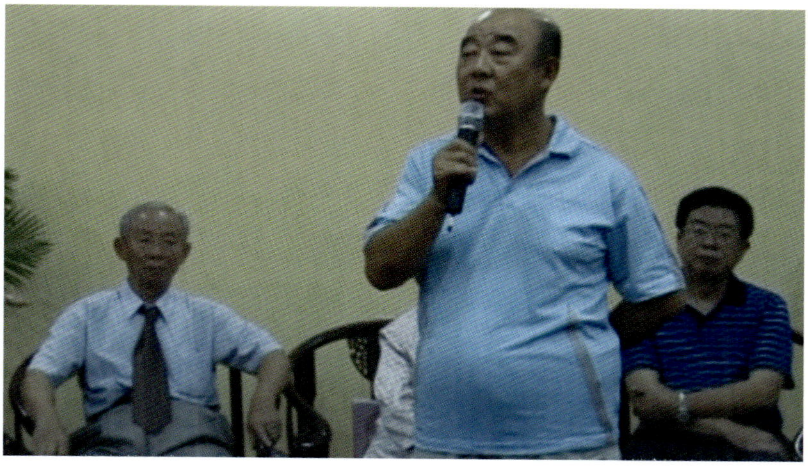

A. 李某某，小细胞肺癌术后的经络康复治疗

附：经络治疗后各种检查报告

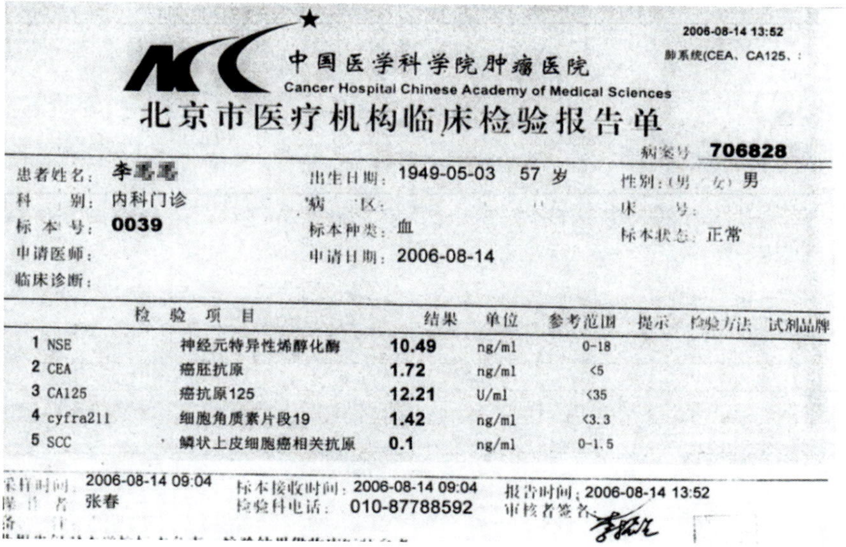

2006-08-14 13:52
肺系统(CEA、CA125、:

中国医学科学院肿瘤医院
Cancer Hospital Chinese Academy of Medical Sciences

北京市医疗机构临床检验报告单

病案号 706828

患者姓名：李[illegible]　出生日期：1949-05-03 57 岁　性别：(男 女) 男
科　　别：内科门诊　病　　区：　床　　号：
标 本 号：0039　标本种类：血　标本状态：正常
申请医师：　申请日期：2006-08-14
临床诊断：

检验项目		结果	单位	参考范围	提示	检验方法	试剂品牌
1 NSE	神经元特异性烯醇化酶	10.49	ng/ml	0-18			
2 CEA	癌胚抗原	1.72	ng/ml	<5			
3 CA125	癌抗原125	12.21	U/ml	<35			
4 cyfra211	细胞角质素片段19	1.42	ng/ml	<3.3			
5 SCC	鳞状上皮细胞癌相关抗原	0.1	ng/ml	0-1.5			

采样时间：2006-08-14 09:04　标本接收时间：2006-08-14 09:04　报告时间：2006-08-14 13:52
操 作 者：张春　检验科电话：010-87788592　审核者签名：
备　　注：

B. 李某某小细胞肺癌化疗后

北京医院 卫生部北京医院PET中心

PET/CT 检查报告

姓名： 李[redacted]　　**性别：** 男　　**年龄：** 57　　**检查号：** P1562

病历号：　　**病床号：**　　**检查日期：** 2006/11/01

临床诊断： 左全肺切除术后

检查项目： 18F-FDG PET/CT 体部显像

病史及检查目的：

患者无明显不适，要求复查。既往3年前曾因左肺小细胞未分化癌行左肺切除，术后化疗至2年半前。为除外复发而行PET/CT显像。

病人准备及检查方法：

受检者空腹，测定血糖值7.5mmol/L；静脉注射示踪剂^{18}F-FDG 18.53mCi，病人休息，保持安静；注药后60分钟行PET/CT常规体部显像（2分/床位，7个床位，范围从颅底至股骨上段）。

检查所见：

同机CT平扫可见纵隔向左移位，左侧胸腔可见少许包裹性积液，左肺缺如；右肺下叶背段少许纤维索条影；脾上下径稍大。上述部位均未见异常放射性增高灶。

鼻咽部、口咽部无异常放射性摄取，甲状腺未见异常放射性增高灶，颈部和锁骨上窝未发现异常的淋巴结病变；双肺清晰，纵隔和双肺门放射性分布未见异常；胃壁呈轻度较均匀的放射性摄取，肝脏、脾脏放射性摄取尚均匀，胰腺放射性分布未见异常，双肾上腺未见代谢活性增高灶，腹部其他部位未见异常放射性摄取；前列腺不大，未见异常放射性增高灶，盆腔其他部位放射性分布亦未见异常；双腹股沟无异常的淋巴结病变；所见骨髓放射性分布未见异常。另可见咽部、

C. 李某某小细胞肺癌经络治疗后

心肌、部分肠道、双肾及膀胱呈生理性摄取或蓄积。

诊断意见：

1. 纵隔向左移位，左侧胸腔包裹性积液，考虑术后改变；
2. 右肺下叶背段纤维素条影；
3. 颈部、胸部、腹部和盆腔以及所见骨髓未见异常代谢活性增高灶。

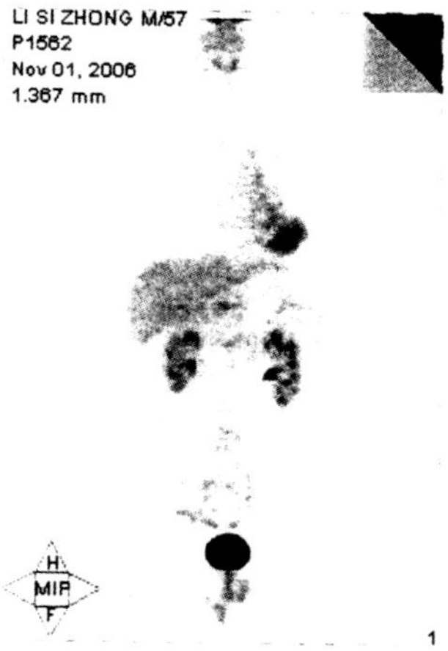

3D 前位

报告医师：

北京医院 李伟 Y00947　北京医院 李惠章 Y00908

报告日期： 2006 年 11 月 1 日

D. 李某某小细胞肺癌经络治疗后

图 9－1－19

总之，一切检查均未发现癌变迹象。

二、经穴磁片贴敷法

经穴磁疗法有多种，本书仅介绍经过自己亲自研发创建的两种，一是经穴磁片贴敷，二是磁电经络疏导仪治疗法（后面专题介绍）。

（一）经穴磁片贴敷法

1. 工具

常用稀土金属永磁体。我国广泛应用的是钕铁硼磁片，直径为 9.5～12.5mm，厚度为 1.5～2mm。表面磁场为 1000～3000GS，多用 1500～2000GS。耳穴常用直径 5mm 左右小型磁片，厚度 1～2mm，表面磁场为 300～800GS。多为铁氧体。

2. 方法

磁片具有极性，分南（S）和北（N）极。贴敷磁片最好取 N－S－N 或S－N－S 顺序贴用。有人认为，“N”极以补为主，“S”极以泻为主。“S”极止痛较好。实际并无严格差别。为了疏通经络，最好是坚持顺经方向，“N”“S”对吸的原则贴敷。例如，胃瘫（胃功能低下）或胃下垂，取 3 个穴（中脘、气海、阴陵泉）。磁片按 S－N－S 贴敷于穴位压痛点上。外加胶布固定。也可根据需要仅贴一穴或一点。也可以根据病情贴敷 4～5 个磁片。第一次固定磁片极向之后，做好按顺序标号。不反转极向，定向的磁片不乱调换位置。

3. 穴位的选择

穴位选择可参照针刺疗法，也是循经加局部。穴位总数原则不超过 5 片。不需要每一个病一套穴，四种病选 20 多个穴。要发挥一穴多用、相互协调的作用。如面部黄褐斑、胃炎、月经失调、下腿湿疹，选用 5 个穴，即双四白、中脘、足三里、三阴交完全可以。因黄褐斑多由月经瘀血或胃病所致，下腿湿疹与胃病或饮食不当有关。这几个穴既治标又治本，既调内脏又治皮肤。各病的选穴结合病因及发病部位进行。

4. 用量及疗程

磁场表面强度：根据年龄、体质、病情和部位的不同，磁片选用不同磁场强度。年龄小，体质虚弱，病情轻，或是靠近脑、眼及心脏部位者，磁片宜小于 9.5mm，磁量宜小于 1500GS。如年龄适当，体质较强，病情较重，症状明显，部位离头部、心脏较远，磁片宜选 12mm，磁量用 2000GS。

贴敷时间：头面等外露部位每天晚间贴，早晨取下，其他部位可贴 2～3 天，取下一天，再贴，顺序不乱。

头面及外露部位者，一律用小磁片。晚间贴，早晨按顺序取下，一个一个按顺序换胶布，分别固定在玻璃上或塑料板上。到晚间按顺序对位贴敷不乱。单纯四肢、脊柱、腹部可一律用大磁片，贴 2 天休 1 天。

5. 临床适应证

针灸适应的病证经穴磁疗都适应，甚至针灸不适应的病证或对象，经穴磁疗多数能代替。

（1）除心脏和眼球不能直接贴磁之外无禁穴。

（2）此种非刺伤性疗法对出血性体质（如血友病）感染性皮损（如丹毒、疖病等）均可直接贴敷。

（3）恐惧针感或疼痛，需要治而又怕针的患者，均可用此法治疗。

6. 禁忌证

磁敏感有三种情况：约1‰的病人，贴磁后出现头晕、恶心、心悸等类似晕针的症状，取下磁片，则症状立刻消失。约1‰的病人，贴磁后原疼痛等症状更明显，取下磁片，原症状骤然减轻。尚有极少数病人对磁或胶布过敏，皮肤局部发红发痒，局部过敏处理后隔衣物（无色的）仍可继续贴用磁片。

（二）经穴贴磁的具体应用

1. 皮肤科疾病

5mm 以内的血管瘤、汗管瘤、毛囊炎、黑痣，局部贴 1 个磁片，每天晚间贴早晨取下，连续 1 ~2 周基本消退。慢性皮炎、慢性湿疹、郁积性皮炎、下腿溃疡、久治不愈的感染创面（先清洁消毒创面）在病损上下或附近穴位贴磁。

面部囊肿性痤疮、炎性瘢痕性痤疮在病变上下各贴一磁片，加同侧手三里再贴一磁片，1 ~2 个月左右均可明显消退。再发性丹毒、疖肿在病损上下及下肢病变循经穴位各贴一磁片，按顺磁方向排列，配合中西药物，疗效更佳，也有可能彻底治愈。

2. 骨关节疾病

颈椎病在颈椎压痛点、肩外俞及痛侧四渚穴各贴一磁片，肩周炎在秉风、天宗、手三里各贴一磁片，网球肘在本侧曲池压痛点及对侧阳陵泉附近痛点各贴一磁片，腰椎病在腰椎间选 1 ~2 痛点、两侧承山穴各贴一磁片，坐骨神经痛在骶髂关节、承扶、承山各找一痛点贴磁，膝关节骨性关节炎在曲泉及阳陵泉上方痛点各贴一片对吸。髌骨软化在双膝眼各贴一磁片，对吸，绝大多数贴磁后，迅速生效，疼痛迅速好转，活动范围扩大，甚至分秒之间轻便自如，最快者 2s 生效。

3. 内科病

失眠贴双侧涌泉，偏头痛贴本侧太阳穴及对侧足临泣压痛点，均可迅速好转。咳喘在大椎、廉泉、天突、手三里各贴一小磁片。心律失常、心绞痛在右侧三阴交贴一磁片，迅速缓解。胃痛、胃胀、反酸，在上脘、神阙及右侧阴陵泉各贴一磁片，溃疡病在中脘、神阙、足三里穴各贴一磁片，均可迅速好转。便秘、腹泻，在关元、腰阳关、阴陵泉贴磁，近日即可生效。

4. 妇科病

乳腺增生：左侧天宗、右侧天宗及右侧手三里。

月经失调：右侧腹结及右侧三阴交。

子宫肌瘤：关元、中极及右侧三阴交贴磁，均有调治效果。

5. 五官科疾病

青光眼：用小磁片，一侧太阳、手三里及对侧足临泣或地五会压痛点，每日晚间贴 6～8 小时。

红眼病急性结膜炎：先做双侧耳尖、太阳及大椎穴放血，后在病侧太阳、手三里贴磁，迅速取效。

鼻息肉：在双迎香及一侧手三里压痛点贴磁。声带息肉在双人迎及右侧手三里贴磁，大约一个月自动吸收，可免于手术。

过敏性鼻炎：在印堂及右侧手三里贴磁，迅速好转。

口腔溃疡、牙周炎，甚至部分牙髓炎：在病痛处面部及病侧手三里贴磁，配合牙科治疗，能减轻痛苦，提高疗效。

（三）经穴磁疗作用的说明

有些人认为磁片不是药，贴几块磁片怎么能治病呢？不敢相信。有人认为，穴位贴磁又不是局部贴磁，怀疑磁力线不能作用到那么远。请看这个实验，便可一目了然。经穴贴磁在体内引起的电磁波振荡是这样的（图 9－2－1A、B）。

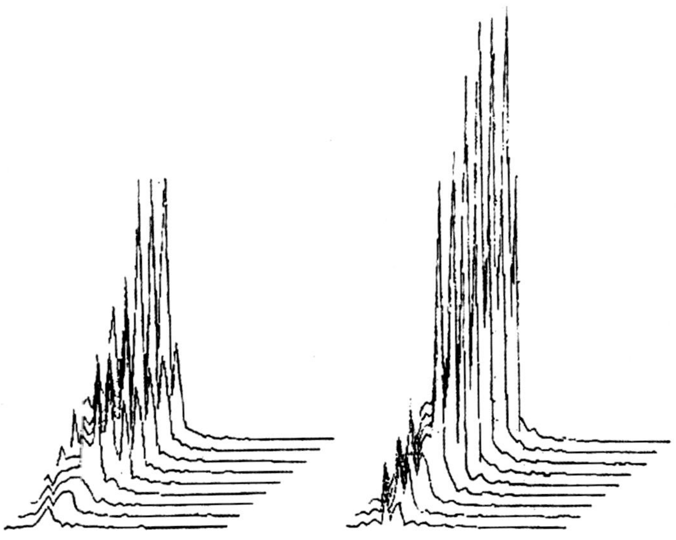

A. 贴磁前　　B. 贴磁后 5min

图 9－2－1　足趾厉兑穴贴磁，中脘穴（胃体部）检测生物磁图像

从上述实验可以清楚地看到，经穴磁疗不是磁力线的局部作用。磁直接作用点在右足二趾厉兑穴。胃电检测点为胃体部（中脘穴），两者相距的 1m 远，

电磁波通过胃经的有序振荡，5min 后便可见到如此明显的胃电变化。这就是经穴磁效应。

此法既能医疗又能美容（专题见后）。

三、快速推拿法

这是解决自身保健在原有推拿方法的基础上，有针对性地加以创新的疗法。

1. 方法

很简单，只需 3 ~ 5min 解决问题。

患者坐在凳子上，后背对操作者，衣服宽松，便于操作即可。操作者分五步连续操作。

第一步：捏拿双侧肩外俞、肩井各 20 下。第二步：操作者左手扶患者肩部，右手握拳，用第二指节并排方式按压摩擦脊柱胸椎骨 1 ~ 5 节，反复操作十余下。第三步：突出弯曲右手中指第二指节呈锥形，压迫、按摩双天宗穴各十余下。第四步：用右手大拇指按摩双手三里各 20 下。第五步：也是最重要的一步，操作者站在患者的左侧，让患者低头不动，操作者左手托住患者两侧太阳穴，右手托住两侧风池穴按摩十余次，再顺着颈椎曲度，慢慢向前推 2 ~ 3min，稳住不动，随后右手慢慢、慢慢往回松手，患者立刻感觉头脑特别清醒及全身特别轻松，分秒间头痛、鼻塞、浑身酸痛、疲劳感骤然消失，取得最佳效果。这是取胜的关键，**一定要顺着颈椎曲度，一定要慢推慢放**。

2. 适应证

亚健康、颈椎病、感冒、发热、疲劳乏力。

3. 禁忌

体质极度衰弱，血压很高，严重心脑血管病。

四、经络皮部梳理法

这是在中医按摩和民间刮痧疗法基础上发展起来的美容保健方法，既有经络穴位按摩作用，又无刮痧造成皮下出血的痛苦。此种自身保健方法在无损伤、无疼痛、不留痕迹的情况下，换来一身轻松，具有解除疲劳、促进睡眠、预防感冒、强身健体、美容和抗衰老的效果。

1. 工具

牛角梳或刮板为主要工具。长15cm，宽2.5cm，厚2～3mm。边缘圆顿。表面光滑无痕无齿，或用牛角梳的光面代替。

2. 方法

左手扶住被刮部位，右手持刮板的一半。将刮板按压在经络或穴位上滑动，用力要适度，摩擦滑动时皮肤感觉发热而无痛即可，不要求刮出瘀或皮下出血。

刮前皮肤不涂红花油等。对白癜风患者则先涂特殊药物后刮病处，然后再刮经。对皮肤干燥症或鱼鳞病、皮肤淀粉样变等，先涂润肤霜，再刮经。总之，作为保健不需用药直接刮经。作为医疗美容则可在医生指导下配合药物刮经。

3. 经络穴位的选择

（1）病变局部或粗、黑、干、裂皮肤。

（2）十二经上肢肘以下五输穴部位为主。病情重，范围广，可全经刮。

（3）刮经重点按顺序分五步：

①以头顶百会为中心顺时针刮30下；

②头顶两边各刮20下；

③颈部由风府、风池向下，三条各刮20下；

④前臂内侧面阴经三条，从肘到指各10下；

⑤背侧面阳经三条从指到肘各10下，两侧一样。

4. 适应证

本法主要用于保健、抗衰老和美容，需要的是改变精神状态，提高生活质量，改善皮肤血运及营养状态，增强食欲，特别突出效果是改善睡眠，多数当时生效，解除疲劳，精神焕发，面色红润，解除眼干涩，预防感冒，总之对于保健康复有特效。

5. 疗程

（1）保健、美容每日1～2次，轻刮头面及肘膝以下六条经线。

（2）干燥病变部位涂药先刮，每天两次，达到皮肤润滑为宜。然后，再刮各经，达到皮肤发热为度。

6. 注意事项

（1）一定要注意本法与刮痧的区别。这是保健美容的方法，不需要刮痛，更不要求出痧。只要求给予一定的刺激，感到发热舒适即可。

（2）有病者先刮病侧，但不要只刮病变部位，一定要按经络进行疏通，效果方能巩固。

（3）有化脓感染局部不刮。

（4）出血性体质不刮。

（5）保健方法，一定要坚持每天不断。

五、经穴刺血法

此法与穴位放血有所不同，放血是刺入深部血管放几毫升血，而刺血法仅仅是挑破皮肤挤出一点点或 1～2 滴血。

1. 工具

用挑治锥形针或三棱针。

2. 方法

局部酒精或碘酒消毒后，一手捏住皮肤，一手持针猛然一挑，立刻挤出点儿血即可。

3. 选穴及应用

银屑病、头部毛囊炎：双侧耳尖及大椎穴刺血，配合经络环皮部挑治法，每周 2 次。

炎性瘢痕性痤疮：双侧耳尖、太阳穴及大椎刺血，配合环挑。

酒渣鼻、过敏性鼻炎：双侧耳尖、印堂、大椎刺血，酒渣鼻以鼻端为重点。

感冒发热：双侧耳尖、肩井、大椎刺血为重点。

急性结膜炎（红眼病）：双侧太阳、印堂、大椎刺血，配合环挑。

强直性脊柱炎：从大椎开始沿脊柱向下，每个椎间挑刺、出血。马上沿督脉拔走罐。每周 1～2 次。我的学员在香港初试疗效明显。

4. 效果

急性病当即生效，酒渣鼻及炎性瘢痕性痤疮能加快疗效。银屑病病程短者能加快疗效，消炎药输液会更快。

六、火罐疗法

火罐疗法是中国民间流传已久的方法，作者从 20 世纪 50 年代开始用于皮肤病的经穴治疗，主要是在穴位处形成负压，进行经穴刺激，调整机体，治疗疾病。

（一）传统经穴火罐疗法

1. 拔罐方法

（1）直接拔罐法：分投火法和闪火法。投火法是将纸片燃着，投入罐内，吸附在穴位上。闪火法是将燃着酒精棉块，在罐内擦拭一周，快速抽出，立即将罐扣在穴位上。

（2）刺络拔罐法：用三棱针刺破穴处皮肤，然后在该处拔罐，利用负压吸出少许血液（1～2ml 即可）。

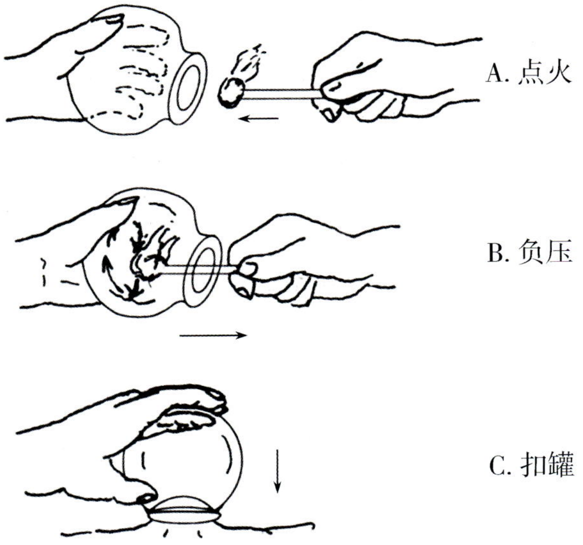

图 9-6-1　拔罐操作过程

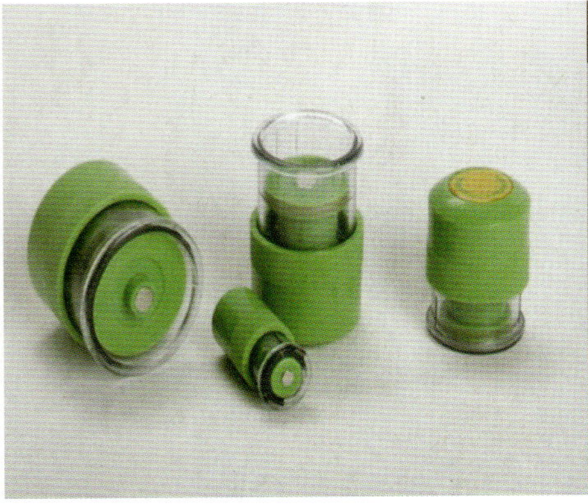

图 9-6-2A　负压机械磁疗罐

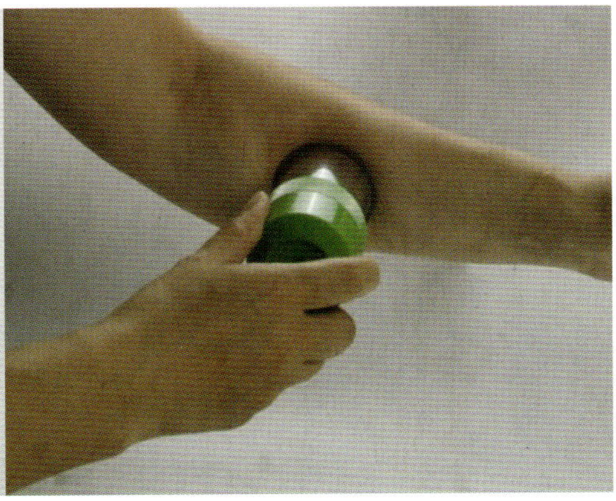

图 9-6-2B　逆时针转动吸罐法

2. 工具

（1）火罐：选用瓶口光滑的玻璃罐为宜（易于观察罐内情况）。口径常用者有两种，大罐口径5～6cm，小罐口径3～4cm。

（2）配用工具：酒精灯、长柄镊子（或止血钳），消毒棉或纱布块、火柴等燃火用具，酒精棉、生面片（配合特殊部位用）。

3. 起罐方法

（1）单纯拔罐：一般5min，不超过10min。起罐时左手扶罐，右手拇指顺罐口压入罐内，使空气进入，火罐便可取下。

（2）刺络拔罐：一般为5min，也要看罐内血量，如超3ml，不到5min也可起罐。起罐时也是左手扶罐，右手拇指压一纱布块插入罐内，缓缓将血引出，起罐，擦净皮肤，盖一层纱布固定。此法对强直性脊柱炎有较好效果。

（3）负压机械拔罐法：方法简便，对准穴位，抽气造成负压，同样取得拔罐效果，不必燃火，安全有效。

4. 拔罐部位选择

（1）穴位：选择与病因及发病部位相关的穴区（以一穴为中心，因口径大可能吸着附近穴位）。如瘙痒性皮肤病，常以肺俞、肾俞为中心，感染性皮肤病或感冒发热常以大椎、陶道为中心，咳喘加肺俞再配用胸前上部的璇玑、华盖等穴位。

（2）局部：根据病情决定，因此法是利用负压刺激，如果局部正有水疱、红肿现象，常取皮疹部位上下的穴位拔罐，不直接在疱疹或糜烂部位拔罐。

5. 适应证

过敏性皮肤病、瘙痒性皮肤病或各种疼痛性疾病。

6. 注意事项

（1）对象选择：体质极度虚弱、出血性体质、过度疲劳、饥饿状态的患者不宜选用。

（2）部位选择：外露部位，凸凹不平、皮肉松弛、红肿起疱糜烂部位不宜选用。

7. 拔罐数量、时间及疗程

因患者健康和病况不同以及拔罐消耗患者较多能量，因此医生必须适当处置。

数量：大罐每次不超过3个，小罐不超过6个，大小合用不超过5个为宜。

疗程：一般隔日一次或每周两次。总疗程不宜过长。

时间：每次拔罐不超过10min（从开始到起罐），而且需要透过玻璃罐观察内部变化。如果负压太大吸入皮肤组织太多，或病人承担不住疼痛或有其他不适，应及时起罐，起罐顺序也是先拔者先起。时间过长，一是伤气，二是难起罐。

8. 副作用及注意事项

（1）拔罐处起成片水疱或大疱：多数是由于病人本身条件造成。如带状疱疹、湿疹、皮炎的红色浸润期、丹毒或全身性血浆蛋白缺乏、免疫机能低下者（大疱病人无疱部位）拔罐时均易出现水疱，发现为局部问题应避开局部，全身性问题应该停用拔罐治疗。

（2）烫伤问题：注意避免燃烧时间过长或罐口过烫，要求技术熟练或加面片均可避免。

（3）疼痛问题：有些部位皮下是骨面，如胸部，一定要垫面片，必要时病人用手提罐，使之不直接压迫胸骨或头骨。均可缓解。

（二）RW－1可调式磁疗拔罐法

这是中研开发中心研制的创新产品，罐中有磁片。方法是，左手拿罐，罐口贴紧穴位，右手反转罐体，便可吸住，适可而止。每次3～5min，单次不可超过10min。

七、皮肤病的针刺疗法

1. 针具

毫针为主要针具，根据地方习惯有别，北京以南地区习惯用30号细针，东北地区习惯用26～28号粗针，长度以寸半针最多用，半寸、一寸、二寸半针也用，三寸针偶尔应用。

2. 选穴

皮肤病选穴主要根据两点，首先是根据病因及病损在经络上的分布规律进行循经取穴；其次根据病变局部及痛点取阿是穴，也就是在压痛点进针或病损局部皮下卧针。

局部阿是穴：**病变局部除有化脓感染者外，不论是红斑、丘疹、水疱、结**

节还是浸润斑块、苔藓化皮损甚至大片糜烂面均可进针。

3. 方向

包括针体斜度和针尖方向。

（1）针体斜度：依所刺部位而异，头顶和胸部多用平刺，约15°角进针，针卧皮下，不求深刺。面部多用斜刺，进针角度为30°～45°。腹背、四肢多用直刺，进针角度为90°左右。**但背部直刺不能用长针，进针1cm左右为宜，不得超过1寸。深刺会引起气胸，甚至引发血气胸。**

（2）针尖方向：一般原则是针尖朝向病变部位，如按补泻要求，逆经络运行方向刺为迎即泻法，顺经络运行方向刺为随即补法。

4. 进针手法

一般采用快速插进或捻转进针。多数为单手进针，少数配合指压、指切、舒展皮面等方法。另有一种新式进针法是用套管针（即针外套一玻璃管或硬塑料管），一手扶管，一手中指叩打管内针柄。对初学针刺者简便易行，既卫生又安全，病人也减少痛苦。

5. 行针手法

针体刺入之后当时及每隔5～10min活动一次针体，主要为提插捻转等操作。

行针手法最重要的原则是行针达到针感明显，甚至直传病处，达到“气至而有效”的程度。对皮肤病来说，多用平补平泻。即找到酸麻胀等感觉进行提插、捻转3～5次，在留针20min的时间内同样行针2～3次。另一种补泻方法，有特殊操作，产生特殊感觉（即烧山火、透天凉）。烧山火为三进一退，紧按慢提为补法。透天凉为三退一进，紧提慢按。

6. 疗程

急性病一般每天一次，慢性病一般隔日一次或每周两次。10次为一疗程，休一周再治。急性重症每天2～3次治疗为宜，不间断。

7. 适应证

因针灸经络治疗是整体调整，作用于各功能系统，所以对各科各类组织病变都有修复作用，并能增强机体免疫机能以及抗病能力。所以，适用的范围相当广泛。包括各种病原体感染性疾病（包括细菌、病毒、真菌……），各种过敏性疾病，神经性疾病，内源性或物理性疾病，甚至免疫机能障碍性疾病，等等。有些可以独立治疗，有些可以相互配合或者作为药物的辅助治疗。由于它具有程序化的双向调整作用，所以过与不及两类性质相反的病证，均可调整。

8. 禁忌证及注意事项

（1）绝对禁忌

血友病、再生障碍性贫血或血小板减少紫癜等，凡是针后易于出血不止的病证均为禁忌。体质极度虚弱或高度紧张，害怕针刺的高血压病患者应慎用或不用。

（2）相对禁忌

过度疲劳、过度饥饿或暴怒者需经缓歇、进食、调整心态之后进针。对高血压、体质虚弱、重病体虚、情绪紧张者，首次要少扎几针、轻刺，最好先不针头部穴。有感染者避开感染病灶针刺。怕针者首次选用感觉小的穴位。

（3）选择无刺激或轻刺激手法。

9. 禁针禁灸穴位

必须有人体解剖知识、疾病诊断知识和针灸知识。进针部位、进针深度、进针方向要有把握。必须掌握的原则，第一要安全，第二要效果。

针灸在我国已经流传数千年，现在已经传遍世界五大洲的163个国家，只要根据上述要求进行，一般都可以做到安全有效。

掌握解剖知识特别要了解重要脏器（心、脑、肺及大血管）的部位，距离皮肤表面的深度。

作者认为经穴疗法有多种，对于这些禁穴，针刺疗法最好不要突破禁针禁灸穴位的规定。但是可以采用其他的经穴疗法，如磁疗和经络环皮肤挑治法，相信可以做到更加安全有效。

10. 晕针及处理

（1）症状：有急缓两种。缓者：病人先感头晕、恶心、心慌、目眩。严重时面色苍白、出冷汗、四肢厥冷、脉弱而缓，血压降低而致晕倒。急者：进针后病人突然晕倒，意识不清。这是一种少见而又能避免和解决的症状，不要紧张，一般均能迅速缓解。

（2）发生原因：发生的基本原因是机体反应性过强。其发生虽然往往有些诱发因素，但并非人人均能在此条件下发生晕针。有人身体很壮，一针可能晕倒；有人较弱，站立行针也可若无其事。甚至有人曾用很强的手法也不发生晕针，笔者认为最基本原因是个体反应性过强的问题。

（3）诱发因素：①患者初针、怕针、精神过度紧张。②患者过劳、过饥、过饱、大怒或悲哀的情况下施针。③患者体质衰弱，在气血两亏的情况下，针法刺激过重。④体位不适或带针移动体位，引起强烈感觉变化突然出现。⑤有些感觉强、易引起晕针的穴位，针时应加注意，如合谷、肩井、膏肓等穴。或电针、电穴等方法刺激头顶部时间较久，也可发生。

（4）晕针的解治：①立即把病人放于平卧位，除头背等怕压迫部位的针外，可暂不起针。缓解后慢慢取出，以免泄气过多。必要时也可先起针。②立即针刺人中、少商、足三里等穴，或梅花针刺激臀部。轻者能立即缓解，重者症状减轻。③必要时皮下注射肾上腺素0.3～0.5ml。

（5）晕针的预防：①我们主张，针刺治疗一律采取卧位。②治疗前先了解清楚病人情况，并做适当解释，解除病人紧张情绪，病人当时不愿或害怕针治不必勉强，或酌情减轻刺激。③针前告诉病人，如有头晕、恶心、胸中不适，及时告诉医生。

八、磁电经络疏导法

（一）LDZ－Ⅲ型磁电经络疏导仪简介及研制报告

LDZ－Ⅲ型磁电经络疏导仪是一种新型电子磁疗仪器。本仪器能治疗针灸所能治的各种疾病，还能治疗针灸所不能治的一些疾病。分别介绍如下。

LDZ－Ⅲ型磁电经络疏导仪是我国经络学和生物磁医学专家李定忠教授根据中医经络理论和在几十年临床经验和科研的基础上，最早把传统的中医、经络治疗与现代科学磁电原理结合起来，研制而成的一种磁电经络疏导仪。本产品已于1988年获国家专利局颁发的专利证书，专利号为88.2.03843.5。

本产品经北京医科大学人民医院、北京市第六医院、北京垂杨柳医院、北京第二医院、中国人民解放军304医院等多家医院1000余例、50余种病的临床实践，在多数病种的显效率达到85%以上，创造了不少奇迹。

李定忠教授发明的这种磁电经络疏导仪，与现在市面生产的经穴治疗仪不同之处有二：一是快速疏通，二是磁电结合。解除病痛，增强体质，克服病态，提高抗病能力，延缓衰老。应用这种快速经络疏导法，确有意想不到的效果。

一位胆结石患者，在耳针治疗时胆绞痛发作，病人腹痛难忍，大汗淋漓，抬上病床，进行经络疏导，不到3min，疼痛缓解，病人轻松愉快地走回家去。这种神奇的效果是很多的。本仪器是一机多能，有疏通经气、通调气血、活血化瘀、消炎消肿、柔坚软根、速愈伤口、降脂降压、健脾和胃、止痛止痒、解除疲劳、强筋壮骨和防衰老的作用。

本机可以治疗50多种疾病，其适应证有：

内科：冠心病、心绞痛、心律不齐、高血压病、气管炎、咳嗽、哮喘、胃痉挛、溃疡病疼痛、慢性胃炎、胃下垂、慢性结肠炎；

外科：胆绞痛、肾绞痛、膈肌痉挛、乳腺增生、伤口感染、伤口愈合不良；

骨科：腰扭伤、挫伤、肩周炎、颈椎病、网球肘、腱鞘炎、落枕、足跟痛、膝关节损伤；

皮科：泛发性神经性皮炎、皮痒症、药疹、湿疹、汗疱疹、瘀积性皮炎、慢性丹毒；

神经科：肋间神经痛、坐骨神经痛、三叉神经痛、外伤性头痛；

泌尿科：遗尿、尿潴留（机能性）、前列腺炎、遗精、男女性功能障碍；

妇产科：痛经、月经不调、产后尿闭、产后子宫回缩不良、女阴溃疡；

五官科：结膜炎、电光性眼炎、青年近视、弱视、耳性眩晕症、突发性耳聋、慢性鼻炎、过敏性鼻炎、牙痛。

其他用MEMDM也有效：健美、减肥、解除疲劳、延缓衰老、消除瘢痕、治疗烫伤等50余种疾病和症状。

本仪器不需要扎针，所以对皮肤无损伤，传染性疾病、出血性疾病经络疏导仪均可应用，且有促进血肿消退的功效，有降低血脂的作用。因为经络疏导法能提高免疫机能，增强体质，所以，控制感染、预防感染都有好处。总之，可以开发的前途是广泛的。本仪器的社会效益是很大的，为人民解除疾苦，治疗疾病，对于某些疑难病，甚至久治不愈、长期药物依赖的病证，也可以发挥出意想不到的效果。

经络研究最终必须解决两个问题：一是用现代科学理论阐明经络实质，二是摸清规律，创建方法，提高疗效。这就是我们的研究目的，归根到底是提高疗效，解除人民疾苦，因此我们注意到两手一起抓，互相促进的问题。六十多年来，在探索经络理论的过程中，我们一直不脱离临床，而且把理论研究发现的经验随时应用于临床实践。这就是经络疏导仪研制的思想基础。

在经络研究过程中，发现经络有物质和能量的交流，有信息的传递，而且按照自己的规律，呈波动状态运行着。经有关方面的检测，证实经络波动的频率是每秒8～12Hz，与脑电运行频率相近。而且发现经络是磁电的良导通路。人们检测证实，经络穴位既能接收各种能量信息又能发放能量信息。通过体外经穴贴磁，证实磁可以产生循经感传，伴随感传产生生物电磁效应和治疗作用。

根据这样一个研究思路和设计要求，经过两代改进，产生了第三代样机，经包头医学院心血管研究室做动物实验，经检测符合设计要求及人体条件。

本仪器能较快疏通经络，有利于研究与治疗的结合，有以下几个特点。

1. 疏通快，临床效果快，有些疼痛病可在几秒至几分钟内解除或减轻痛苦。

2. 有抗衰老和保健作用。应用疏导仪治疗后，立即感到全身轻快，适用于老年人及病后、术后的康复保健之用。

3. 能解除疲劳，对强烈运动竞赛活动的运动员或过度劳累有舒筋活血、加强代谢、减轻疲劳的保健作用。

4. 为某些疑难病提供探索治疗的一种新疗法。

研制工作自 1985 年就开始，LDZ－Ⅲ MEMDM 为第三代，已广泛用于临床（见后）。

（二）磁电经络疏导仪超强刺激对大鼠皮肤、内脏影响的组织学观察

研究单位：包头医学院心血管研究室。

时间：1988 年 11 月 10 日。

方法与结果：

磁电经络疏导仪采用磁块电极贴敷于体表穴位，观察电磁效应过强和作用时间过长时，是否会导致对穴位组织和重要脏器的损伤，对大鼠穴位局部组织，脑、心、肝、肾等脏器有无损伤作用。

磁电经络疏导仪：磁电极系采用锶钴铜永磁块，场强为 1600 高斯，用脉动电压，频率为 4～400Hz。

大鼠经络穴位的选取与定位：健康大鼠，体重 196～310g，雌雄不限，戊巴比妥钠 20mg/kg 腹腔轻度麻醉。参照人体经络穴位选取与定位方法，分别在足阳明胃经、任脉、督脉选取“足三里”“膻中”“中脘”“百会”等穴位，仔细剪去穴位周围皮肤的毛，用酒精消毒后再用生理盐水湿润穴位皮肤，将磁电极块与皮肤紧密接触固定。

刺激强度和刺激时间的选择：大鼠随机分为两组，每组各 15 只。一组用 80V 电压，持续刺激 10min；另一组为 90V 电压，持续刺激 20min。在刺激过程中除可见大鼠后肢及爪随刺激频率持续收缩，并不断地摆头外，未见其他异常

反应。

形态学检查：刺激停止后，迅速取“足三里”与“中脘”穴位处皮肤及肌肉组织，并取大鼠脑、心、肝、肾等脏器，用10%福尔马林溶液固定，做形态学检查。

形态学检查证实，用磁电经络疏导仪80V、10min或90V、20min持续刺激，对大鼠“足三里”与“中脘”穴位处组织和脑、心、肝、肾等脏器均未见损伤作用。

动物实验病理检查报告结果表明，这样超强刺激仅有局部的一过性、刺激性炎症反应，而无组织坏死性损伤。

磁电经络疏导仪临床疗效观察报告（包含治疗方法）：

注：下列各院观察报告内部顺序编号未变，名称及图表纳入本书的编号。

（三）磁电经络疏导仪治疗乳腺增生病103例疗效观察

研究单位：北京市第二医院针刺冠心病室。

乳腺增生病是中年妇女的常见病、多发病。常在两侧乳房相继发生，少则1～2个，多则5～6个，小如蚕豆，大如鸡卵。患者自觉乳房胀痛、牵扯痛、压痛。应用磁电经络疏导仪，对103例乳腺增生病患者进行经络疏导治疗观察，报告如下。

病例来源：均经外科检查，经超声检查确诊之病例。年龄：21～30岁22例，31～40岁52例，41～50岁29例。

病程：1年以内51例，1～2年31例，3年以上21例。

治疗方法：

（1）治疗原则：用经络疏导仪通调脾胃二经。

（2）取穴：一组取胃经足三里、解溪（或脾经阴陵泉、三阴交），另一组取右侧天宗穴及手三里。

（3）仪器操作：仪器用磁电经络疏导仪，选定穴位，涂以导电液，将导线插头插在仪器上，磁性电极固定于选定穴位。接通电源，开电源总开关，再开分组开关，频率按钮放在疏密波处，从远端穴位先调电压，达到麻而不痛的程度，再调近端电压，在变频变压的过程中，使经络得以疏通。

（4）疗程：每日1次，每次15min，10次为一疗程，疗程中间休治一周。

疗效标准：

（1）临床治愈：肿块全部消失，疼痛停止，月经期无反复者。

（2）显效：一个肿块缩小一半，多个肿块则消退半数以上，疼痛大减者。

（3）有效：肿块缩小或减小不足一半，疼痛减轻者。

（4）无效：治疗6次以上，肿块不小不减，疼痛无明显变化者。

疗效分析：

（1）变化过程：最好的疏通效果是立即生效，疼痛减轻。一般1～5次疼痛明显减轻，肿块变软，逐渐消散，多数在10次左右取得满意效果。

（2）疗效统计：见表9－8－1。

（3）对比分析：

作者共观察103例，发病均在6个月至3年范围内。与中药“乳块消”50例疗效对比：乳块消疗效较好，一般治疗1～2周疼痛虽明显减轻，但乳腺增生块则需1～3个月逐渐消退，对比观察结果见表9－8－2。仅以一个月内MEB-MEM治疗效果与中药相比，差异有非常显著性意义。

表9－8－1　乳腺增生103例疗效统计表

疗效	消散	显效	进步	无效	总病例数	总有效率
例数	25	37	28	13	103	87.37%
百分率	24.27%	35.92%	27.18%	12.63%	100%	

表9－8－2　中药疗效对照表

方法	疗效					
	总例数	消散率	显效率	有效率	无效率	总有效率
经络疏导1周～1个月内	103	24.27%	35.92%	27.18%	12.63%	87.37%
乳块消服用1个月	50	30%	2%	24%	44%	56%
乳块消服用3个月	50	54%	26%	12%	8%	92%

结语：

（1）应用经络疏导仪治疗103例乳腺增生病，总有效率达87.37%，与自体自然消散率相比，差异有非常显著性意义，与乳块消等中药疗法对比，其止痛效果、消退效果差异均有非常显著性意义。

（2）经络疏导无副作用，治疗后患者普遍感觉心情舒畅，精神振奋，食欲增加。

（四）磁电经络疏导仪治疗面神经麻痹111例疗效观察报告

研究单位：北京医科大学附属人民医院中医针灸科。

方法与结果：

面神经麻痹也称“口眼歪斜”，为一般性疾病，用针灸效果较好。但是在面部用针颇为痛苦，并容易遗留痕迹。我院应用经络疏导仪治疗就无此缺点，为一种较好方法。比较111例面神经麻痹的病例，并与用针刺治疗50例对照，对比观察如下。

1. 一般资料

（1）观察组：共观察111例，其中男性49例，女性62例，年龄最大61岁，最小17岁，以40~50岁最多，病程最长3年，最短2天，两侧发病基本无显著差异。

（2）对照组：50例中男性28例，女性22例，最大年龄62岁，最小年龄26岁，病程最长3年，最少3天，两侧发病基本无显著差异。

见表9-8-3。

表9-8-3 经络疏导法与针刺法治疗面神经麻痹的疗效对比

分组	疗效					
	痊愈率	显效率	好转率	无效率	总例数	总有效率
经络疏导治疗组	36.93%	32.4%	24.32%	6.32%	111	93.68%
针刺对照组	36%	34%	14%	16%	50	84%

2. 疗效对比分析

与表9-8-2对比可见，经络疏导法比针刺法疗效略显优越。

3. 典型病例

（1）王某某，男，58岁，干部，面神经麻痹10天。

患者10天前突然发现右面部感觉迟钝，右口角下垂，饮水外流，右眼不能闭合，来到我院治疗。

检查：右面部肌肉松弛，右眼不能闭合，口角向左歪，右鼻唇沟消失，皱眉右侧不灵，鼓腮右口角漏气，伸舌正，四肢活动自如，未见中枢神经损伤。

应用经络疏导仪，对阳明经及少阳经和局部进行疏导，治疗1次后立即感到病侧舒适，次晨右眼可以闭合，每日1次连续治疗，每次均有明显好转，5次基本恢复正常，共治疗10天，完全恢复正常。

（2）孙某某，女，26岁，干部，左面神经麻痹已2个月，曾在某医院针灸治疗2个月，左咀嚼肌仍无力，经常留存食物，漱口时左口角漏水。

检查：左额纹较浅，左鼻唇沟平坦，左眼闭合力差，有时流泪，鼓腮时左嘴角漏气。

应用经络疏导仪对手、足阳明经的头维、地仓、合谷、阳溪疏导3次，左眼闭合正常，两侧纹路对称，5次左侧咀嚼有力，不留食物，10次鼻唇沟恢复，两侧对称，15次痊愈。

4. 结语

（1）经络疏导仪治疗面神经麻痹，疗效高而快，总有效率达93.68%，一般均在5～15次取得满意效果，与针灸比较效果明显。

（2）对111例治疗观察无一例不良反应。

（3）对消除面神经麻痹的后遗症有很好的效果。

（4）无痛苦，频率和电压可以自己控制，病人可以自己掌握，减少恐惧心理，对怕针者尤为适宜。

（五）磁电经络疏导仪治疗肱骨外上髁炎104例疗效观察报告

研究单位：北大人民医院中医针灸科磁疗室。

肱骨外上髁炎又称网球肘，属骨科常见多发病，多发于右肘，常带着病痛工作和生活，缺乏良好的治疗。作者在李定忠教授指导下，应用经络疏导仪治疗此病取得满意结果。深受病人欢迎。现将观察结果报告如下。

1. 临床一般资料

病人来源：患者均经外科医生确诊后转磁疗室接受经络疏导治疗。确诊后的病人104例，其中男性46例，女性58例，年龄最小24岁，最大67岁。

2. 治疗方法

按中医经络分类：病经为手阳明大肠经。穴位可取肩髃与阿是穴及手三里、合谷两组。为了加强效果配对侧足阳明胃经足三里、下巨虚。如痛点偏外，则取手少阳三焦经配足少阳胆经。

3. 治疗标准

（1）治愈：疼痛消失、功能正常无后遗症。

（2）显效：经3～6次治疗。疼痛减轻一半以上。不影响日常工作及生活。

（3）好转：疼痛及功能有好转。但不足一半者。

（4）无效：连续治疗6次。疼痛及功能无改善着。

4. 疗效分析统计

表 9-8-4 经络疏导治疗疗效表

病名	疗效					
	例数	治愈	显效	好转	总有效	无效
例数	104	27	36	30	93	11
百分率	100%	25.96%	34.62%	28.85%	89.43%	10.57%

5. 典型病例

例 1：迟某某，女，56 岁，退休干部。

患者于 1985 年 4 月 4 日来诊，主诉右肘前外侧疼痛，夜晚加重，影响入睡或睡中痛醒，右手不能端碗和提物，牵扯上肢疼痛已月余。

检查：右侧肱骨外上髁有明显压痛，持物功能障碍，右手不能提起 500ml 盐水瓶。

治疗：取手少阳三焦经之阳池穴及曲池外侧肱骨外上髁压痛点。进行经络疏导，15min 后疼痛明显减轻，自觉轻松，当即能提起 500ml 盐水瓶。次日来主诉当晚能安睡。继续治疗 2 次。疼痛基本消失。活动正常。又巩固治疗 5 次，观察 1 个月未复发。

6. 讨论

此法止痛快，一般 1 次可生效，3～6 次止痛、恢复功能。

作者应用磁电经络疏导仪治疗 104 例网球肘患者，总有效率 89.43%。

经络疏导治疗取穴时最好用 2～3 组。这样可以提高疗效。

该仪器有疗效高、使用方便、无副作用等优点，有推广使用价值。

（六）磁电经络疏导对 152 例疼痛病、五官科病治疗观察

研究单位：北京第六医院经络室，北大人民医院垂杨柳医院。

1. 临床一般资料

病例均经各科医师确诊，年龄最小者 2 岁，最大者 70 岁，病期最短者 2 天，最长者 10 余年，男女比例相仿。包括骨关节病、五官疾病和各种内脏性绞痛或慢性胃炎等 152 例。此外，还治疗一些皮肤病或其他疑难病证。

2. 操作方法

根据病经取穴，按操作规程进行经络疏导治疗。方法从略。

3. 疗效标准

（1）近愈：治疗 1～10 次，症状消失，功能正常。

（2）显效：治疗 1～10 次，症状好转 80% 左右。

（3）好转：治疗 1～10 次，症状不同程度减轻。

（4）无效：治疗 6 次以上症状无好转。

4. 疗效分析　见表 9－8－5。

表 9－8－5　临床疗效数据统计表

病种	疗效		
	总测数	总显效率	总有效率
骨关节疾病	64	68.75%	98.44%
内科疾病	35	97.14%	100%
五官疾病	53	47.17%	94.34%
共计	152	67.76%	97.37%

* 症状不足 30 例未列入表内统计

在 152 例中，经过 1～10 次治疗，病情好转 80% 以上者：骨关节病显效率达 68.75%，内科病达 97.14%，五官科病达 47.17%。

从上表可见，内脏性疼痛疗效最佳，骨关节痛疗效也较好，因骨刺、腱鞘炎等痊愈较难，耳鸣、耳聋等五官疾病更难，但有效。痊愈者占少数，病人感到症状减轻，能安于生活。某些皮肤病也有较好疗效，深受病人欢迎。

（七）经络疏导仪治疗外伤性头痛 20 例近期临床治疗观察报告

研究单位：中国人民解放军 304 医院。

外伤引起的头痛为最重要的症状。对这类由于颅内压产生的头痛，常用的镇痛药效果差。从 1988 年 11 月到 1989 年 5 月李定忠教授用 MEMDM 治疗 20 例取得以下结果。

1. 一般资料

病例共 20 例，男性 14 例，女性 6 例，年龄 19～68 岁。病期最短为 1 天，最长达 1 年零 9 个月。1 例为颅内血肿术后 1 年零 9 个月，头部手术瘢痕处疼痛。其余 19 例均为轻型颅脑损伤，无颅骨骨折及神经系统损害体征。但大部分患者头痛的局部头皮有裂伤、挫伤或局限性肿胀压痛。部分患者表现为一侧或双侧太阳穴附近搏动性跳痛，头皮无病理性损伤。重度头痛者 5 例，一般疼痛者 15 例。

2. 治疗方法

（1）选穴：偏侧性头痛，通常选患侧太阳到风池，手三里到合谷穴。部分患者选用了太阳到完骨，外关到关冲穴，效果略欠。非偏侧性或中线部位头痛通常在督脉上适当选穴。

（2）操作：先用盐水棉球将所选穴位处皮肤擦拭后置上电极，胶布固定。打开电源开关，调节强度旋钮，使各穴点均有“麻胀”感为度。数分钟后开始切换，切换 10 余次再继续治疗几分钟。每次治疗 10 ~ 15min，治疗次数为 1 ~ 5 次不等。治疗过程中刺激强度不要过大，均无任何其他不良感觉。

3. 结果

本组近期治愈 12 例，占 60%；头痛明显减轻 4 例，占 20%；头痛减轻 3 例，占 15%；无效 1 例，占 5%。所有患者在治疗过程中，头痛感均能消除，即刻缓解症状达 100%。

4. 小结

本组 20 例临床治疗观察结果表明：

（1）经络疏导仪对非颅内压增高引起的外伤性头痛确有肯定疗效。其总显效率达 80%，总有效率 95%，而即刻缓解症状达 100%。

（2）使用安全，操作简便，无任何副作用及痛苦。

参考文献

［1］李定忠，李秀章．经穴皮部挑治与深刺的 fMRI 对比研究［J］．中国针灸，2000，20（8）：491.

［2］李定忠，傅松涛，李秀章．经络四大调整功能的证实与新疗法的创建［J］．中国针灸，2004，24（12）：850.

［3］李定忠，傅松涛，李秀章，等．经络六大功能及骨伤病经络疗法的创新［J］．中国针灸，2008，28（S1）：16.

［4］李定忠，李秀章．中医经络探秘［M］．北京：解放军出版社，2003.

第十章

经络多病同治的各科临床应用

笔者简要介绍60多年经络诊疗实践，并配备一些患者病历记载及视频光盘资料，读者可以听听患者自己的感受和亲眼看看真实的效果。

一、经络自防自救自我完善生命科学的实证

经络治疗的神奇之处在于：一个指导理论和一种操作方法，能够对性质不同、系统不同、科别不同的四五种病、七八种病，同时治疗，相继生效。后天病能治，某些先天病、遗传病也能治；超敏状态疾病能治，自身免疫机能障碍性疾病也能治；内因性疾病能治，外因性、感染性疾病也能治；近期发病能治，久治不愈反复发作的疾病，甚至几十年药物依赖性疾病也能治；功能障碍性疾病能治，实质性疾病也有效，甚至腰椎间盘突出的患者，有关节囊膨出自动复位和关节腔再现的实例。神奇的经络治疗也是几亿亚健康人群的福音，通过经络调整，绝大多数人能在几分钟内换来一身轻松。当然，不能一概而论，也不是说经一次治疗所有的病都能痊愈。有些病确实有一次治疗手到病除的疗效。而有些慢性病、疑难病、实质性或久治不愈的病，尽管当时能取得一定效果，但有个“时效”问题，好几天又坏，但在连续治疗的过程中，多数会越来越好，也有少数疾病需要配合药物或其他方法治疗，当然也有很少数无效病例。

经络调整不仅能治多种病，还能增强体质，能预防疾病的发生，能把某些即将发生的疾病，迎头拦截回去。经络治疗的美容效果显著，在中药的配合下能使黑脸变白，能使满脸的脓包和炎症性瘢痕消退。经络治疗还能使一些中断几个月的月经重新来潮，能使更年期的症状迅速转变。

如果经络理论得到科学界、医学界和主管领导的认同和支持，并进一步研

究落实和推广，让它作为每个人的养生保健手段，成为家庭养生保健的优先选择，成为全国全社会的医疗保健习惯，我国疾病发生率会大幅地消减，医疗费用也可以大幅地降低，何愁难以解决看病贵、看病难的问题！所以大力振兴中医，弘扬经络治疗是造福人民、造福人类的大事，绝不是小事！这应该是我们这一代人的历史责任。

总之，经络是自身的智能型的程序化的调整系统，请看以下实例。

二、多病同治同效的实例介绍

（一）三个科五种病同时调整

患者顾某，女，55 岁。长期在社科院伏案从事科研工作，患有多种慢性病，应用经络环皮部挑治法进行治疗，两个半月获得全面好转。

（1）颈椎病发病 10 多年，经常感到颈部有肌肉紧缩、沉重、疲劳、左手关节胀痛。经医院检查，发现颈椎曲度变直。

（2）腰椎间盘突出症：2003 年一次车祸受伤后，经常腰痛，不能持重物。2008 年 1 月因工作劳累，病情加重，影响生活和工作。经医院检查，证明腰椎 4～5 椎间盘突出。

（3）额部硬皮病：发病一年多，额头中间皮肤黑红、发硬，有紧缩感。确诊为限局性硬皮病。

（4）多年头痛：多年头痛导致长期失眠，经常恶心、呕吐，影响吃饭，致使面部灰暗及产生黑眼圈。

（5）抵抗力低下：连年不断发生感冒，长期在病痛的困扰中生活和工作。

2009 年应用经络治疗，颈椎病引起的多种症状明显缓解，左手关节胀痛消失，疲劳减轻，腰痛基本缓解，灰暗的皮肤变白、红润，黑眼圈变淡。最重要的是，整个身体从亚健康状态走向健康。现在，头痛症状基本消除，晚上睡眠状态大为好转，恶心、呕吐的症状已愈。特别是从 2009 年治疗到现在，基本上未发生感冒，只有偶尔过度劳累的时候，腰部有一点点酸痛。

每次短短几分钟经络治疗，患者都会感到步履轻松，身心愉快，身体各种不适症状，轻则当即消失，重则大大减轻。

（二）三个科三种病同时调整

张某，女，45 岁。有三种病，即荨麻疹、乳腺增生和颈椎病。

（1）荨麻疹：2007 年 6 月 23 日，患者吃桃子过敏，嘴唇肿大，舌根发木，心慌，到医院紧急注射地塞米松 5mg，症状缓解，又连服开瑞坦 5 天，病情稳定。7 月 3 日，患者淋雨后，嗓子突然失音，心慌，发生大片风团，医院诊断为荨麻疹，服药过程中，仍每日起风团，衣物紧缩部位更加明显。情绪变化或冷热变化时，均出现喉头水肿。经检查过敏源，发现多种食物、药物及装饰材料近 20 类物品过敏，自觉体质下降，走路气喘吁吁，十分痛苦。

2008 年 3 月 4 日患者来诊，应用经络环皮部挑治法，配合中药治疗，一次挑针，患者当即口述感到背部轻松，一周来荨麻疹已不每天发作，由于公司搬家，吸入粉尘，一度加重，治疗一周又减轻。经过 2 个月的治疗，过敏症状全部消失。

患者同时感到体质增强，精神状态变好，皮肤明显变白。

（2）乳腺增生：10 多年来患者双侧乳腺患有小叶增生，硬结均在 4 ~ 5cm 大小，经过 3 个月的经络治疗，患者已经停止了疼痛，硬结软化消退。

（3）颈椎病：患者多年伏案工作，患颈椎病史 10 多年，X 光片证实，生理曲度变直，边缘骨质增生。在挑治过程中，头晕、恶心、胸闷、颈背酸痛等症状迅速好转，现已消除。

（三）四个科六种病同时调整

冯某某，女，47 岁，患有六种慢性病。

（1）慢性气管炎：患者发病 10 多年来，经常咳嗽、胸闷、胸痛，5 年来逐渐加重。

（2）偏头痛：患者 10 多年右太阳穴处疼痛，每月多次发作，怕光、恶心，时轻时重，自 2006 年 6 月开始左枕部每天无规律疼痛，从下向上窜痛，如虫蠕动。医院检查发现有腔隙性脑梗死，认为与此病有关。

（3）月经不调：近 4 年月经不准，呈暗褐色，经期可拖延 2 个月。

（4）失眠多梦：20 多年来，经常失眠，甚至整夜难眠，睡着又做梦，导致经常头晕、乏力。

（5）颈椎病、腰椎病：病史均有 10 多年，颈椎生理曲度变直，右肩臂沉重乏力，患者做饭揉面总要间歇几次才能完成。2008 年 12 月 3 日，经 X 线片检查颈椎生理曲度变直，颈部 4 ~ 6 椎体后角变尖。第 4、5 腰椎间盘突出，右腿的关节不适，上楼不能用力，脚踝酸痛，走路乏力、胀痛。

（6）湿疹：30 多年反复发作，患者面部反复发生红斑、丘疹，痒，严重时大片红肿浸润。患者感觉里外都痒，波及耳根、下颌、额头，抓后出黄水，时轻时重，轻时起干皮。

2008 年经人介绍，找到李定忠教授，用经络治疗，配合中药，病情相继好转。第一次挑治后，顿时感到身体轻松，次日咳嗽、咳痰减少，胸部舒畅许多，睡眠开始改善。第三次挑治后，患者感到气息顺畅，面色红润，右肩轻快，肘关节疼痛消失，双腿也明显轻快。第五次挑针后的第二天，咳嗽、咳痰症状全部消失，患者感到睡眠沉香，精神好。

治疗后第 8 天，由于想事多，睡眠又不好，并有头痛。第 9 天挑针后，头痛有明显减轻，继续巩固治疗，因故时有中断，但总体都在好转。

（四）三个科八种病同时调整

张某，女，44 岁，青海人。从事会计工作，患者由于工作紧张，睡眠晚，工作单位离家远，比较辛苦。从 2000 年开始，感冒后引起气管炎，一直未好，相继发生荨麻疹、哮喘、鼻腔溃疡、过敏性皮炎、颈椎病、食欲不振和失眠多梦。

2003 年，患者哮喘加重，发作时不能平躺入睡，多在夜间 2 点哮喘更加激烈，随后发生鼻腔溃疡、鼻周发痒等系列症状，这种痛苦连绵 4 年。曾多方求助于中西医治疗，只能控制一时，不时仍有急性发作，上述症状又席卷而来，特别是吸入甲醛、油烟等刺激味、怪味，或生气、着急等情绪变化，都可以突然引起咳嗽、哮喘。主诉躺也不行，坐也不行，感觉不知如何熬过这个痛苦时期。发作时根本不知饿，不想吃东西，也睡不了觉，出大汗，由于长期消耗，抵抗力很差，经常感冒，又加重了哮喘。

2007 年 8 月 30 日到此就诊，确诊为“慢性喘息性气管炎”，随后进行经络挑治，几分钟后哮喘开始减轻，经过一周中药及三次挑针，喘息停止，鼻部红痒、溃疡均见好转，能够平卧睡眠，能吃饭，也有饥饿感，精神状态渐好，吸入刺激气味也未发作，二十多天的治疗，病情得以控制。

（五）两个科八种病同时调整

邢某某，81 岁。患者 62 年前患肺结核，1950 年在协和医院做了胸廓成形术，左胸切除了七根肋骨，人工造成左侧肺萎缩，呼吸功能丧失。结果胸腔下陷，导致心脏移位，患者每当负重或者上楼就会引起气急、心跳加速。

随着年龄的增长，40 岁以后又患上了支气管哮喘，在心慌的基础上合并憋气，身体日渐衰弱。50 岁又患腰椎间盘突出症、膝关节骨质增生、高血压、高脂血症等。并且，哮喘病频繁发作，近 20 多年来每年都要靠呼吸机吸氧来减轻痛苦。腰椎间盘突出和膝关节骨质增生，白天吃止痛药，夜里吃安眠药，仍无法入睡。腰痛、腿酸麻胀痛，经常彻夜难眠。多年来一直靠药物维持，继而导致不思饮食、胃痛、恶心，痛苦相继发生。

2011 年春节，开始应用经络挑治和磁疗，两周后出现明显变化，夜间腰腿痛消失了，不吃止痛片、安眠药，能够整夜安眠，睡到天亮。腰椎间盘突出、膝关节的疼痛均已治愈，上下楼行走正常。患者感到最大的痛苦是 30 年来日益严重的哮喘病，也基本治愈，并停药。是冬没再吸氧。经络治疗前，负重活动时心率可达到每分钟 120 次，每天吃两次异搏定，每次两片。现在每天只吃一片就能平稳。

经过半年多的经络治疗，患者几十年的八九种病已基本痊愈。不需要住院靠呼吸机和吸氧过冬了，几十年药物依赖的问题基本得到解决。

三、皮肤病的经络治疗

（一）过敏性疾病

本编内容均以作者临床经验为基础，以病种为主线进行方法介绍。所以各病的方法介绍以疗效为准则。不完全用固定顺序介绍，必要时提供药物配合。

1. 荨麻疹类

（1）荨麻疹

临床表现：荨麻疹主要特点为风团，时起时退。分为急性和慢性。

①针刺疗法

【穴位】根据病因、病灶、发疹重点部位，治疗分为腹面、背面两组穴。

腹面穴组（病人仰卧位）：百会、曲池、合谷、足三里、三阴交。背面穴位（病人俯卧位，前臂弯曲）：百会、风池、肺俞、肾俞、曲池、委中。胃肠症状明显，发病与进食等关系较大者，选用腹面穴组，必要时加中脘、天枢等穴。便秘加丰隆。胃酸多改足三里为阳陵泉。痒感显著加血海、大陵。发病与物理因素（如气温等）有关，或伴发咽炎、扁桃体炎者。原因不明发热者，取背面穴组为宜。频发加肩髃，便秘加大肠俞或两组穴交替进行。

【手法】平补平泻，感传明显，留针 20～30min，中间行针 1～2 次。定时发生者最好在发作前进行针刺，急性每日一次，慢性隔日一次。慢性频发或有病灶者可每日一次。

【疗效分析】急性荨麻疹针刺疗效甚佳。作者治疗25例，痊愈23例。追踪半年至一年。未见复发。刘景和氏报告急性荨麻疹86例，单纯针刺大肠俞，痊愈占96.5%。两个月内未见复发。慢性荨麻疹作者针治100例，痊愈者45%，显效11%。较急性效果差，但较西药效果好而稳定。

【结论】本病急性期尽快连续针治为宜。

【典型病例】46875号病历：男，32岁，病期6年，全身暴露部位频发风团，皮肤划痕征（+）。遇冷即发，合并慢性肠炎及扁桃体炎。考虑主要为大肠经和膀胱经证候。针刺用28号针刺背面穴组，每次留针20min，隔日一次。结果：针刺1次减轻，5次痊愈，巩固1周，随访1年，未复发。

437326号病例：女，28岁。病期16年，全身风团，精神紧张，遭风或吃海鲜诱发。选用30号针，针治1次减轻，15次治愈，巩固1次，随访半年未见复发。

②火罐疗法

【穴位】

大罐：大椎、命门（或阳关）。

中罐：肺俞、胃俞、曲池、委中或血海，酌情辨证加减。

【方法】具体方法同前面方法介绍。

【疗效】急性者治疗1～3次可愈。慢性者观察45例，痊愈率占44.4%，与针刺效果相仿。慢性治疗过程中拔罐适当变换穴位有益。

③经络环皮部挑治法

【穴位】选用主穴一号图，打通经络环。与外感风寒有关，加肩井及督脉（从大椎向下1～5节）。与失眠有关加督脉（从命门向下至长强）。与胃肠有关加中脘、阴陵泉，与内分泌有关加关元、三阴交。

【方法】方法与疗法介绍一致。5岁以下的儿童，用针尖轻轻点刺上述穴位（不挑）。每周2～3次。

【疗效】绝大多数患者均能一次减轻，止痒效果好。观察80例，有86.3%达到治愈。多数在1～2周治愈。小儿荨麻疹多在1～3天治愈或显效。配合药物更好。对多年不愈的慢性荨麻疹，包括寒冷性、胆碱能性、压迫性、日光性荨麻疹，也有较好的效果。

注：Ⅱ型变态反应性荨麻疹，炎症反应较强，甚至有过敏性休克合并。Ⅲ

型变态反应性荨麻疹属荨麻疹性血管炎。前者病情急而重，后者连绵不断，不易治愈，必须配合药物治疗。

（2）皮肤划痕征

①针刺疗法

穴位、方法、疗效与慢性荨麻疹相仿，效果略低于慢性荨麻疹。

②火罐疗法

穴位、方法、疗效与慢性荨麻疹相似，效果略优于慢性荨麻疹。

③经络环皮部挑治法

【穴位】选用主穴一号图，打通经络环。男性患者加太溪，女性患者加关元。

【方法】方法同前。

【疗效】绝大多数患者一次减轻，3～4 周多可治愈。严重者配合药物治疗。

（3）丘疹性荨麻疹

①经络环皮部挑治法

【选穴】百会、风池、大椎、肾俞、手三里、足三里（多见于儿童，用穴较少）。

【方法】用针尖轻轻点刺穴位（不进针）。每穴点两下，隔日一次。

【疗效】多数 1～3 次消退。必须除去致敏因素以免反复发生。有感染者应进行消炎治疗。防止并发症。

2. 药物反应类

凡是药物通过任何途径（口服、注射、吸入、栓剂）进入人体，在皮肤、黏膜甚至累及其他系统的炎症反应，统称为药物反应。其发生机制多数为变态反应，部分为非变态反应，分两大类。

经穴治疗方法结合临床介绍如下。

（1）药物热

①针刺疗法

【取穴】选背面组穴。

【手法】方法一致，伴发重型药疹，行针时间 20～30min。

【效果】如无新过敏源，原有过敏源在体内存留不多。针后可以迅速降温。多数在针刺 1～3 次降温。伴发内脏及全身反应的重症患者持续时间较长，应配合激素输液及中药治疗。

②经络环皮部挑治法

【取穴】按主穴一号图示，加血海，打通经络环。

【手法】方法一致。挑治后，加耳尖、大椎刺血，每日1次。

【效果】一般多为1～3次退热或降温。

【疗效评述】如为单纯发热，或猩红热、麻疹样药疹伴有高热，单纯针刺或经络环皮部挑治便可痊愈。如为红皮症、剥脱性皮炎、重症多型红斑、表皮松解性药疹伴发高热，针刺疗法最佳，并应配合中西药物作为辅助疗法为宜，能大大加快治愈过程，减少死亡率。

（2）固定性药疹

好发于皮肤黏膜交界处（如口唇、包皮、龟头、肛周）及手足。皮疹主要形态为水肿性红斑，继续发展可成大疱、破溃、糜烂、渗液。

①针刺疗法

【取穴】根据发病部位，就近及循经取穴。发生在外阴：取关元、三阴交。发生在肛周：取次髎（长强）、委中。发生在四肢：取外关、足三里、三阴交。

【手法】平补平泻，找到针感留针20min。每日针刺1次。

【效果】对止痒、止痛、消肿及创面愈合均有作用。如红肿、未发疱时，1～2天可以消退，免于发疱、糜烂。已经发疱者，能促使糜烂面加快愈合，一般3～5天可以治愈。

②经穴磁疗

【取穴】同上。

【用法、用量】成人选用大磁片，小孩选用小磁片，按异极相吸顺序贴敷。

【疗程】贴两天，取下4～6小时，再贴。

【疗效】对止痛、止痒、消肿、创面愈合都有较好的效果。

③经络环皮部挑治法

【取穴】按主穴一号图打通经络环，加囟门和次髎、关元。

【疗效】发病早期应用此法，立即止痛、止痒，1～2次皮疹、红肿均可明显消退，甚至迎头拦截回去。

【疗效评述】经络环皮部挑治法快捷，痛痒症状迅速减退，多处发病能一起解决。十分简便。经穴磁疗无任何痛苦，效果也较快，作用时间长。针刺疗法可以把感觉通至患处，对重症者更为合适。

【注意事项】

a. 首先注意保护病变局部，最好在出现大疱之前进行治疗。因其发病部位特殊。避免摩擦起疱或合并感染。

b. 外用药配合十分重要：未形成大疱糜烂时，每日两次，外涂硼酸氧化锌糊膏加肤轻松。如已形成大疱或刚刚破溃糜烂，先涂1%龙胆紫药水，再涂上述药膏。如糜烂面已有化脓感染，必须先用3%过氧化氢液消毒创面，再用硼锌糊加肤轻松外涂，用归黄油敷在创面，连续两天。必要时配用内服消炎药。

（4）光感性药疹

服用光感性药物，经日光或紫外线照射后，在暴露部位出现红斑、水疱等湿疹样药疹。

①针刺疗法

【取穴】百会、印堂、四白、太阳、承浆、合谷、足三里。

【方法】平补平泻，找到针感，留针20min。

【疗程】每日1次，连续进行。

【疗效】当天或当即痒感减轻，次日明显消肿，一般3天内痊愈。

【实例】李某某，男，50岁，光敏感性药疹。病期3天，发疹前服长效磺胺两片，15min后面部发痒，次日外出日晒后，面、手红肿，眼睑高度水肿、闭合难开。

检查：面颊、手背等外露部位出现高度红肿，隐在密集红色丘疱疹，眼睑闭合，要人搀扶。

针刺：百会、印堂、四白、太阳、合谷、足三里。每日1次，每次留针20min，行针2次。第一天针后红肿消退，两眼能睁开，痒感明显减轻。第二次针后消退80%。第三次针后全部恢复正常。

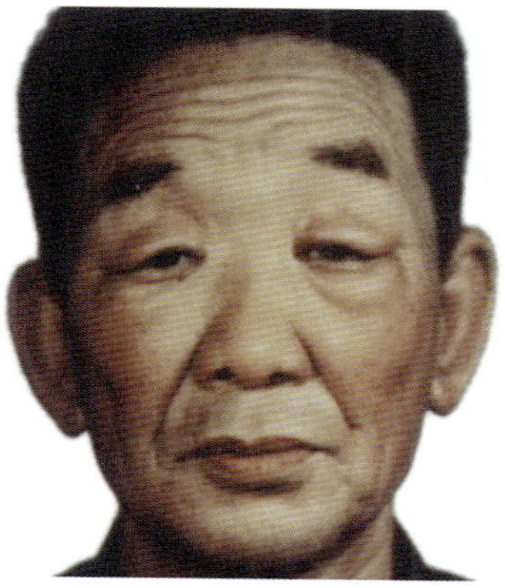

图10-3-1A　李某某，光感性药疹3天，面、手高度红肿，针1次，眼已开始睁开

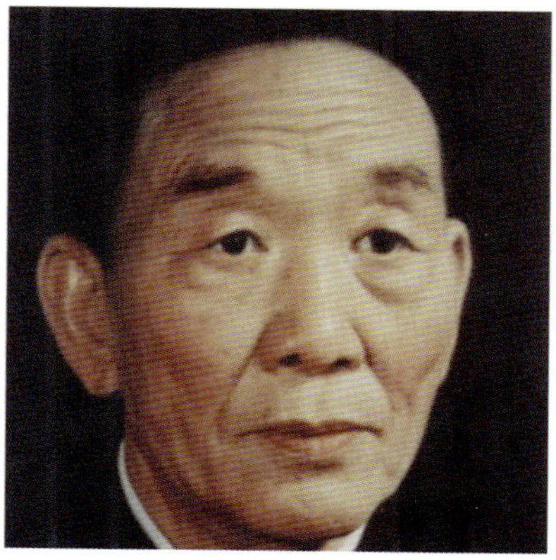

图10-3-1B　李某某，每日针1次，连针3天痊愈

②经穴磁疗

【取穴】印堂、外关、足三里。

【方法】胶布贴敷。

【疗程】每日2次，每次2h。

【疗效】适用于初起红斑或小水疱，消退甚快。但糜烂不宜贴敷，对胶布过敏者不宜贴用。

③经络环皮部挑治法

【取穴】按主穴一号图打通面部及经络环。

【方法】每日1次，督脉和膀胱经穴为重点，面部穴轻轻点刺，四肢穴后挑。

【疗效】一般当晚痒感减轻，皮疹减退。2~3天多数治愈。

如果为了加快红肿、糜烂的消退，可用0.9%盐水湿敷或在药液中洗后再敷。一般要求液体温度偏凉，将白毛巾浸透，拧半干，敷病损表面15~20min后，连敷1小时，每日3段时间即可。红肿糜烂不重者，可直接用氧化锌糊和肤轻松等激素霜混合外涂。单纯经穴治疗，也能较快痊愈。

（5）全身性药疹

临床共同特点为全身性弥漫性充血，以躯干及面颈部较重。猩红热样、麻疹样药疹，湿疹样药疹，多型红斑样药疹，荨麻疹型药疹，紫癜样药疹。

①针刺疗法

【取穴】注射药引起的全身性药疹：取背组穴如百会、风池、肺俞、肾俞、委中、曲池、合谷、三阴交。口服药引起的全身性药疹或肠胃反应强烈者：取前组穴如百会、膻中、中脘、曲池、合谷、足三里、三阴交。有高热加大椎、环跳。根据局部特殊变化加穴，如面部红肿加印堂、四白等穴。耳部红肿加完骨、翳风和太阳穴。

【方法】平补平泻，找到针感，行针20min，中间捻针2次。每日针刺1次。

轻型1~2次可愈，较重者2~4次基本消退。猩红热麻疹样药疹、荨麻疹样药疹治疗效果最快，最佳者针刺当时，即可消退大半。湿疹型、紫癜型、多形红斑型药疹一般需要2~3天以上。总之，效果甚佳。

【实例】安某某，男，36岁，湿疹型药疹。病期2天，发疹前注射链霉素过程中，面部、四肢发痒、起红疹，面、手红肿，迅速波及全身，瘙痒、恶心，体温38.5℃。

检查：全身弥漫性充血，面、手高度红肿，眼睑闭合，全身密集丘疱疹和丘疹，部分融合成片。

针刺：背组穴刺百会、风池、大椎、肺俞、肾俞、委中、曲池。前面针印堂、太阳、四白、承浆、合谷、足三里。第一次针刺后，面、手红肿渐退，有正常皮肤出现。连针 6 天，痊愈。仅留色素沉着。见图 10-3-2A 和 B。

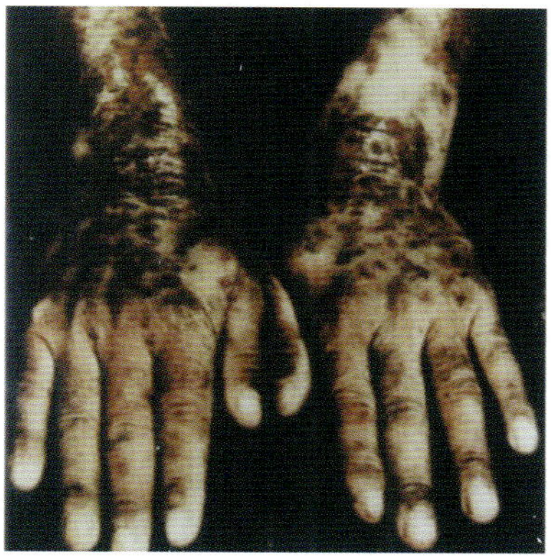

图 10-3-2A 安某某，湿疹样药疹 2 天，全身性红肿及密集型丘疱疹，手部最重

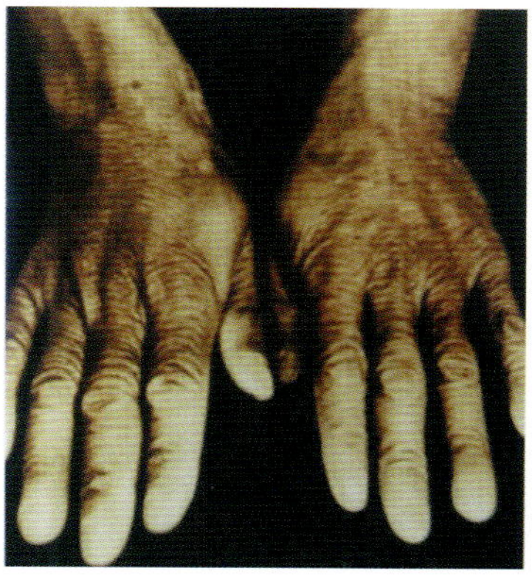

图 10-3-2B 安某某，针刺治疗，每日 1 次，6 次痊愈，仅留色素沉着

②经络环皮部挑治法

【取穴】按主穴一号图打通经络环，必要时配用面穴。

【方法】方法一致。百会及面部配穴轻挑，背部督脉穴及肺俞、肾俞重挑。

【疗效】恶心、憋气等症状及皮肤瘙痒，多数能立即消失，弥漫性充血部分立即减退。疱疹及肿胀等症状多数在 1～2 天内消退。部分可持续至 3～5 天左右消退。风团消退更快些。总之，此种全身性药疹多数均可单纯用经穴疗法治愈。

（6）重型药疹

重型药疹包括重症多型红斑样药疹、大疱性表皮松解型药疹及红皮症、剥脱性皮炎型药疹。

①重症多型红斑样药疹

临床皮疹以红斑，特别是紫红色瞳孔样水肿性红斑为主，在红斑基础上出现水疱或大疱。尤其在皮肤黏膜交界处出现大疱、糜烂，形成紫红色糜烂面，灼热感、疼痛剧烈。常伴有高热，肝肾功能障碍，病情危重，难进饮食。

②大疱型表皮松解性药疹

起病急剧，全身症状严重。皮肤为弥漫性紫红色斑块，多从皮肤皱褶处

(腋下及腹股沟)发病，迅速波及全身，触痛明显。继而在红斑上出现大小不一的水疱，疱壁薄而松弛易破，轻度摩擦即可形成大片糜烂面。表皮松解，尼氏征阳性。皮肤黏膜交界处糜烂，表皮剥脱之糜烂面令人十分痛苦，甚至呼吸道、消化道黏膜也出现糜烂和溃疡。

③剥脱性皮炎

起病急，常伴高热、寒战。初起多为猩红热、麻疹样药疹，病情逐渐加重出现全身弥漫性红肿，面部、四肢下端红肿更剧，有密集丘疹和丘疱疹，形成全身红皮症，红肿糜烂的表皮渗液、结痂。经两周左右全身皮肤开始脱屑成鳞片状，形如落叶。手足剥脱如手套或袜套。毛发、指（趾）甲也可脱落，病愈后可再生。

①经穴治疗

此种重症药疹死亡率较高。应该采用中西医结合治疗。皮质类固醇激素应及早使用，最好以输液方式为宜。我们主张在10%的葡萄糖溶液500ml中，加3g维生素C，地塞米松10mg直接加到小壶中输入为宜。病变皮肤配合适当的外用药，达到收敛、安敷、保护、消炎的目的。中药以清热凉血、利湿燥湿、活血解毒配合滋阴、补气药物。

经穴疗法在此种情况下虽然不能作为独立治疗，但也非常重要，特别是针刺疗法最合适最重要，意义有五：a. 止痒快。b. 降低敏感度快。c. 能使激素用量减少一半以上，而且激素减量时不至于病情反弹。d. 大大降低死亡率，甚至能降至零。e. 激素副作用也能显著减少。

②针刺疗法

【取穴】分前后两组先后连续进行。第一组穴：百会、曲池、合谷、攒竹、太阳、四白、地仓、承浆、中脘、足三里、阴陵泉、中都、三阴交。第二组穴：风池、大椎、肺俞、肾俞、承山。

【方法】用毫针1.5～2.5寸（30号），每日针1～2次，每次20min，上午针第一组穴，下午针第二组穴。穴点有红肿、糜烂和疱疹均可进针。原则是无化脓感染，均可针刺。根据病情好转程度可改为每日1次。穴位可以适当调整。

【疗效】应用针刺配合，每日均会有不同程度好转。一般3天左右止痛止痒。皮疹逐步消退，一周将消退30%～50%。多数病例在2～4周治愈。少数病例延长至1个月以上，也有极少数脏器衰竭者，难逃厄运。

【预防】药疹是医源性疾病，绝大多数应该得到预防。

a. 从病史上的预防：凡用药必先问清有无药物过敏史。避免应用致敏药物。病人也应主动介绍。

b. 从知识上预防：医生必须了解同族药物、结构相似药物和复方药物以及药物别名。不能由于医生的知识不足造成病人无谓的牺牲。

c. 从制度上预防：对高敏感药物要建立严格的皮肤试验制度。无过敏史者也做青霉素皮试。其他易引发过敏药物也应先做皮试，有青霉素过敏史者，连皮试都不能做。

d. 已确定为药疹，病历首页必须注明。并嘱咐病人，在今后医疗中禁用该药及相关药物。在衣袋中装有过敏药物卡，以防不测。

【早控早治原则】

a. 小量开始：比较敏感的病人或对某药有过敏史的病人，不敢排除与此药的相关性而病情需要时，应该少量开始试用。

b. 及时停止：特别是输液给药，用药后刚刚开始有头晕、恶心、心悸、浑身不适，立即停止用药。不要顾及一点药物的损失而遭严重后果。

c. 病情控制在初期阶段：如剥脱性皮炎早期仅为猩红热样、麻疹样药疹，如及时停药，采用得力措施，就不至于发展为红皮症。如刚有红皮症表现，便给以极大的重视，也可能不至于发展为剥脱性皮炎。一是病人重视，二是医生严格掌握病情发展。

d. 防止接力过敏：高敏感病人，在应用抗生素及化学合成药的要慎重。配合中药和针刺疗法，有绝对的优越性。一能控制病情发展，二能防止接力过敏。

3. 皮炎湿疹类

（1）刺激性皮炎

刺激物有刺激性或毒性，任何人接触均可引起皮炎和瘙痒。如：尿布皮炎、稻田浸渍性皮炎。治疗前必须先清除接触物，把皮肤清洗干净。

①针刺疗法

【取穴】刺激性皮炎可以发生在任何部位，不限于上述两种病。发生在什么部位，要针刺什么部位，并加用循经取穴。

稻田皮炎发生在四肢下段，取穴：曲池、内关、足三里、三阴交。病变最重的部位加阿是穴。刺激性皮炎发生在头面部，取穴：百会、上星、风池、印堂、太阳、四白、承浆、手三里。刺激性皮炎发生在会阴部，取穴：肾俞、次髎、长强、曲骨、三阴交。

【方法】均为平补平泻，进针后找到针感，留针 20min，每日 1 次。

【疗效】一般 1～3 次止痒，2～5 次治愈。

②经络环皮部挑治法

【取穴】按主穴图打通经络环。根据发病部位及病因加用附近穴位及相应督脉穴。

【方法】用挑治针，每穴挑两下。急则每日 1 次，慢则每周 2～3 次。尿布皮炎重点挑肾俞、次髎及局部穴轻轻点刺即可。

【疗效】同上。

【实例】崔某，男，2 个月。尿布皮炎。病期一周，尿布浸渍半天，引起臀部及阴囊红肿，病儿哭叫不停，涂药时轻时重，继续扩展。

检查：以阴囊及肛门为中心，发生浸润红肿。按上法进行经络环皮部挑治，每日 1 次，日渐干燥，好皮新生，一周痊愈。

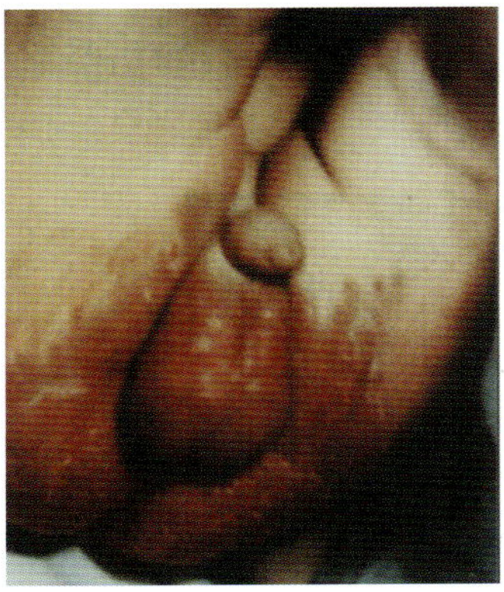

图 10－3－3A　崔某，2 个月，尿布皮炎 1 周，臀部阴囊大片浸润性红斑

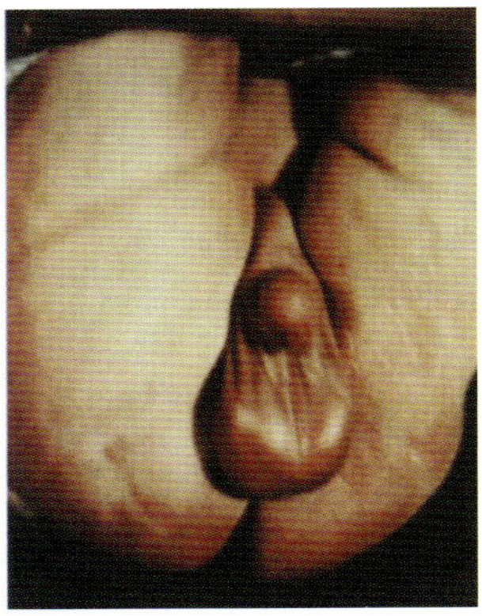

图 10－3－3B　崔某，经络环皮部点刺，每日 1 次，浸润减轻，停止哭闹，1 周痊愈

（2）接触性皮炎

多数起病急，接触部位出现边界清楚的红斑、丘疹、丘疱疹、水疱或大疱。疱壁紧张，内容物澄清，疱破后糜烂渗液。甚至发生组织坏死。特点有三：第一，发展部位与接触物一致，境界分明。第二，各型皮疹（丘疱疹、水疱、大疱）同时存在。第三，松弛部位（如眼睑、口唇、包皮、阴囊）肿胀显著，无明显边界。

①经穴疗法

针刺疗法及经络环皮部挑治法的取穴及方法同刺激性皮炎。

【实例】杜某某，男，23 岁，喷漆工人。漆料过敏。病期 2 天，喷漆后次日皮肤发痒、发红，越抓越痒，面部红肿。全身出现疱疹，伴有恶心，体温38℃。

检查：头面部高度红肿，眼睑不能睁开。全身弥漫性充血，对称分布密集型丘疹、丘疱疹及水疱。几乎没有正常皮肤。

②针刺疗法

【取穴】 分前后两组，背面穴取百会、风池、大椎、肺俞、曲池、合谷。前面穴取印堂、四白、承浆、内关、中脘、足三里、三阴交。

【方法】 背面针15min，正面针20min。每日1次，平补平泻，感觉传至患处最佳。

【疗效】 次日面部红肿消退大半，能睁眼，疱疹部分消退。痒感明显减轻。每日1次，连针6天，全部治愈。见图10－3－4。

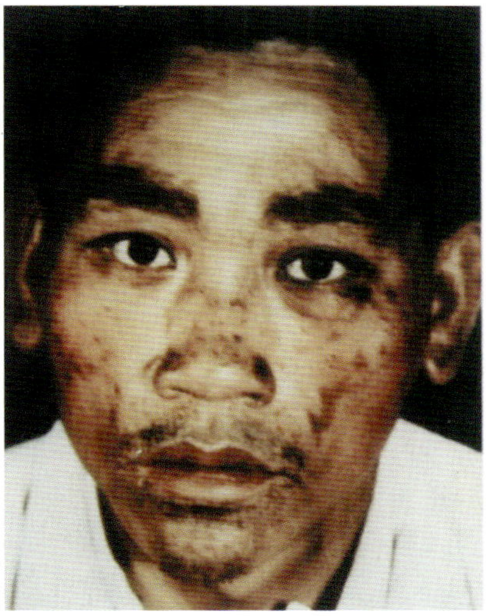

图10－3－4A　杜某某，接触性皮炎2天，面红肿，全身疱疹，针1次红肿渐退

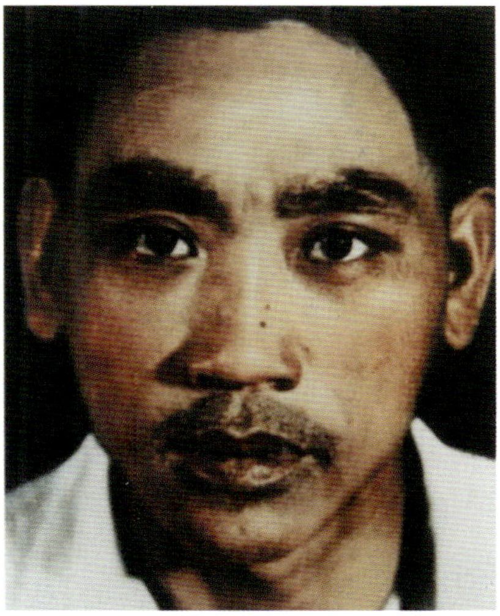

图10－3－4B　杜某某，针刺治疗，每日1次，连针6次，痊愈

【实例】 王某某，女，30岁，工作人员，染料过敏。病期2天。穿着新买之红色短裤，刚穿2天，发现臀部起红斑、痒并有灼热感。

检查：短裤接触部位出现红斑，隐在密集之丘疱疹，摩擦部位易渗液。

③经络环皮部挑治法

取督脉穴从命门至长强、肾俞、次髎、关元、曲骨、血海、三阴交及手三里、足三里。隔日1次，每穴挑2下，督脉穴及肾俞、三阴交重挑。1次基本止痒，3次痊愈，疱疹干退。但必须停用过敏接触物。

【疗效评述】 两种方法疗效相近，急性重症，特别是红肿、糜烂、深处严重者以针刺为宜。亚急性、慢性之皮损，以经络环皮部挑治为宜。方法简便、快捷，不要求卧床，3～5min之内便可结束治疗。对于小儿皮肤病治疗此法更为适宜。

（3）湿疹

湿疹的疹型多种多样，几乎皮肤病的各种疹型湿疹均可见到。分为：急性湿疹、亚急性湿疹、慢性湿疹、皲裂性湿疹、婴儿湿疹。

（4）异位性皮炎

本病具有遗传史，血IgE增高，常伴有哮喘及过敏性鼻炎。临床特点：为多样性反复发作的过敏性炎症，从急性、亚急性到慢性变化全过程，有剧烈瘙痒、晚间加剧。

（5）自身敏感性皮炎

此病为自身抗原吸收，发病前有湿疹，瘙痒药物刺激，细菌感染等促使原来病损恶化，红肿糜烂，渗出，组织分解物毒素吸收致敏，出现一系列的红斑、丘疹、丘疱疹及小水疱，融合成片。

（6）脂溢性皮炎

皮疹特点为红斑鳞屑性损害，红斑有脂溢性分泌物形成脂性痂皮，去掉痂皮露出粉红色皮面，无肥厚的浸润性红斑，无血露现象。痒感较为明显。

（7）汗疱疹

手足多汗是本病先驱症状，进而在双手掌、足跖出现深在性水疱，粟粒大，对称均匀分布于双手掌及指背末端。在水疱发生前手掌先出现红色斑点，水疱出现过程中手足有憋胀、灼热或瘙痒感觉。水疱逐渐形成干疱，干皮脱落暴露出新生之红色上皮，薄而柔嫩。严重时红肿、水疱破溃、糜烂，形成湿疹样改变。

①针刺疗法

【取穴】

根据发疹部位取穴：

头面部发疹：取百会、风池、印堂、太阳、四白、承浆，配以曲池、足三里。

耳部发疹：取完骨、翳风、耳门、外关。

手部发疹：取手三里、阳池、内关、足三里。

乳房发疹：取内关、三阴交及乳房阿是穴。

外阴肛周发疹：取肾俞、次髎、关元、三阴交。

下腿发疹：取足三里、下巨虚、阴陵泉、三阴交、手三里。

全身性发疹：取百会、风池、肺俞、肾俞、委中为第一组穴，印堂、下关、四白、曲池、合谷、足三里、三阴交为第二组穴。

【方法】 平补平泻，针感明显通到病变部位为最佳。留针 20min，行针 2 次。急性病每日针 1 次，慢性病每周针 2 次。

【疗效】 止痒快，约半数病人 1～3 天止痒或减轻。约 70% 病人在 1 周左右红肿、疱疹逐日好转。本病有内脏病伴发者，应与内脏病结合中药同时治疗，效果更佳。

对时轻时重、时好时坏的病例，必须注意感染灶及毒素积蓄问题。应用清热解毒中药及葡萄糖加维生素 C 输液，以清解体内毒素和湿热。在此基础上进行经穴治疗才易生效。

【实例】 王某某，男，24 岁，泛发性湿疹，病期 1 周。暴饮暴食后当天夜晚皮肤瘙痒加剧，从胸腹部开始起皮疹，迅速扩展到胸、背部、四肢，甚至连接成片。

检查：全身广泛发生水肿性红斑、丘疹、丘疱疹，部分已经融合联片，尚未糜烂。

②针刺治疗

取风池、大椎、身柱、肺俞、筋缩、脊中、肾俞、曲池、合谷、委中穴。用平补平泻法，留针 20min，中间行针 2 次，每日治疗 1 次。

【疗效】 针治 1 次，当天痒感明显减轻，4 次后皮疹全部消退，1 周后复查痊愈。

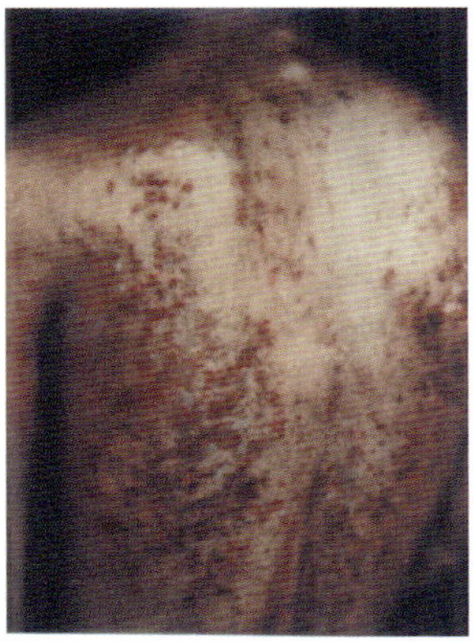

图 10－3－5A　王某某，急性湿疹 2 周，全身性丘疱疹和水疱

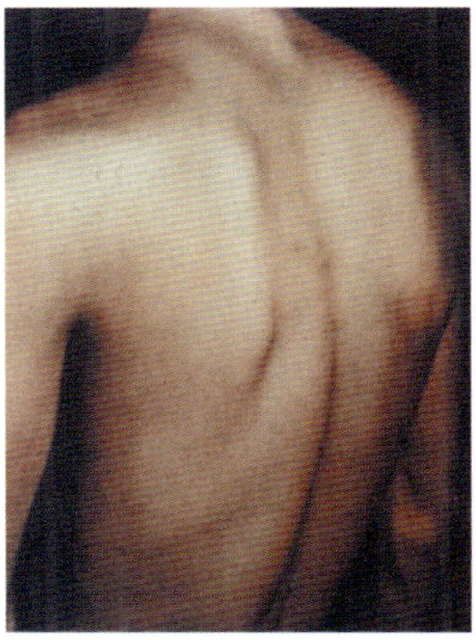

图 10－3－5B　王某某，针刺治疗，每日 1 次，4 次痊愈

【实例】 曹某某，女，36 岁，亚急性湿疹，病期半年。初起躯干、四肢均

有皮疹，痒甚，经中西医药治疗，迅速有所好转，仅留肘部及小腿前皮疹，时轻时重，涂些外用药维持，常有腹胀，未注意忌口。

检查：双肘窝各有4~5cm^2之暗红浸润斑块，右小腿前有6~7cm^2之浸润斑块，边缘尚有少许新起之丘疹、丘疱疹。部分糜烂结痂。用针刺疗法，取风池、内关、足三里、三阴交穴。隔日针1次。1周止痒，3周治愈。胃病随之治愈。

③经络环皮部挑治法

【取穴】

a. 整体调整：取百会、风池、肺俞、肾俞、督脉穴（如上肢及面部发疹，取胸椎1~5椎间及手三里；下肢及会阴发疹，取命门至长强各椎间、足三里及三阴交）。

b. 面部发疹：配用印堂、四白、太阳、承浆。

c. 耳部发疹：配用完骨、翳风、耳门、外关。

d. 乳房发疹：配用膻中、关元、乳房（上下方、乳晕周围阿是穴）。

e. 外阴肛周发疹：督脉命门至长强重刺，局部配用次髎、关元、曲骨。

f. 手部发疹：配用外关、合谷、四缝。皲裂性湿疹、汗疱疹：局部配用内关、太渊、神门、中都、太溪。

g. 下腿发疹：配用中脘、阳陵泉、阴陵泉、中都。

h. 肘窝、腘窝发疹：配用曲泽、内关、委中、承山。

【方法】消毒后用挑治针挑刺相关穴位，以整体调整穴位打通经络环为主，配用相关穴。每穴挑两下，每周2~3次。

【疗效】一般均能在1~2次内痒感减轻或止痒。皮疹每次均有减轻。70%~80%病例1~2周内消退一半以上。多年不愈的皮疹也有一定程度好转。甚至皲裂性湿疹等难以治愈的病种，也能在2~3周控制瘙痒，皮疹显著减轻。凡有感染灶者需在消炎的基础上进行经穴治疗。这两种疑难病单纯外用西药治疗，一般难以止痒，特别是异位性皮炎，往往多年不愈，夜晚痒甚，有些彻夜难眠，经络环皮部挑治，止痒快，多数病人当晚痒感减轻，皮疹逐渐消退。稳定到显效或近愈的程度。

【实例】郭某，男，13岁，异位性皮炎。病期12年。患者从1岁以内开始发病，初起为面部及腋窝密布红疹，并有红肿。诊断为婴儿湿疹。经数月面部皮疹消退间断3~4年，在颈部、肘窝、阴股部及腘窝出现红色皮疹，随搔抓形成暗红色浸润斑块，逐渐增厚，时轻时重，延绵不断，有时干燥成苔藓化皮损，有时抓烂呈糜烂面、隐在密集丘疱疹。每晚瘙痒搔抓数小时，严重影响睡眠。

④经络环皮部挑治法

【取穴】百会、风池、肩井、肺俞、肾俞、督脉穴从命门至长强、次髎、委中、承山、手三里、足三里、三阴交。

【方法】从上向下，每穴挑两下，快速接力挑治，每周 2～3 次。

【疗效】挑治当晚痒感减轻，10 次能整夜睡眠。两个月皮疹 90% 消退，3 个月接近治愈。因此病为遗传病，不易彻底痊愈，偶尔适当调治，巩固疗效。见图 10－3－6。

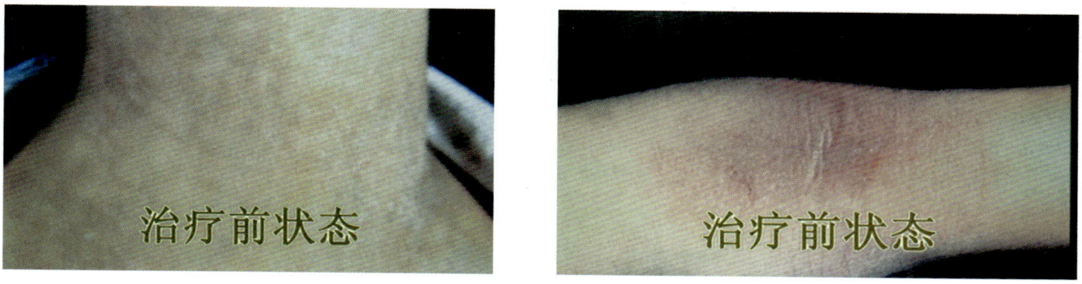

治疗前

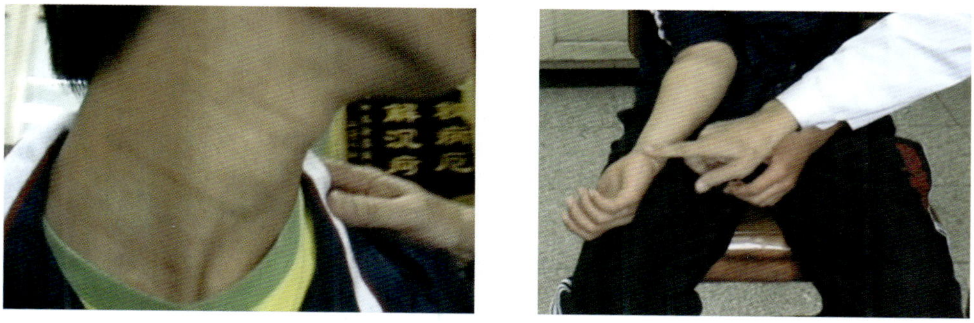

治疗中

图 10－3－6 郭某，13 岁，自幼患异位性皮炎，波及全身多处，特别是皱褶部位，经经络环皮部挑治配合中药，两个月消退 80%

【实例】王某某，女，34 岁，脂溢性皮炎，病期 2 年。头皮、鼻唇沟、耳前、眉头、阴阜等处皮肤发红、发痒。时轻时重，吃辣食痒感加重，月经色暗。

检查：上述部位呈暗红色浸润斑，边界较模糊，部分有脂性皮屑，部分头皮红斑有脂溢性痂及油性分泌物，合并炎性丘疹（毛囊炎），轻度压痛。

⑤经络环皮部挑治法

【取穴】百会、上星、后顶、风池、肺俞、肾俞、攒竹、印堂、耳门、关元、曲骨、手三里、足三里、阴陵泉、三阴交。

【方法】从上向下，每穴挑治 2 下，快速接力进行，每周 2 次。

【疗效】1～3 次先后止痒，1～2 周红斑逐渐消退，皮屑及脂痂消失，炎性丘疹也随之消退。继续治疗 1～2 周，巩固疗效。

注：禁忌辛辣食物。

【实例】方某某，女，18 岁，手足多汗症及汗疱疹，病期半年。手脚多汗。春夏交季时手掌手心发红、多汗、起水疱、渐变干疱、新生上皮红嫩易裂。自觉有灼热、胀痒或刺痛感发生。

⑥经络环皮部挑治法

【取穴】百会、风池、大椎、肺俞、肾俞、膻中、关元、内关、三阴交、太溪。

【方法】每穴挑两下，快速接力刺激，每周 2～3 次。

【疗效】挑治 2 次手心灼热减轻，手汗开始明显减少，1 周汗疱消退 1/3 左右，3 周痊愈。

（8）传染性湿疹样皮炎

以感染渗出病灶为中心出现暗红色斑疹、丘疹、丘疱疹，逐渐糜烂形成湿疹。因同时又有感染灶，淋巴结肿大。随瘙痒搔抓，皮损随搔抓沿线向周围扩展，构成本病特点。

①经穴治疗

治疗原则：控制感染，提高抗感染能力，降低全身敏感度，改善局部湿烂状态及感染创面。所以在经穴治疗的前奏，首先清理化脓感染及湿烂创面。同时应用中西药物控制化脓感染。在此基础上，应用经络环皮部挑治法，进行经穴治疗，提高全身抗病机能，降低敏感度。

【取穴】百会、大椎、风池、肺俞、肾俞，配以相关穴位，打通经络环。感染灶在头顶：加刺病变周围非感染区及手三里、足三里、中都、太冲。感染灶在耳部：加刺病变周围非感染区及完骨、耳门、外关、绝骨、太溪。感染灶在侧腹：加刺病变周围非感染区及足三里、阴陵泉、中都、三阴交。病灶在腹部中线：加刺病变周围非感染区及任脉穴。

【方法】第一步以病灶为中心，由上向下，绕病灶周围轻轻点刺；第二步应用整体调整穴位，远隔经穴重挑，大椎重挑，每穴挑两下，每周挑 3 次。配合耳尖及大椎放血，能加快炎症控制。

【疗效】经络环皮部挑治，既能控制感染，又能控制过敏。既能促进化脓感染灶的恢复，又能迅速止痒，消退疱疹，控制糜烂。一般 3 天止痒，10～14

天皮疹减退，感染灶缩小。而感染灶的彻底控制取决于病灶性质及其内部条件。

（9）瘀积性皮炎

瘀积性皮炎是下腿静脉曲张综合征的阶段表现。首先是下腿水肿，有丘疹、丘疱疹、水疱的产生。随搔抓浸润增厚、糜烂，反复加重，皮损逐渐变硬，形成红紫色、黑紫色及紫褐浸润与静脉栓塞之瘀积性皮炎。随病情加重，红肿、糜烂、浸润的不断加剧，由于组织缺氧坏死，形成下腿溃疡。糜烂组织特别容易合并感染，恶臭久治不愈，溃疡越来越大。

①经穴磁疗

【取穴】阴陵泉、中都、三阴交、太溪。

【方法】应用直径 12.5mn、厚 2mm 之钕铁硼片，贴敷 2 天，间休 1 天再贴。随浸润、溃疡及静脉血栓的吸收，磁片间距逐渐缩小、靠近。

【疗效】1～2 周内痒感明显减轻，2～3 周内浸润变薄，4～8 周内溃疡愈合，静脉血栓缩小。

②经络环皮部挑治法

【取穴】百会、风池、肺俞、肾俞、足三里、阴陵泉、中都、三阴交、太溪、承山。

【方法】用挑治针，每穴挑 2 下，从上向下快速进行，溃疡周围轻轻点刺。

【疗效】1 周内痒感减轻，3～4 周基本不痒，2 周浸润变薄，3～8 周溃疡愈合，4～10 周血栓缩小。

【实例】惠某某，男，67 岁，右下腿瘀积性皮炎，下腿溃疡、静脉曲张、静脉血栓。右下肢静脉曲张 10 年。膨胀、曲张静脉已达到大腿中段，经常胀痛。近 3 年来，下腿肿胀，起皮疹、瘙痒，越抓越厚。半年形成溃疡，合并感染，腐烂臭味，下腿沉重，走路困难。

检查：下肢从大腿中段至足背均有膨胀、弯曲的静脉。整个下腿肿胀、浸润。从膝下至踝部呈紫黑色浸润斑块，多处有静脉血栓，下腿下段内侧有 2～3cm^2 的溃疡两处。足背肿胀，有密集之丘疱疹隐在其中。该患者治疗是先清洁创面，去除恶臭，应用消毒液消炎杀菌。经穴治疗包括经穴磁疗和经络环皮部挑治两种方法并用，配合中西药物治疗。

③经穴磁疗

【取穴】中都、三阴交、太溪、丘墟。

【方法】选用钕铁硼磁片（直径 12.5mm）4 个，按异极相吸顺序，贴敷上述穴位，贴2天，休1天，磁片极向不变，原位顺序再贴。

④经络环皮部挑治法

【取穴】 百会、风池、大椎、肺俞、肾俞、次髎、承山、血海、足三里、阴陵泉、中都、三阴交、丘墟、太冲。实际是在打通经络环的过程中，加强了下肢穴位。

【方法】 方法一致，针对下腿瘀积性皮炎及溃疡。同时配合阴陵泉、中都和三阴交贴磁。

【疗效】 1周后，痒感及胀痛开始减轻，1个月后自觉症状基本消失。疱疹干退、肿胀减轻、溃疡缩小约一半。经过3个月的治疗，溃疡全部愈合，浸润及血栓减少大半，腿肿全部消失，静脉曲张也渐回缩，病人行走正常。这样的效果一般疗法是难以取得的。

注：顽固不变的慢性湿疹，应用经穴磁疗，将磁片贴敷于病损上下，或用磁电经络疏导仪疏通病灶部位磁场，疗效会更好。

（二）神经官能性皮肤病

1. 皮肤瘙痒症

病因复杂，有全身泛发性和局限性两种。局部多见于阴部或肛门瘙痒症，头皮、外耳道、掌跖、乳头及下腿等处也可发生限局性瘙痒。

（1）针刺疗法

【取穴】 全身瘙痒取百会、风池、肾俞、曲池、足三里、三阴交。外阴瘙痒取关元、曲骨、三阴交。肛门瘙痒取百会、长强。

【方法】 平补平泻，每日1次，每次20～30min，如针感能达到患处更佳。

【疗效】 一般1～2次痒感减轻，1～2周显著好转。老年人起效时间长些，有内脏病因者较难取效。需要配合中药，效果会更好些。

（2）经穴磁疗

【取穴】 大椎、肾俞、足三里、三阴交或承山。

【方法】 选用表面磁场2000GS钕铁硼磁片，每次选用3～5个穴点，贴1天，休1天，再贴。或白天取夜晚贴也可。

【疗效】 全身瘙痒症24例，2周痊愈18例，好转5例，无效1例。限局性瘙痒症5例，2周痊愈两例，好转3例。病情恢复快慢、稳定程度与病人忌口、睡眠有关。

（3）经络环皮部挑治法

【取穴】按主穴一号图打通经络环。

【辨证】根据病因及瘙痒特发部位加减。头部痒甚：加前后顶及承灵。肛周、会阴部痒甚，重点为肾俞、督脉命门至长强、承山、太冲。外耳道瘙痒：加完骨、耳门、太溪。掌心瘙痒：加内关、太渊、大陵、神门、中都、太溪。乳头瘙痒：加乳晕四周、膻中、关元。下腿瘙痒：加阳陵泉、承山、中都、阴陵泉。

【方法】先病侧后健侧，从上向下对称进行，每穴挑两下，每周 2 ~ 3 次。瘙痒难忍者可每日 1 次。

【疗效】最快者立即止痒，一般在 1 周内减轻或止痒，有失眠、精神因素、内分泌失调及内脏病等诱发因素者，随其内部诱因的好转而逐渐减轻或彻底止痒。

2. 神经性皮炎

分泛发性（播散性）和限局性两种。

①限局性皮炎：多见于 20 ~ 40 岁青中年。常发生在颈、项、肘、腰、股、阴等处，随搔抓皮肤增厚呈苔藓化，皮肤纹理加深，皮丘隆起，呈多角形扁平丘疹。②泛发性皮炎：好发于 40 岁以上，特别是 60 岁以上的老人。苔藓化皮损及暗红浸润斑块广泛发生于颈项、背腰、四肢伸侧（或肘窝、腘窝），甚至波及头、面、手足背。严重者形成全身性红皮症，病情漫长，搔抓呈现湿疹化，或感染合并毛囊炎、疖肿、淋巴结肿大。

（1）针刺疗法

【取穴】解决泛发性皮炎用风池、大椎、合谷、肾俞、委中、承山、三阴交。限局性皮炎选择相关穴位进行调整如下。

后头部皮炎：风池沿皮下透风府，肩外俞，曲池，肾俞。

耳后皮炎：完骨、翳风、外关。

肘后皮炎：天井、外关、阳陵泉。

肘窝皮炎：尺泽透曲泽，内关，中都。

额睑部皮炎：上星，攒竹透印堂，足三里，三阴交。

侧颈部皮炎：风池、肩外俞、阿是、外关或手三里。

侧腰部皮炎：肝俞、肾俞、委中、中都。

腋下皮炎：肩贞透极泉，内关。

乳下皮炎：阿是皮下卧针、内关、三阴交。

阴股部皮炎：中极、阿是、三阴交。

肛门皮炎：次髎、长强、三阴交、囟门。

腘窝皮炎：委中、承山、肾俞。

胫前皮炎：足三里、下巨虚、手三里。

足背皮炎：足三里、解溪、太冲、外关。

【方法】平补平泻，留针20min，皮损进展较快的红色浸润斑块，可每日1次。

【疗效】病期不太长之暗红浸润斑块，1周内痒感明显减轻，2～3周皮损明显减退。1个月内可望治愈。病期长，皮损恢复时间延长，一定要根据原因，中药内服同时配合外用药物的连续定时治疗，均可治愈。但必须严格忌口，晚上11点睡觉，否则反复不断。

（2）经穴磁疗

本法适用于限局性皮炎。

【取穴】与针刺选穴基本相同，从中选择与皮损相近的穴位贴敷。

【方法】以皮损为中心，在皮损之上下通路取穴，小片皮损可直接用肤疾宁胶布贴敷于病损上。外露部位晚间贴磁，白天取下，不露部位可贴磁2天休1天再贴。

【疗效】皮损消退较快，特别对角化肥厚皮损，一定要配合外用药，效果更佳。

（3）经络环皮部挑治法

全身泛发及各种限局性皮炎均可应用。

【取穴】按主穴一号图、二号图选用，打通经络环，督脉大椎以远5节、肺俞、肝俞、肾俞、承山为重点。

【辨证】结合病情与病因，增加穴位。如睡眠不佳、肛门及男女外阴疾病，加命门至长强、次髎以及关元、曲骨等穴。如内分泌失调，有月经病、乳腺病及更年期症状者，加膻中、中脘、关元、乳根等穴的应用。如面部、耳前皮炎则加印堂、耳门、外关、合谷等穴。如手足皮炎则加合谷、外关（内关）、太冲、太溪等穴。如肘窝、腘窝皮炎则加曲泽、内关、委中、昆仑等穴。总之，要与病损相关的经络循行线和病变局部挂钩。

【方法】每次每穴挑2下，痒感显著者每日或隔日挑一次，痒感能忍受者每周挑两次，配合中药调整肝肾阴虚，肥厚角化皮损，可配合外用药。

【疗效】一般1周左右痒感减轻，皮疹渐薄，2～3周皮损消退1/2左右，1～

2个月大部皮损消退。极厚、极硬或疣状增生者要慢，总之，此种疗法比单纯药物疗效要快。

【实例1】杨某某，男，56岁，患泛发性神经性皮炎半年。面、颈、肩、背、腰、臀、上下肢均有浸润潮红、苔藓化皮损，痒甚。影响睡眠及工作。经过3个月三家医院治疗，均不能控制其瘙痒和皮疹的扩展。病情时轻时重，痛苦难熬。来诊后，根据上述原则选穴，进行经络环皮部挑治，刺激重点在于督脉及肺、肝、肾俞以及四肢病损相关的主要穴位。开始每周挑3次。第一周痒感减轻，浑身轻松。第二周皮损渐薄，部分皮损渐退。第六周基本治愈。每周仅来挑治1~2次，巩固效果。一年来，偶有饮食不当，引起局部发痒，挑治几次便可控制。

【实例2】黄某某，男，33岁，限局性神经性皮炎。背部瘙痒半年，检查其颈背部大片苔藓化皮损，及浸润性红斑。部分呈褐色有抓痕。应用刺络拔罐治疗，选大椎、肺俞、肾俞。先消毒，刺破穴位皮部，大椎用大罐，其他穴全用中罐，拔10min，每周3次，2周治愈。

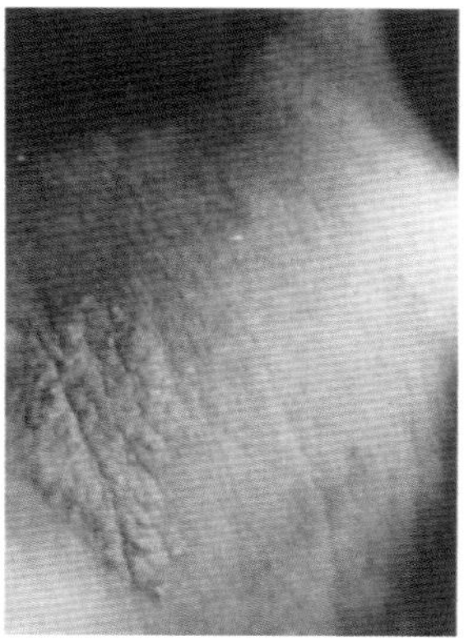

图10-3-7A 黄某某，神经性皮炎5年

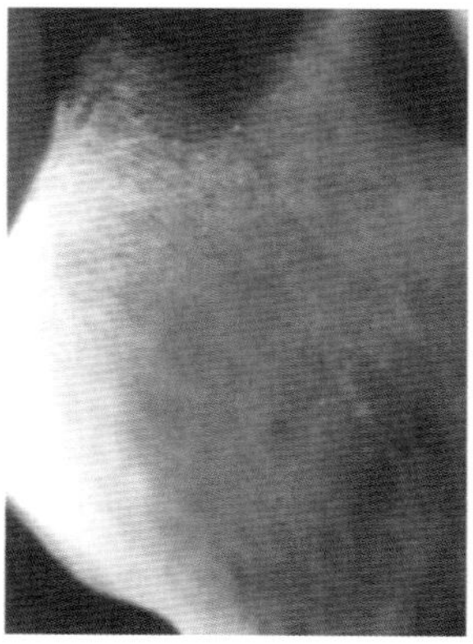

图10-3-7B 黄某某，穴位挑治10次，恢复90%

【实例3】闫某某，女，43岁，限局性皮炎。病情5年，左腘窝有8cm×10cm之苔藓化皮损，表面粗糙肥厚。双肾俞拔罐，双委中刺络拔罐，3次皮痒减轻，10次皮损变薄，20次基本治愈，不痒，皮损仅有轻度色素沉着，均已恢复正常。

【实例4】王某某，男，34岁，限局性皮炎，病期2年。右小腿皮肤瘙痒，每晚痒感加重，搔抓后皮损出现，皮肤变厚。涂药时轻时重。此外，有时胃痛。双下腿胫前方检查各有5cm×7cm~5cm×8cm之苔藓化皮损、皮色正常略有色素沉着及抓痕，选用经穴磁疗，按序贴敷于双足三里及下巨虚穴。贴2天休 1 天。3 天则痒感减轻，皮损开始变薄，2 周皮损消退一半。月余，胃痛及皮损均愈。

3. 结节痒疹

在蚊虫叮咬处发生风团样小丘疹，逐渐形成坚实结节，呈红褐色、黑褐色或正常皮色，结节痒疹孤立散在于四肢伸侧及手足背。重者波及腰臀。其重要特点是剧痒。

（1）经络环皮部挑治法

本病的经穴治疗，必须在以滋阴凉血、清热解毒中药加上消炎西药的基础上进行经络治疗，这是能否治愈的关键。

【取穴】按主穴一号图打通经络环。

【方法】每穴挑 2 下，每周挑 2 次。

【疗效】一般 2 周基本不痒，皮疹渐退，无新疹发生。3 ~ 5 周获得治愈。完全可以打破久治不愈的局面。如不配合上述消炎等基础治疗，便可能反复不断，不易彻底治愈。

【实例】胡某某，男，18 岁，结节性痒疹，病期 1 年。双下肢伸侧、上肢前臂和手背起紫红色硬结，部分表面粗糙、角化，经常抠破再起，反复不断，一直经中西医多家医院治疗未能生效。应用滋阴凉血、清热解毒中药，加输液消炎，每日 1 次，连续 1 ~ 2 周。在此基础进行经络环皮部挑治 1 周，基本不痒，部分皮疹渐退，6 周痊愈，巩固 1 周。在严格忌口的情况下，半年未再复发。

4. 皮肤神经官能症

本类疾病主要是痒、痛、麻木、蚁行、触电、针刺、冷热气流等各种感觉障碍，无客观形态变化。多见于 20 ~ 50 岁较肥胖的男性或孕妇。在股前外侧出现皮肤麻木、蚁走感、刺痛、烧灼感、发汗、少汗、沉重感，以麻木感最多见。上述病证都是经络环皮部挑治法的最佳适应证。

（1）经络环皮部挑治法

【取穴】按主穴一号图打通经络环。再根据具体病情，加相关部位经穴。

痒点在耳前加耳门、外关，在前额加印堂、上星，在面颊加下关，在骨端加阿是穴。

皮痛及皮灼痛：头皮痛加阿是穴，手足痛加内关、中都、太溪，手腕痛取太渊、大陵、神门。脊椎痛选相应部位督脉穴。

感觉过敏异常或减退，加相关经穴及阿是穴。股外侧皮神经炎加腰阳关、环跳、双侧风市、阳陵泉及病变周围穴。

【方法】方法一致，注意除痛点附近取穴外，一定不能忘交叉对应点。

【疗效】此类单纯感觉改变，一般多能当即感到轻快。痛、痒等异常感觉一定程度减轻。对病期不太长的症状，可能1~2次减轻，1~3周治愈，部分能当场治愈。

（三）红斑及鳞屑性皮肤病

1. 多形红斑

分轻重两型，其中重症型要特别注意：此型起病急剧，为皮肤内脏联合病变。首先有高热、畏寒等全身不适症状。迅速出现全身性大片水肿型红斑（紫红斑）、水疱及大疱。口、鼻、眼、外阴、肛门等开口器官红肿、起疱、糜烂、出血、分泌物不断增加。进而呼吸道、消化道内部黏膜受累，甚至累及肾脏，出现血尿、蛋白尿等，或肝脏功能受累。严重者可危及生命，必须住院治疗。

经穴疗法

在应用抗菌药物或清热解毒中药的基础上，采用经穴疗法，对前两型多形红斑，能迅速提高疗效，保持疗效的稳定性，对重症多形红斑则必须同时应用适量激素，配合10%葡萄糖、维生素C及钙剂静脉输入，中西医药联合使用，能取得事半功倍的效果。所以中西医结合最好。伴有高热及内脏重病者，以针刺为最佳。

（1）针刺疗法

【取穴】

红斑：丘疹型者取风池、曲池、合谷、足三里。

【方法】双侧进针，找到针感，平补平泻，留针20min。每日1次。

【疗效】7例均在2~5次内获得痊愈。其中1例合并肺结核，1例合并风湿。皮疹消退后，并发症必须彻底清除，否则易复发。

1例重型多形红斑患者，在清热、解毒、凉血、利湿的中药配合下，在输入抗生素和一般用量的类固醇激素的配合下，应用下列经穴治疗。取穴：百会、大椎、风池、曲池、合谷、足三里、三阴交、肾俞、承扶。前后分两组穴，先背后腹各15min，平补平泻，找到感觉留针15min。每日针1次，连针6天，全部红肿、水疱、糜烂均已干退。10天痊愈。

(2) **经络环皮部挑治法**

轻型多形红斑选用此法进行治疗和调整为宜。

【取穴】 前者单用：百会、风池、督脉（大椎以远5节）、手三里、外关、人迎、廉泉即可。

【方法】 每穴挑2下，每日1次。

【疗效】 一般每周2~3次，便可治愈。不仅能解除局部症状，消退皮疹，还能迅速解除全身症状及不适。提高免疫力，减少复发。

【实例】 李某某，女，20岁，多形红斑，病期2天。体温37.8℃，咽炎，双手背及耳壳发生红斑，痒且微痛，口唇黏膜红肿。

检查：其双手背有10余片瞳孔样红斑，少数伴有水疱发生。口唇开始糜烂。

治疗采用经络环皮部挑治法，取上述穴位加用地仓、承浆、足三里等穴。第一次治疗后当晚退热，全身不适症状解除。连治3次，获得痊愈。巩固3次。2年未复发。

2. 寻常型银屑病

此型最多见，基本损害为暗红丘疹、斑丘疹及浸润性斑块。表被银白色云母样皮屑，轻轻一抓，极易脱落，基底有半透明薄膜，刮去薄膜露出点状出血（Auspitz），或称血露现象。

经穴治疗

根据作者的经验，银屑病的治疗必须更新观念。第一，银屑病是全身性疾病，不是单纯皮肤局部疾病。第二，银屑病尽管查不出细菌，但都存在着感染因素，对进行性皮损，更应重视抗生素的应用。第三，银屑病的同形反应与内部感染有关。在应用2~3周消炎药物之后，同形反应便可消除。第四，化脓性扁桃体切除后，能加快银屑病的治愈。

银屑病的经穴治疗：在西药抗菌、消炎，中药清热、解毒、活血、化瘀、利湿的基础上进行，能大大缩短起效时间，加大疗效。经穴治疗分述如下。

(1) **经络环皮部挑治法**

【取穴】 百会、前顶、风池、督脉（大椎以远5节）、胃俞、三焦俞、手三里、足三里、天井、外关、中都、三阴交。

【方法】 每穴挑2下，每周2~3次。最后在两侧耳尖、太阳及大椎穴刺血。

【疗效】适用于寻常型银屑病，各期一般 1～2 周出现明显变化，3 周左右皮损消退大部，5～8 周基本治愈。多年静止型则治疗时间长。此法对增强免疫机能、促进组织恢复、减少新疹发生、缩短疗程是有益的。病期半年以上者，根治很难。

【实例】李某某，女，20 岁，寻常性银屑病，病期 1 年。开始四肢起浸润性红斑、脱皮屑、不痒，逐渐增多。躯干也有皮疹，逐渐扩大。检查：全身性红色浸润斑块，表被银屑，搔抓易于脱落，有血露现象。以四肢伸侧为重。经络环皮部挑治法在消炎凉血的基础上进行。取穴：按主穴一号图打通经络环，加用肩井、膻中及阿是穴。每穴挑 2 下，每周 3 次。1 周皮疹渐薄，6 周皮疹消退。

【注意】治疗过程中适当间歇，不能使病人感到疲劳。此病患者必须保证睡眠，严格忌口，精神愉快。

1. 玫瑰糠疹

（1）针刺疗法

【取穴】风池，肺俞，督脉大椎至命门，肾俞，手三里，足三里。

【方法】平补平泻，找到针感，留针 20min，每日或隔日 1 次。

【疗效】针 1 次痒感减轻。2～3 周可治愈。

【实例】王某某，男，25 岁，玫瑰糠疹，病期 1 周。20 天前左胸起一片红斑，约 2.5cm 大。脱屑不明显。近日躯干、四肢近端起红斑，痒甚。检查：躯干及四肢近端起梭形红紫色斑疹，表面轻度皱纹及糠状皮屑。皮疹长轴与皮肤纹理一致。

采用针刺治疗：取风池、肺俞、督脉从大椎至命门，隔一节选一穴，加曲池、肩贞、委中、中脘、天枢、期门、血海。方法是分两组穴，先针背组穴，后针腹组穴。各针 15min，每日 1 次。结果 1 次痒感减轻，4 次痊愈。

（2）经络环皮部挑治法

【取穴】按主穴一号图打通经络环，加中脘、血海。

【方法】方法一致，每周 2～3 次。

【疗效】一般 1～2 次止痒，皮疹 2 周左右消退。配合中药更快。

2. 扁平苔藓

（1）经络环皮部挑治法

【取穴】按主穴一号图打通经络环，加血海。

【方法】方法一致。

【疗效】1 周内痒感明显减轻，多数 5～8 周痊愈。肥厚型或口腔黏膜扁平苔藓较难痊愈。

【实例】谷某某，男，20 岁，全身性扁平苔藓，病期半年。躯干及四肢内侧起皮疹，痒甚，晚间重。扩展较慢，近 2 个月波及全身。检查其胸、背及四肢内侧广泛发生紫红色扁平丘疹，表面光滑有细纹，其他部位零散分布，龟头部也有皮疹出现。

（2）经络环皮部挑治法

【取穴】百会、风池、督脉穴（前期：大椎以远 5 节，后期：筋缩以远至腰眼）、手三里、足三里、血海、中都、曲骨。

【方法】每穴挑 2 下，每周 2 次。

【疗效】2 周止痒并控制皮疹扩展，20 次（即 10 周）皮疹全部消退（包括龟头部），追踪 20 年未复发。

【实例】庞某某，女，62 岁，口腔黏膜扁平苔藓，病期 2 年。口唇及口腔反复破溃，疼痛不适，难饮难食，影响睡眠及情绪，痛苦万分，走遍京城各大医院，只能解决一时润泽和减轻少许疼痛。检查其下唇有 0.8～$2cm^2$ 溃疡糜烂面，边缘角化浸白，基底有炎症浸润。口腔颊黏膜有乳白色与炎症交织成花彩状细纹约 1.0～$1.5cm^2$。

（3）经络环皮部挑治法

【取穴】百会、风池、大椎、肺俞、肝俞、胃俞、地仓、人中、承浆、下关、廉泉、中脘、手三里、足三里、三阴交。

【方法】每穴挑 2 下，隔日 1 次（每周 3 次），轻挑病变附近穴位，重挑风池、大椎、中脘、足三里、三阴交。

【疗效】经 4 次治疗，疼痛减轻，溃疡面及口腔黏膜网状纹略有缩小。20 次治疗溃疡面愈合，网状纹理变浅。大大减轻病人痛苦。由于痛苦小，放松治疗，忌口不严，2 个月后有复发。再经 2 个月治疗，又得以控制。彻底治愈较难。

口腔扁平苔藓能临床治愈数月，多有复发。配合下关、手三里贴磁较好。

（四）皮肤科病毒性疾病

1. 新生物型

主要由乳头多瘤空泡病毒（HPV）引起的寻常疣、跖疣、扁平疣、尖锐湿疣及疸病毒（MCV）引起的传染性软疣。

（1）**针刺疗法**

【取穴】寻常疣手足多，取曲池、合谷、足三里、绝骨等穴。跖疣取足三里、内庭、绝骨、足临泣、地五会、太冲等穴。扁平疣面部、手背多，取太阳、下关、四白、合谷、手三里等穴。尖锐湿疣取肾俞、次髎、曲骨、三阴交等穴。

【方法】平补平泻，找到针感，留针20min。

【疗效】疗效相当好，痛苦小，疗效快。一般针1～3次止痛，7～19次几十个疣状物均可自动脱落。甚至经激光、冷冻治疗后复发的疣状物也可消退。

【实例】陈某某，男，20岁，左足跖疣，病期1年。左足趾间、足底发生“瘊子”，逐渐扩展，疼痛显著。影响走路。检查其左足2～5趾间及相关足底有疣状增生物60余个，大小不一，部分集簇成团。部分有小出血点。

（2）**经络环皮部挑治法**

【取穴】按主穴一号图打通经络环。

【辨证】根据各种疣发生部位特点，增加相关穴位。寻常疣全身各处均可发生，选穴自然灵活，扁平疣好发面部、手背，需增加该部相关经穴。尖锐湿疣特发阴部及肛周，需要增加命门至长强的督脉穴位、次髎、曲骨等。对久病不愈者要用督脉大椎以远相关穴位。一要灵活，二要对称或交叉对应点，不要单刺病侧。

【方法】挑法一致。

【疗效】1～3次疼痛减轻或控制发展。3～10次左右疣体消退。为了保证效果，不要搔抓，不要吃辛辣食物。

【实例】潘某某，女，25岁，扁平疣，病期2年。面部上下眼睑、耳前、手背起皮疹，经久不退，逐渐增多，一般不痒，吃辛辣食物时偶痒。检查其上述部位起2～5mm^2大之扁平丘疹，圆形或多角形，呈褐色，约40余个。

（3）**经络环皮部挑治法**

【取穴】百会、风池、大椎、陶道、身柱、肺俞、肾俞、手三里、外关、足三里。

【方法】每穴挑2下，每周挑3次。

【疗效】第2次疣体色淡，变平。5次消退一半，8次痊愈。

【实例】董某某，女，34岁，尖锐湿疣，病期3个月。肛周、外阴发生皮疹，不痛不痒，逐渐增多。考虑卫生纸传染。检查其肛周及小阴唇内外有淡红色疣状增生物20余个，表面湿润呈乳头状。

(4) **经络环皮部挑治法**

【取穴】 百会、风池、大椎、肾俞、命门至长强、次髎、曲骨、阴陵泉、中都、三阴交。

【方法】 每次挑2下，每周3次。

【效果】 挑治2次便开始渐退，5次消退80%，3周痊愈。

【实例】 刘某某，男，45岁，寻常疣，病期半年。手足背及手指、甲缘起“瘊子”，疼痛，逐渐增多，接触疼痛。经液氮冷冻、激光治疗均有复发。检查其左手、双足共有大小疣状增生物20余个，最大达$8mm^2$。右手甲缘疣状物周围红肿，触痛范围约直径9mm。其余均为直径3~5mm大小，部分融合。

(5) **经络环皮部挑治法**

【取穴】 百会、风池、督脉大椎以远5节，肺俞、手三里、足三里、外关、八缝、炎性疣体周围、三阴交、太冲。

【方法】 每穴挑2下，炎症周围轻轻点刺，每周3次，两周后改为每周2次。

【疗效】 3次挑治疼痛停止。5次后小型疣体消退，大型炎性疣体红肿炎症渐退，疣体上层角化物部分脱落。10次挑治，激光治疗复发之大型疣体也渐平复，全身性多发疖肿消退，且无新皮损发生，体质全面增强，面色变白而红润。

2. 疱疹型

疱疹分为单纯疱疹、带状疱疹、水痘、传染性单核细胞增多症和手足口病。其中，单纯疱疹、带状疱疹和手足口病是皮肤科常见病种。

(1) **单纯疱疹**

包括疱疹性口龈炎和阴部疱疹。

(2) **带状疱疹**

分为一般型和特殊型两种。

一般型带状疱疹：发疹首先有局部感觉敏感，疼痛。或伴有低热、不适，食欲差。进而局部潮红，起丘疹和水疱，疱壁紧张发亮，有红晕，逐渐增多，排成带状，与神经节段一致。疱疹干固、结痂，如无合并化脓感染，2~4周脱痂，呈淡红基底或色素沉着。

特殊型有下列几种。

①全身性带状疱疹：疱疹仍以偏侧为重，全身起疱。可出现血疱。全身症状较重，常伴高热、血尿、肺炎、脑炎等，甚至出现危重病情。

②眶上神经型带状疱疹：带状疱疹除发生在三叉神经Ⅰ、Ⅱ支外，合并眶上神

经上支，疼痛剧烈，累及角膜，可产生青光眼、全眼球炎，乃至脑炎、脑膜炎。

③三联综合征：病毒累及膝状神经节，影响运动及感觉神经纤维，导致面瘫、耳痛及外耳道疱疹三联综合征出现。

（3）水痘

水痘有大疱型、水疱型、新生儿及成人水痘等多种类型。严重者可出现水痘性肺炎、脑炎、血小板减少性紫癜等。

（4）传染性单核细胞增多症

多见于儿童和青壮年。开始往往有头痛、倦怠等症状，继而发热可达39～40℃，持续5～20天不定，突出的症状为咽峡炎，特点之一为弥漫性膜性扁桃体炎，特点之二为淋巴结肿大。严重者可累及脾、肝、肺和神经系统。

①针刺疗法

【取穴】疱疹病通用穴：百会、风池、大椎、肺俞、肾俞、曲池为主穴。

【辨证】根据各病特点及发疹部位不同，配以相关穴位。

a. 单纯疱疹：发病于口周加承浆、地仓。发病于口腔齿龈，加配大迎、下关等附近穴位。发病于结膜、角膜，加配攒竹、太阳、四白。阴部疱疹：配用次髎、长强、曲骨、三阴交。

b. 带状疱疹：发病于三叉神经第一支，配用承灵、头临泣、头维、外关、阳陵泉。发病于三叉神经第二支配太阳、阳白、四白、下关、合谷、足三里。发病于三叉神经第三支，配翳风、颊车、大迎、足三里。发病于躯干，取其相关部位腧穴及通路上相关的经穴。上肢配手三里、曲泽；下肢配阳陵泉、足三里或委中。必要时，在局部皮下配阿是穴。

c. 水痘：配合肩井、合谷、阴陵泉、承山。

d. 传染性单核细胞增多症：配合肩井、廉泉、合谷、足三里、阴陵泉。加淋巴结局部皮下针。

【方法】平补平泻，每日或隔日1次（依病情急缓程度而定）。

【疗效】针刺疗法对病毒性疱疹疗效甚佳。单独针刺治疗，也有大量治愈的病例。关键是调动机体自身的免疫机能和抗病能力。但是由于近年来，病毒病爆发力甚强，在相当多的人群中，大大超越了自身抗病能力。特别是老人发病猛增，病情发展快而强，痛苦大而持久，对神经及组织器官毁坏力大。因此，在治疗原则上中西医整体治疗是至关重要的。作者主张针刺或经络环皮部挑治与药物配合是必要的，常用西医抗病毒，中医活血、止痛、利湿等药物治疗。配合凉血、解毒和疏通经络的液体静脉滴入，效果甚佳。对于止痛、控制病情发展十分有益。疗效可提高几倍。下面结合实例加以介绍。

【实例】 杨某某，女，26 岁，阴部疱疹，病期 1 年。此次为第 4 次发生疱疹，疼痛，已开始破溃，十分痛苦。检查其阴唇、阴蒂及阴阜部位有疱疹及破溃糜烂面 5 片。附近淋巴结轻度肿大、压痛。

②针刺治疗

【取穴】 百会、风池、大椎、肺俞、肾俞、次髎、曲骨透阴唇、三阴交。

【方法】 每日 1 次，3 次后改隔日 1 次，每次留针共 30min。溃烂部分进行清创换药。

【疗效】 1 次后疼痛减轻。3 次基本不痛，溃疡愈合近半。1 周治愈。改为每周 2 次，巩固疗效。追踪半年未复发。

【实例】 刘某，男，61 岁，全身泛发性带状疱疹。前期头痛、全身不适 2 周。发热 2 天。面部及全身多处起疱疹，疼痛难忍。伴有腰痛、血尿等全身症状。影响睡眠。检查其头面部多处群集疱疹，以左侧为重，躯干、四肢有零散水疱。体温 38℃，尿检：红细胞 6～10 个，蛋白（+）。

③针刺治疗

【取穴】 百会、头临泣、头维、太阳、攒竹、下关、四白、承浆、曲池、合谷、足三里、三阴交为前组穴。风池、大椎、肺俞、肾俞、委中为背组穴。

【方法】 每日针刺 1 次（前 4 天每日 2 次），前后二组穴各留针 15min，找到针感。

【疗效】 3 天体温正常，疼痛基本控制，部分疱疹仍向全身扩展。第 5 天疱疹大部干退，结痂，第 9 天痊愈出院。发热、血尿等均恢复正常（单纯针刺）。见图 10－3－8A 和 B。

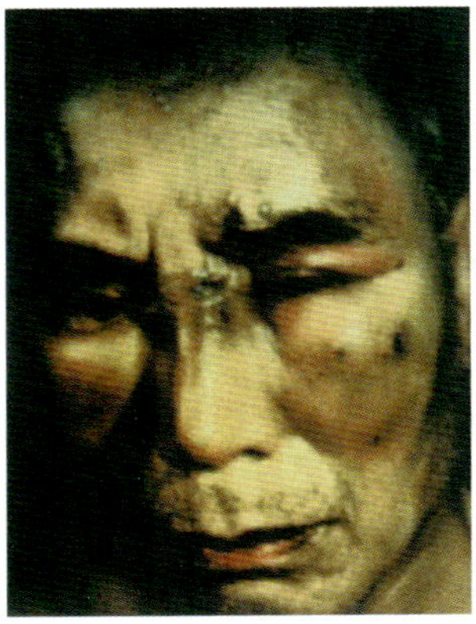

图 10－3－8A　刘某，病毒性感染带状疱疹，病期两周全身发疹，左面最重，伴有发烧，血尿，剧烈疼痛

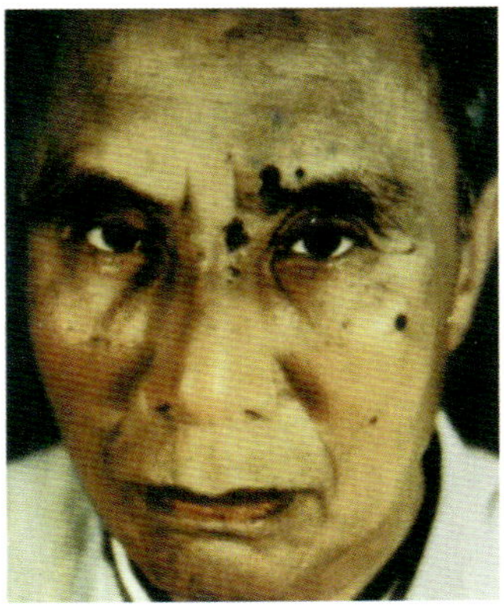

图 10－3－8B　刘某，单纯针刺治疗，每日 1 次，3 天体温正常，疼痛控制，5 天疱疹消退，9 天痊愈出院

【实例】 秦某某，男，65 岁，右头带状疱疹，病期 1 周。右头部疼痛，起疱，右眼胀痛，晚间加重。发疹前半个月仅有头痛、倦怠、食欲不振。检查其右头部三叉神经第一支部位及眶上神经部位，触摸疼痛异常敏感，局部红肿，有群集疱疹，波及右半侧头。经眼科检查右侧眼压增高达24。诊断：带状疱疹伴发青光眼。

④经络环皮部挑治法

【取穴】 百会、承灵、头临泣、头维、风池、督脉大椎以远 5 节、肺俞、肝俞、肾俞、手三里、外关、足三里、太冲，加眼周穴位，重点为左丘墟穴。

【方法】 第一周每日 1 次，每穴挑 2 下，局部轻点，重刺风池、肝俞及对侧丘墟。第二周改为每周 2 次。

【疗效】 当晚疼痛有所减轻，3 次疼痛大减，疱疹渐干，6 次后眼胀痛基本控制，2 周接近治愈，3 周痊愈。经眼科检查，右眼压 18，恢复正常。治疗期间配合中西药物及输液、解毒、凉血、清热。

【实例】 唐某某，男，62 岁，带状疱疹合并面瘫及耳道疱疹，病期 2 周。开始右头面部疼痛，3 天来右面部起疱，右半头包括右耳部均痛，右面部活动失灵，流口水，流泪，并有恶心、呕吐等症状。检查其右头面部（三叉神经 1、2、3 支）范围有群集和分散之红色疱疹，右侧面瘫，眼睑不能闭合，吹气时口角漏气。右面痛觉敏感又伴有麻木感。

⑤经络环皮部挑治法

【取穴】 百会、风池、承灵、头临泣、头维、完骨、翳风、耳门、颊车、下关、督脉大椎以远 5 节、肺俞、肾俞、阳陵泉、三阴交、太溪、丘墟。

【方法】 每穴挑 2 下，从病侧开始，病侧轻挑，健侧重些，健侧下肢穴特别是太溪、丘墟更加重。前三天，每日 1 次，以后隔日 1 次。

【疗效】 当晚头痛减轻，挑针处均有放热的感觉，3 次后疼痛大减，疱疹渐退，面瘫有所好转，改为隔日 1 次。2 周后疼痛基本停止，偶有抽痛，疱疹干退，眼睑能闭合，面肌尚有易疲劳无力。4 周后恢复正常，治疗中配合抗病毒、活血、解毒、清热、凉血的药物。

【实例】 韩某某，男，17 岁，水痘，病期3 天。发热38℃，倦怠，食欲差。面、颈、胸起脐凹型水疱，次日上下肢也有疱疹出现，并有咽部疼痛。检查其以躯干为中心，播散分布绿豆大水疱，独立不融合，部分疱疹中心下陷呈脐凹状。部分呈紫红或黑紫色，少部形成脓疱。仍有新疹萌出。

⑥经络环皮部挑治法

在中药解毒化瘀和输液凉血、解毒、疏通经络的基础上进行挑治，大大加快病情好转，减少并发症的出现。

【取穴】按主穴一号图打通经络环。

【方法】从上向下，每穴挑2下，重挑督脉穴、风池、肩井、肺俞、手三里。隔日1次。

【疗效】第3天体温恢复正常；第5天疱疹颜色转正，无新疹发生，原疹部分干退；第8天，疱疹全部消退，精神状态良好。

【实例】李某某，女，48岁，传染性单核细胞增多症。3周来头痛，低热，倦怠乏力。2天来突然高热39.6℃，咽喉肿痛，扁桃体化脓，吞咽困难，颈、颌淋巴结均肿大、疼痛。初诊化验：白细胞23500/mm^3。次日，躯干上肢皮肤有弥漫性充血及猩红斑点。细胞分类淋巴细胞占65%，异型淋巴细胞占15%，尿蛋白（+），管型（-），确诊为传染性单核细胞增多症。经中药及氧氟沙星输液，高热持续1周才降至37.8℃。但全身中毒症状未减。淋巴结仍肿大、质硬。改用中药及经络治疗。

⑦经络环皮部挑治法

【取穴】百会、风池、肩井、肺俞、督脉大椎以远5节、肾俞、人迎、廉泉、扶突、手三里、中脘、足三里、三阴交。

【方法】每挑2下，从上到下，先病侧后健侧，隔日1次，12次后改每周1次。

【疗效】3次皮疹消退，12次体温正常，倦怠食欲好转。经2个月，淋巴结恢复正常，不硬不痛。3个月血象中异型淋巴细胞消退。淋巴与粒细胞比例调整正常。

（5）手足口病

本病多发于学龄前儿童，1~2岁最多。成人偶有发生。夏秋季流行。

①经络环皮部挑治法

【取穴】百会、风池、肺俞、肾俞、下关、手三里、足三里、内关、三阴交。

【方法】每穴轻轻点刺2下，隔日1次，内服中药板蓝根冲剂。

【疗效】一般1~2次治愈。

（五）球菌性皮肤病

1. 毛囊炎

包括细菌性毛囊炎、须疮、项部瘢痕性毛囊炎。

治疗原则

本病一般都存在免疫机能低下、抗菌抗病能力不强的问题。多数形成慢性过程。所以治疗的着眼点应该是整体调整，综合治疗。单靠局部外用药治疗，往往会迁延多年不愈。原则是：

①首先在扶正消炎、增强机体抵抗力的基础上治疗。中西医一起用，用补气养血、活血化瘀、清热解毒药物，进行整体调整。再加以抗菌消炎的西药。

②用经络治疗增强免疫力，打断病理循环链，提高治疗水平，加快治疗速度，控制再发条件。

（1）经络环皮部挑治法

【取穴】按主穴一号图打通经络环。

【辨证】头部毛囊炎加头部病变附近穴位，口周须疮加印堂、下关、地仓等穴，项部瘢痕性毛囊炎，加天柱、百劳、肩外俞、肩井、承山。

【治疗方案】首先剪发、清洁疮面，在扶正消炎的中西药配合下，应用经络治疗控制其发展及复发。见图 10－3－9。

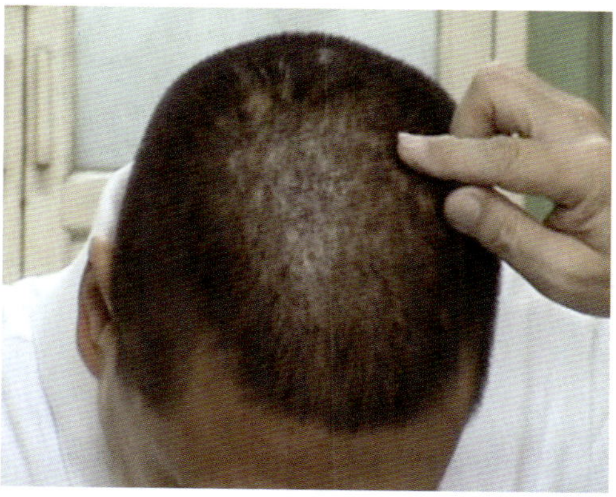

图 10－3－9　屈某某，男，38 岁，头部毛囊炎 3 年，
经络治疗 2 次渐轻，10 次基本治愈

【方法】每穴挑 2 下，从上向下，从后至前。局部轻轻点刺，相关经脉线远端穴重刺。

【疗效】病期 3 年以内，反复发生的毛囊炎和须疮，一般 3～5 次，疼痛减轻，炎性丘疹渐干退，基本控制新疹再发。10～20 次治疗，可以达到毛囊炎和须疮基本治愈。或者说全部消退，半个月不复发。须疮加局部皮下卧针，疗效更好。

【实例】 屈某某，男，38 岁，头部细菌性毛囊炎，病期 3 年。头部反复不断发生“火”疙瘩、疼痛。每次病情加重，多则 20 个以上，少则几个，整年不断。中药、西药（消炎）能减轻一时，不能控制再发。检查其满头约 30 余个红色炎性丘疹及脓丘疹，质硬，有压痛。颈部淋巴结肿大、压痛。

（2）经络环皮部挑治法

【取穴】 百会、前顶、后顶、承灵、头临泣、头维、风池、天柱、肩外俞、督脉大椎以远 5 节、肺俞、肾俞、手三里、外关、足三里、中都、三阴交、太冲、承山。

【方法】 从上至下，每穴挑治 2 下，每周 3 次，头部轻挑，督脉、背俞穴及远端穴重挑。

【治疗方案】 停止剃须 1 个月（改为用剪子剪须），局部清创消炎。在扶正解毒的中西药配合下，应用经络治疗。

【疗效】 治疗 2 次头部疼痛减轻，毛囊炎干退约 1/4。偶起少许。5 次皮损消退 80%，无新疹出现。10 次基本治愈。巩固效果，每周挑 1～2 次，两个月未再复发。淋巴结消肿。

【实例】 徐某某，男，38 岁，须疮，病期半年。口周及下颌起红疹，疼痛，有时起脓头，常随手挤破或剃须时刮破。逐渐增多，部分连片，治疗时轻时重，未能根除。检查其下颌散在毛囊性红丘疹 10 余个，上唇接近鼻底部有两片红色浸润斑，肿痛，内含数个脓丘疹及脓痂。

（3）经络环皮部治疗法

【取穴】 百会、上星、风池、督脉大椎以远 5 节、肺俞、印堂、四白、地仓、承浆、手三里、合谷、足三里、阴陵泉。

【方法】 每穴挑 2 下，从上至下局部轻挑，远端及督脉穴重挑，每周 3 次。

【疗效】 两次消退约 1/3，5 次基本消退。饮食不当，剃须未注意，病情反复。治疗 6 次，基本消退。巩固 2 周，治愈。

2. 疖与疖病

疖肿急性期：采用清热解毒、活血化瘀、消肿止痛中药，配以杀菌消炎西药，兼顾局部脓栓处理。加以经络治疗。

屡治不愈的疖病：必须扶正，即在补气养血的基础上，应用清热解毒、活血止痛中药，配以杀菌消炎西药，兼顾局部脓栓处理，加以经络治疗。

（1）经络环皮部挑治法

【取穴】按主穴一号图打通经络环，加肩井、环跳作为整体调整穴位。随疖肿发生部位不同，加病变附近穴位（双侧对称）。

【方法】每穴挑2下，先上后下，从病侧到健侧，病变附近轻轻点刺。督脉及膀胱经穴为刺激重点。头面部严重者加耳尖、大椎放血。

【疗效】一般挑治1~2次，全身松快，疼痛减轻。3~4次控制新疹发生。原有疖未溃脓者红肿可以消退，已溃脓者会尽快成熟，排出脓栓及脓液。偶有1~2个新起疖肿，病程也会大大缩短，一般在1~2日内消退。对疖病的疗效甚佳。观察58例，3~4周治疗痊愈者96.5%，3个月复发者仅1例。

【实例】汪某某，男，36岁，疖病，病期4个月。背部反复起脓性肿物，疼痛，此起彼伏，一直不断。应用多种抗生素及中药住院治疗，仍不能控制再发。而且破溃留瘢。时有发热及淋巴结肿痛。

检查：其背部右侧10处炎症性肿块，部分化脓、坏死，形成炎性瘢痕，压痛。腋、股及骶部淋巴结肿大、压痛。

（2）经络环皮部挑治法

【取穴】百会、风池、督脉大椎以远5节、肺俞、心俞、脾俞、肾俞、手三里、足三里、承山。

【方法】每穴挑2下，从上向下，从中心向两侧，先病后健。每周挑治2次，与此同时应用扶正消炎中药，局部清创。

【治疗原则】禁用辣食，减少肉食。应用扶正消炎中药作基础，局部清理。

【实例】亢某某，男，10岁，疖病，病期6个月。背部、四肢起疖子，好好坏坏，抗菌消炎药物经常用，不能控制再发，肉食多、不忌口。现有10多处，疼痛难忍。检查其背部、四肢、腹部共有炎性丘疹、肿块及脓肿13处，从$0.5cm^2$到$3cm^2$大，压痛明显，少数有脓栓形成。

每周挑治2次，配合清热解毒中药，疼痛明显减轻，全身状态好。4次后基本不痛，炎性肿块逐渐缩小、消退，无新疹发生。12次肿块全部消退，仅留残根。17次全部残根消除，除治疗前的坏死瘢痕外，未见新瘢痕产生。

（3）经络环皮部挑治法

【取穴】取穴同上例，另加中脘、天枢、三阴交。

【方法】每穴挑2下，每周3次。

【效果】1次当日疼痛减轻，3次皮疹消退大半。6次痊愈。每周2次，消退残根，巩固疗效。追踪2年，未复发。

3. 丹毒

治疗原则与上节内容一致，主要用经穴挑治与经穴磁疗，或两者并用。

(1) 经络环皮部挑治法

【取穴】 按主穴一号图打通经络环，作为整体调整，增强抵抗力。

【辨证】 头面部丹毒，轻轻点刺病侧病损外围附近穴位，重刺健侧相同穴位。下腿或其他部位丹毒，同样轻轻点刺病损外围穴位，重刺对侧相同穴位。

【方法】 经穴磁疗是本病的重要疗法：依丹毒发生部位，贴磁 3～5 片，按异极相吸规律上下编号排列。随丹毒红肿范围缩小，磁片间距随之缩小。用胶布固定贴敷 2 天，间歇半天，原位对号贴敷，不变极向。每日或隔日挑治 1 次。加双侧耳尖及大椎刺血。

【疗效】 挑治加贴磁 1～2 天，疼痛及红肿明显好转，比单纯抗生素治疗起效时间加快1～3倍，而且浸润消退彻底。对久治不愈的再发性丹毒及慢性淋巴水肿 hydrops，也能较快取得效果。

【实例】 刘某某，男，42 岁，右下腿丹毒，病期 2 年。右足脚癣感染后未及时治疗，形成下腿再发性丹毒，此次已是第 4 次发病。第 1 次发热 39.6℃，恶心，头痛，全身不适。右小腿红肿发热，给以青霉素输液，每天 800 万单位，3 天退热，1 周认为痊愈，实际上遗留 3cm×5cm 一片浸润性红斑，轻度压痛。未再进行治疗。后因感冒、扁桃体炎，过度劳累和脚气感染，反复再发。虽然体温不太高，红肿疼痛没有第一次重，颜色一次比一次深，肿块一次比一次硬，结果是一次比一次消退困难。来诊前经过 2 个多月的临床治疗，仍然不能消退。检查其右下腿及足背暗红色浸润为 8cm×15cm，下腿淋巴回流不佳，合并慢性淋巴水肿。局部及腹股沟淋巴结肿大压痛。

治疗效果：当晚右腿活动轻快，疼痛减轻，第 5 天下腿水肿及暗红浸润消退一半。3 周后右下腿水肿及暗红浸润接近全部消退。巩固 2 周，除色素沉着外，近乎正常。众所周知，再发性丹毒、彻底消退者十分难得。中药、挑针配合磁疗十分重要。

【治疗原则】 在扶正消炎、活血化瘀、通络止痛、利湿消肿的中药内服及外敷的基础上，进行下列经穴治疗。

①经络环皮部挑治法：按上述取穴内容进行整体调整，并在小腿病变附近穴位点刺及对称经穴挑治。每周 2～3 次。

②经穴磁疗：用胶布将直径 12.5mm 之钕铁硼磁片固定于右足三里、下巨虚、冲阳、三阴交及中都。贴两天，休半天，再贴。

4. 汗孔周围炎及多发性汗腺脓肿

本病俗称痱毒，多见于产后妇女及体弱乳幼儿，好发于头、额、颈、背、臀部。初起伴随红痱发生多个小脓疱，逐渐向深向大发展，形成黄豆甚至栗子大小之炎性硬节。圆顶，表面光亮，呈鲜红或紫红色。疼痛及压痛。迅速溃脓成脓肿，破溃溢出黄绿色脓液，约1周左右结瘢，此伏彼起。

【治疗原则】用扶正消炎、活血凉血、消肿止痛、解暑利湿的中药为基础，加经络治疗，配合抗菌的西药，可以迅速取效。注意单纯使用消炎药会陷于无效或时轻时重的状态，如果已成脓肿者应进行排脓处理。

（1）经络环皮部挑治法

【取穴】百会、风池、大椎、肺俞、肾俞、手三里、足三里。

【辨证】加用病损附近穴位，产后妇女加关元、三阴交。

【方法】每穴挑2下，每日或隔日1次，婴幼儿可轻轻点刺穴位。

【疗效】一般1~2日内显效，体温下降，疼痛减轻或消失，红痱及炎性丘疹显著消退，脓肿趋于成熟，轻者3~5天治愈，重者7~10天也可治愈。

5. 化脓性汗腺炎

主要为腋窝汗腺炎、外阴肛周汗腺炎。

在扶正消炎的基础上，重点加强内分泌失调的调整，在化瘀止痛、通络散结的中药治疗基础上，加以经络治疗。原则是早期治疗，最好不要等到形成深部溃疡及瘘道再治。

（1）经络环皮部挑治法

【取穴】百会、风池、大椎以远5节、天宗、肩贞、肾俞、次髎、极泉、乳根、关元、曲骨、三阴交。

【方法】每穴挑2下，重刺督脉及相应背俞穴。每周2~3次。必要时局部配合磁疗。

【疗效】早期治疗，2~3周可以治愈。已有深在溃疡及瘘道较难彻底治疗，必要时要由外科清创。

（六）真菌性皮肤病

1. 体癣与股癣

治疗原则

①关键是提高卫生知识，特别是预防概念。一般认为涂癣药即可解决，忽

视衣裤被褥的清洗后蒸煮。此事特别重要，单纯洗涤不易杀灭真菌，蒸煮20min便可灭菌。

②用药的坚持性。一般抗真菌外用药均可达到治疗目的，关键是治疗不坚持、不彻底，症状轻些就放松，再加上衣裤不注意蒸煮，因而造成常年不愈。特别注意不能乱用药。

③提高生活质量、增强抵抗力是防治一切疾病的重要条件，也是防止真菌病的扩散和发展的重要条件。

(1) 针刺疗法

【取穴】 体癣：肺俞、肾俞、足三里、三阴交。

股癣：肾俞、次髎、委中、三阴交。

【方法】 隔日1次，每次留针20min。

【疗效】 止痒快，配合外用药能加快一倍。

(2) 经络环皮部挑治法

【取穴】 按主穴一号图打通经络环。体癣重刺督脉大椎以远5节。股癣重刺命门以远5节，配合局部点刺。

【方法】 每穴挑2下，每周挑3次。配合外用药。

【疗效】 涂药配合挑治1~2次，可见明显效果，总疗效比单纯药物治疗平均加快3倍左右。

2. 花斑癣

治疗原则

①此种真菌易在汗液中生长，因此随时清洗汗液、勤换衣物是必要条件。

②本病痒感不重，易被忽略，治疗不能停停断断，造成经久不愈。必须坚持连续涂药治疗。

(1) 经络环皮部挑治法

【取穴】 按主穴一号图打通经络环，重刺任督脉穴。

【辨证】 结合发病部位加穴：面颊配颊车。颈部配扶突、天鼎。肩部配肩贞、天宗。胸部配华盖、膻中。腹部配中脘等穴。

【方法】 每穴挑2下，每周3次。

【疗效】 在经穴挑治法配合下，每天2次涂抹癣药疗效能加快1~2倍。

【实例】 苏某某，男，21岁，体癣，股癣，病期3年。双股部大片环形斑、痒。治疗不规则，时轻时重。近1年来，家中养猫，发现在1个月内，全身皮肤出现10余处环形斑疹、痒。检查其双股及臀部各有15～20cm^2之色素斑，边缘有红色丘疹、水疱，中心轻度脱屑。胸、背、肩、腰共有10余处环形疹，小则2～3cm^2，大则15～20cm^2。边缘隆起。人体肥胖，易出汗。

（2）经络环皮部挑治法

【取穴】按主穴一号图打通经络环，加局部点刺。

【方法】每穴挑2下，每周3次。

【疗效】2次明显减退。3周痊愈。每日2次外用癣药是必要的。

3. 手足癣

（1）针刺疗法

【取穴】手癣取双曲池、合谷透后溪。足癣取双足三里、三阴交。

【方法】进针后使针感尽量传到手掌或足底。每次20min，急性每日1次或一般隔日1次。

【疗效】一般1～2次治疗痒感减轻，70%左右的病人约在20天治愈或接近治愈，如配合外用药疗效更快些。人民医院宋君惠在膀胱经玉枕穴沿皮下进针4cm，加脉冲电200Hz，留针30min，与此疗效相仿。

注意：内脏病可以反映在足底，当足癣加重时，内脏病减轻，此种情况必须单纯涂药，必须结合内脏病一起治疗，两者都好。

（2）经络环皮部挑治法

【取穴】按主穴一号图打通经络环，配合手足相关穴位。

【方法】每穴挑2下，每周3次。

【疗效】2次明显止痒，3～5次显效或治愈。角化过度型手足癣3～4周可治愈或接近治愈。配合外用癣药，疗效更好。合并化脓感染者必须先控制化脓感染，炎症控制后，再用抗真菌药物治疗。

4. 甲癣

有甲板白斑、甲下疣和甲沟炎类型甲疣。

治疗原则

清除病甲，为新甲生长创造有利条件，关键在于每天用醋浸中药（防风10g，荆芥10g，红花10g，皂角15g，明矾15g，熬20min，放温）3天，每天泡病甲30min后，需要剪掉病甲，清除甲床真菌。

（1）经络环皮部挑治法

【取穴】百会、风池、肺俞、肾俞、手三里、足三里。手指甲癣配督脉大椎以远5节加外关及八邪。足趾甲癣配督脉命门以远5节，再加三阴交及八风穴。

【方法】每穴挑2下，每周挑2~3次。

【疗效】白甲消退较快，一般1个月内可消退。甲下型甲癣必须在清除坏甲的基础上进行经穴挑治。一般2个月左右可以治愈。白色念珠菌引起甲沟炎，首先用3%过氧化氢液清洁甲沟溢脓及甲下感染。用经穴磁疗，将磁片固定于红肿甲周，促使甲周炎症的消退。一般1个月内可告治愈。

【实例】陈某某，男，32岁，手足癣、甲癣，病期3年。足底起水疱、痒。逐渐在趾间起白皮，趾甲破坏。1年多来，右手1~2指间起皮疹、瘙痒、脱皮，波及手心、手指及指甲。检查其双足3~5趾间皮肤浸软，有3个甲板破坏。右手掌角化脱屑，1~2指甲板白斑，边缘部分游离。

（2）经络环皮部挑治法

在调整肝功能的过程中，同时发现对甲癣、手癣有满意的效果。

【取穴】按主穴一号图打通经络环，加用点刺八邪、八风。

【方法】每穴挑2下，每周2次，手足指缝轻点。

【疗效】3次治疗足癣、手癣消退大半，甲白斑渐退，足趾坏甲范围退缩，有新甲生长，8次治疗，手足癣及甲癣均接近治愈。又巩固4次，痊愈。

5. 念珠菌病 Candidiasis

根据发病部位分为三类。

（1）皮肤念珠菌病

①指（趾）间糜烂型：指（趾）间浸软。

②间擦型：皱褶部位边界清楚之潮红糜烂面。

③丘疹型：以暗红丘疹为主，表被鳞屑。

④甲沟类型：甲沟红肿，少量渗液无脓，疼痛。

（2）黏膜念珠菌病

①鹅口疮：口腔黏膜、咽、舌、龈出现白色膜、周围红晕、基底潮红浸润。可伴口角糜烂、皲裂、疼痛。婴幼儿多见。

②生殖器念珠菌病：阴道炎则阴道分泌物黏稠，色黄呈奶酪状斑片，阴道壁有白色假膜、瘙痒、灼热，假膜及白带涂片可见假菌丝及芽孢。男性少见。包皮龟头潮红、干燥，冠状沟偶见假膜。

（3）内脏念珠菌病

可累及全身所有内脏，以肠、肺多见。在此从略。

经穴治疗（在2%克霉唑、咪康唑、酮康唑霜剂或1%龙胆紫之一的外用配合下，提高机体抗病能力，能控制病情发展和大大加快治愈过程）。

（1）**经络环皮部挑治法**

【取穴】百会、风池、肺俞、肾俞。

【辨证】根据不同类型、不同发病部位，配合必要穴位，如指（趾）间型及甲沟炎型，配以八邪、八风及督脉相应部位穴。口角炎、口腔炎配以下关、地仓、廉泉等穴；生殖器念珠菌病配以次髎、命门至长强的督脉穴及三阴交；外阴部发病再加关元、曲骨穴。

（七）物理性皮肤病

由物理因素引起的皮肤病重点介绍光、热、冷、机械刺激所致之皮肤病。放射线刺激等所致皮肤病虽属此类范围，因缺乏直接经验，暂不介绍。

1. 光线所致皮肤病

日晒伤、慢性光毒反应、多形性日光疹、植物－日光性皮炎四种表现。

治疗原则：此类疾病单纯应用经穴疗法，可以迅速取得疗效。为减少痛苦，缩短疗程，选用活血、凉血、清热、解毒、燥湿、利水功能的中西药物，而且对加快色素消退是有益的。

经穴疗法可以单独使用，也可以把针刺与磁疗配合，或经络环皮部挑治与经穴磁疗配合。

（1）**针刺疗法**

日光性皮炎最好是首选针刺疗法，多形性日光疹也可应用。

【取穴】风池、大椎、肺俞、曲池、合谷、足三里、三阴交，配以面部穴如印堂、四白、迎香、颧髎、承浆，或配以外关、合谷、外劳宫等。

【方法】前两种病其面部红肿、疼痛均较显著，因此面部穴位一定要针刺，甚至1天针2次，每次留针20min，能控制出血及坏死。其他病可隔日针1次。

【疗效】1～2日内疼痛减轻或停止，2～3天红肿及皮疹减退，1～2周治愈。日晒伤轻者1～2日即可治愈。

（2）**经穴磁疗**

【取穴】大椎、手三里、三阴交。

【方法】按异极相吸顺序在上述穴位贴磁，贴2天，取下2小时，再贴。或晚间贴，白天取下。

【疗效】轻者单纯贴磁，可以迅速消退，配合针灸或挑治更快。在红肿、水疱状态下，只能用针刺，不能直接局部贴磁。

（3）经络环皮部挑治法

【取穴】按主穴一号图打通经络环，配合面、手等局部穴位。

【方法】从上而向下，每穴挑 2 下，对称进行。急性日晒伤全身性反应严重者，前 1 ~ 2 次可以不挑百会穴。面部及红肿显著部位可以轻轻点刺。

【疗效】经 1 ~ 2 次治疗，症状及皮损显著消退。多形性日光疹，连续此法治疗，多数可以控制复发。本法对慢性光毒性反应有调整作用，表皮干燥、松弛、粗糙等可重新得以活化，皮肤老化会逐渐恢复红润和光泽。对色素加深者可以逐渐消退，但由此病导致色素消退者恢复较难，毛细血管扩张和角质增生者均有一定程度恢复。不会太快。

本法配合耳尖、大椎刺血，能加快效果。

2. 湿热所致皮肤病

有红痱、火激红斑、夏季皮炎。经穴治疗以经络环皮部挑治法与经穴磁疗相结合，疗效甚佳。

（1）红痱

【取穴】百会、风池、肺俞、督脉大椎以远 5 节、肾俞、手三里、外关、膻中、中脘、足三里、三阴交，必要时加面部穴。

【方法】红肿皮疹部的经穴，轻轻点刺，无皮疹部位经穴挑治。每穴 2 下，每日或隔日 1 次。全身症状明显，重挑肾俞、委中、太冲、足三里、丘墟。

【疗效】1 ~ 3 次，可获痊愈。

（2）火激红斑

发生于腰、腿、肩、背为多。

【取穴】大椎、肩井、肺俞、天宗、肾俞、承山、曲泉、阳陵泉，根据发病部位，选择相应穴位，或用局部阿是穴。

【方法】充血部位轻挑，相关经穴重挑，已形成网状红斑或色素沉着时，可以重挑。

【疗效】充血状态疗效快，一般 1 ~ 3 次消退，网状红斑连续治疗 2 周以上也可消退。较重之色素沉着消退时间要长些，但也能消退。

（3）夏季皮炎

【取穴】风池、肺俞、督脉大椎以远 5 节、肾俞、手三里、外关、足三里、三阴交。

【方法】每穴2下，每日或隔日1次。

【疗效】急性病1～3天皮疹消退，慢性病2～3周消退。色素沉着斑1～2周开始变浅。慢性皮损及色素沉着斑配合经穴磁疗，可以明显消退。

3. 寒冷所致皮肤病（冻疮）

（1）针刺疗法

【取穴】风池、肾俞，配以病变附近穴位，如面耳部配合完骨、耳门、下关。手部配合手三里、外关。足背、足趾配合足三里、绝骨、三阴交。足跟配承山、太溪。

【方法】平补平泻，针感明显，留针20min，隔日1次。

【疗效】当时痒感减轻，2～3次皮温有所好转，红斑渐消，溃疡、糜烂面缩小。根据轻重不同，1～2周左右恢复，关键要有防冻措施及保暖环境，为治疗创造有利条件。

（2）经络环皮部挑治法

【取穴】按主穴一号图打通经络环，再配以病变附近穴位。

【方法】手法一致。

【疗效】绝大多数挑治后全身立即发热，1～2次后局部瘙痒感减轻或停止，红斑及皮损减退，1～2周皮肤恢复正常。在病变附近穴位贴磁，能明显缩短疗程，增加疗效。

此法治疗，对调整自主神经失调及微循环障碍疗效甚佳，连续适时治疗，可以预防冻疮复发。配合耳尖放血更佳。

（八）机械所致皮肤病

皮肤长期受机械性摩擦、压迫、血运不良，导致皮肤角化、皲裂。如鸡眼、胼胝、褥疮、手足皲裂。

（1）经络环皮部挑治法

【取穴】百会、风池、大椎、肺俞、手三里、内关、足三里、外关、昆仑、太溪加病变周围。

【方法】每穴挑2下，每日或隔日1次。如仅有1块或2块皮损，先点刺病变周围，再刺病变对侧肢体对应点。

（2）经穴磁疗

鸡眼、胼胝：病变局部晚间贴磁。

褥疮：皮损上下贴磁，贴两天停半天。

手足皲裂：根据发病部位，在其上下贴，也可左右贴，贴两天停半天。

【疗效】在配合相关外用药的基础上，加用经穴挑治或经穴磁疗，起效时间至少加快一倍至数倍。不太严重的病例，均可达到较满意的疗效，也可控制病情的发展。如无糖尿病，褥疮一般能治愈。鸡眼、胼胝等角化肥厚病损先用剥脱性外用药去掉厚皮，再贴磁，疗效加快。

（九）皮肤附属器疾病

1. 皮脂腺疾病

如皮脂溢出及脂溢性脱发、石棉状糠疹。

经穴治疗目的在于疏通经络，调整内分泌，改善失眠及胃肠功能。

（1）针刺疗法

【取穴】百会、风池、肾俞、足三里、三阴交。

【方法】百会平刺透四神聪，风池要有针感。疲劳失眠一定要用肾俞、三阴交。胃肠紊乱重刺足三里、三阴交。隔日 1 次。

【疗效】疲劳、失眠、胃肠紊乱、女性月经失调得以调整，头皮痒及头皮屑多得以控制，油脂减少，脱发减轻，逐渐有细发新生。

（2）经络环皮部挑治法

【取穴】按主穴一号图打通经络环。

【方法】挑治经穴皮部，每穴 2 下，连续快挑。脱发局部先行点刺，重刺肾俞、三阴交。

【疗效】疲劳、失眠、月经失调很快缓解。头皮痒、头皮屑多等症状迅速消退。脱发减少，新发逐渐再生。一般 1～2 个月可以治愈。

石棉状糠疹的经穴治疗，应用经络环皮部挑治法或针刺均可。需要注意的是先用角质剥脱药膏（如复方苯甲酸软膏）加激素药膏（如复方康纳乐霜），混合外用，去掉厚皮，再用经穴治疗易于生效。在治疗过程中，一定要注意整体调整，单纯局部治疗效果不易持久。

2. 痤疮

本病好发于颜面、胸背皮脂区，形成不同类型有：丘疹型痤疮、炎性脓疱性痤疮、结节性瘢痕性痤疮、囊肿性痤疮。

治疗原则：内分泌变化为本病主因，不能单纯治疗皮肤表面，必须以中西医药及经络整体治疗为主，外治为辅。有炎症必须同时消炎，瘢痕体质者不宜挤、挖，以免促成瘢痕的扩展。

(1) **络环皮部挑治法**

【取穴】 按主穴一号图打通经络环，同时配合面部、胸背病变附近穴位及中脘、关元等穴。

【方法】 方法一致，必须同时加耳尖、太阳、印堂、大椎放血。

(2) **经穴刺血法**

【取穴】 双耳尖、太阳及印堂。炎症明显加大椎。

【方法】 消毒后用针刺破上述穴位，挤血 1 ~ 2 滴即可。每周 2 次。

3. 酒渣鼻

经络环皮部挑治法配合刺血疗法。

【取穴】 按主穴二号图打通经络环，加面部相关穴法。

【方法】 挑治后立即在耳尖、太阳、印堂、素髎、大椎等穴刺血。

4. 汗腺疾病

如多汗症、臭汗症。

(1) **针刺疗法**

【取穴】 肺俞、肾俞、曲池、肩髎、委中、三阴交。

【方法】 平补平泻，找到针感，行针 20min，每周 2 ~ 3 次。

【疗效】 多数 1 周左右见效，3 ~ 4 周显效。个别病例疗效不显著。

(2) **经络环皮部挑治法**

【取穴】 按主穴二号图，打通经络环。

【辨证】 前额、鼻部多汗加上星、印堂、素髎；胸前多汗加膻中；乳下多汗加乳根、膻中；腋下、腹股沟及阴部多汗、臭汗或色汗，加极泉、急脉、阴廉；手、足多汗或足部臭汗，加太渊、大陵、神门、太溪、然谷、水泉；足趾间多汗加四缝。

【方法】 从上向下，每穴挑 2 下，每周 2 ~ 3 次。

【疗效】 治疗 3 ~ 6 次后逐渐好转，10 次左右多数治愈，个别病例无效。

注意：①过度疲劳、体质虚可能复发。②必须忌食酸、辛、辣食物，保证睡眠。③尽量少穿胶鞋。如不加注意，容易持久不愈或时好时坏。

5. 毛发疾病

如雄激素源性脱发、斑秃、继发性瘢痕性脱发。

(1) **针刺疗法**

【取穴】百会、风池、三阴交为主穴。早秃配以上星、头维、足三里；斑秃配以局部阿是穴；头癣及毛囊炎配以大椎、手三里、足三里。

【方法】平补平泻，行针20min，每周2～3次。

【疗效】斑秃较易治疗，一般2～3周有新发生出，多数1～2月可基本治愈，少数神经衰弱、过度疲劳者疗效差。早秃恢复较慢，1个月左右控制发展，逐渐有新发缓慢增加。继发于毛囊炎、头癣之脱发，凡是已经形成瘢痕者，难以恢复，但皮疹未退期间，均可控制炎症，保护毛囊，促使新发生出。

(2) **经络环皮部挑治法**

【取穴】百会、上星、承灵、风池、大椎以远5节、肺俞、肾俞、手三里、足三里、承山、三阴交，配合病变附近穴位。

【方法】从上向下，每穴挑2下，每周2～3次。

【疗效】在经络治疗过程中整体素质明显提高，饮食、睡眠、皮肤活力均增强，控制病情发展，新发再生较快。一般3次左右可以控制毛发脱落，开始有新发生出，2～3周多数毛发新生。最快者1～2个月斑秃治愈，最慢者3～6个月也可恢复正常。早秃与继发性脱发（毛囊未全破坏者）均可有一定程度好转。

（十）皮肤血管炎

1. 白细胞脆裂性血管炎

如变应性皮肤血管炎、过敏性紫癜、荨麻疹性血管炎等。

(1) **针刺疗法**

【取穴】百会、风池、大椎、肺俞、脊中、肾俞、曲池、委中、三阴交。

【方法】每日1次，每次20min，中间行针2次。

【疗效】配合清热、解毒、凉血、止血、利湿的中药疗效较好。多在2～3次后开始见效。1～2周多数显效或接近治愈。

(2) **经络环皮部挑治法**

【取穴】按主穴一号图，打通经络环，加廉泉、人迎控制咽部炎症。

【方法】从上向下，先背后前，每穴挑2下，有关节或其他病证，就近加穴，每周 2~3 次。

【疗效】较针刺疗效快，小儿更为适应。

2. 大小血管及周围炎症

（1）结节性红斑

①针刺疗法

【取穴】血海、阴陵泉、三阴交、足三里，配曲池（或手三里）。

【方法】每次 20min，每日 2 次，针感明显为佳，隔日 1 次。

【疗效】14 例中 2~10 次治愈者 13 例。配合药物、止痛、消炎等措施效果更佳。

②经络环皮部挑治法

【取穴】按主穴一号图，打通经络环。

【方法】从上向下，每穴挑 2 下，病侧（或重侧）先挑，对称进行，每周 2~3 次。

【疗效】1~2 次治疗后疼痛减轻，1~4 周后结节逐渐缩小、减退。配合中西药物可加快疗程。治愈后不易复发。

（2）白塞病

本病多发于青壮年（20~30 岁患者占 74%），主要为口腔溃疡、生殖器溃疡、眼部疾病，皮肤病变多样：丘疹，水疱，脓疱，各种脓皮病（毛囊炎、疖肿、脓肿），结节性红斑，多形红斑和痤疮。

经穴治疗原则：本病属自身免疫性疾病，全身多系统病变，诊断易被忽视，治疗也较困难。作者认为，如果发病较缓，症状不甚严重者，直接用中药和经穴治疗，进行整体调整，配合西药消炎可能取得意想不到的效果。

①经络环皮部挑治法

【取穴】百会、风池、肺俞、大椎以远 5 节、肾俞、督脉命门至长强各节、地仓、廉泉、手三里、足三里、膻中、中脘、关元、阴陵泉、三阴交。

【方法】从上向下，每穴挑 2 下，隔日 1 次。

【疗效】主要为口腔及阴部溃疡，皮肤及月经变化，在活血化瘀、调补肝肾的中药配合下，可以迅速止痛，消除症状，控制病情，也有取得完全治愈的实例。

【实例】孙某某，女，38 岁，白塞病。患者首发为口腔溃疡，继而出现阴部溃疡，疼痛，反复出现，停经 4 个月，皮肤有结节性红斑。某大医院确诊为白塞病，尚未见到眼及其他系统病变。进行经络环皮部挑治穴位同上。

疗效：挑治后立即感到全身轻松，2 天上下溃疡均止痛，开始缩小，1 周溃疡消失，2 周结节性红斑消退并控制溃疡再发。1 个月后月经恢复正常周期。巩固治疗半个月。追踪 5 年，未见复发。

3. 毛细血管及周围炎症

如进行性色素紫癜性皮肤病、毛细血管扩张性环状紫癜。

经穴治疗：此类疾病多为反复发生、逐步扩展的血管炎症。除内因外，与生活不规律、过食辛辣食物有关。作者主张用中药在补气养血、活血通络、清热利湿的基础上，进行经穴治疗，有调整作用。

（1）经穴磁疗

【取穴】阴陵泉、三阴交、足三里、丘墟。

【方法】左右交替先后进行，先用直径 12.5mm 的磁片，按 N－S 顺磁方向贴敷，贴 2 天交换 1 次。

【疗效】有促进炎症及色素吸收的作用，必须与忌食辛辣食物并重，方能有效。

（2）经络环皮部挑治法

【取穴】百会、风池、肺俞、大椎以远 5 节、肾俞、胃俞、手三里、足三里、三阴交、丘墟。

【方法】从上向下，每穴挑 2 下，快速接力，每周 2～3 次。

【疗效】对控制炎症、消退毛细血管扩张及色素沉积均有一定效果。在配合中药及注意饮食禁忌的情况下，半个月左右出效果，一个月左右治愈的实例是存在的。

4. 皮肤脉管疾病

皮肤脉管包括血管及淋巴管。致病因素及诱因较多，有遗传、内脏病、内分泌紊乱、血液成分变异、自身免疫疾病、细菌感染、药物、物理因素、外伤、循环障碍及重力等因素所致。如毛细血管扩张症（Telangiectasis）、淋巴水肿（Lymphoedema）、雷诺氏病（Raynaud’s Disease）、静脉曲张综合征（Venous Varicose Syndrome）等。

（1）针刺疗法

【取穴】风池、曲池、外关、足三里、三阴交，双侧对称取穴。

【方法】平泻，每日或隔日 1 次。

【疗效】无论动脉、静脉、毛细血管还是淋巴管疾病，均有一定效果。首先能减轻自觉症状，缓解痛痒；轻型病变，可以全部消退；重型病变，能在一定程度上取得好转。

（2）经穴磁疗

【取穴】就近循经取穴，每次3～5穴。

【方法】按异极相吸排序循经靠近病变贴敷，贴两天取下半天，按原顺序再贴，磁片极向不变，贴磁部位随病变消退而逐渐靠近。

【疗效】对淋巴水肿、静脉曲张疗效甚佳。逐步可使瘀积之液体吸收，使纤维增生的组织软化、皮炎消退、血栓吸收、溃疡愈合。

（3）经络环皮部挑治法

【取穴】按主穴一号图，打通经络环，肢端发病者配合阿是穴，如八邪、八缝等。

【方法】从上向下，每穴挑2下，快速接力，每周2～3次。

【疗效】对上述四种脉管疾病均有较好疗效。一般1～2周内痛痒减轻，血运开始好转，肿胀渐消，浸润渐软，皮温渐升，色泽从青紫转向红润，3～6个月显效，约半数能接近正常。

【实例】张某某，女，26岁，外企工作，病期3年。手足皮温下降，夏季稍好，皮色发青紫，压迫退色，在温暖环境中，需半小时以上方能温热红润。

应用经络环皮部挑治法，打通经络环，加内关、八邪、太溪和八缝穴，每穴挑2下，配合活血通络、补气养血之中药，连续治疗2个月，皮温及皮色接近正常。

5. 内分泌障碍性疾病

（1）黑棘皮病

经穴治疗原则：均以滋补肝肾、活血通络、健脾利湿中药配合，加上经络环皮部挑治法治疗。一般可收到较好的效果。

经络环皮部挑治法

【取穴】按主穴一号图，打通经络环，配以极泉、急脉、中极，或手足配以外关、八邪、太冲、八缝等穴。

【方法】方法一致。

【疗效】一般2周内开始见效，2个月左右接近治愈。此外症状性黑棘皮病，伴随硬皮病、红斑性狼疮的好转，此种症状也逐渐好转。

（2）月经疹

有三个方面：即经前综合征、原皮肤病加重和自身免疫性黄体酮皮炎。

①经前综合征

有相当数量的年轻未婚妇女出现精神障碍，头痛，浮肿，乳房胀痛，便秘，尿频。月经前头皮多油和痤疮的出现。

②原有皮肤病加重

面部炎性疾病如痤疮、酒渣鼻加重或新生，红斑性狼疮皮疹加剧，银屑病、扁平苔藓、湿疹、肛周及生殖器瘙痒等不同程度加重。并有单纯疱疹、口腔溃疡定期发生。

③自身免疫性黄体酮皮炎 S

特征是在月经周期中内源性黄体酮引起变态反应，如多形红斑、汗疱疹、湿疹和荨麻疹等。

①经络环皮部挑治法

【取穴】按主穴二号图，打通经络环。

【方法】从上向下，每穴挑治 2 下，每周 2 次为宜。乳房胀痛配合乳腺上方阿是穴。

【疗效】1 ~2 次控制乳房胀痛、头痛、情绪变化等各种经前症状和皮肤瘙痒。皮疹可在 3 ~5 次内消退。对原有皮肤病加重的趋向可以使之好转。

【实例】万某某，女，32 岁，月经疹，病期 2 年。每次月经前开始乳房胀痛，右侧头痛，情绪急躁，起风团，汗多，面部出现痤疮。应用上述穴位进行经络环挑治，第一次治疗，立即感到全身松快，头痛及乳房胀痛缓解大半，当晚痒感减轻；第二次挑治后，荨麻疹停止发生，2 周后面部痤疮明显消退，黄褐斑渐淡，面色红润，有光泽，松弛的皮肤有弹性。

6. 代谢及营养障碍性疾病

（1）皮肤淀粉样变

一种代谢障碍性皮肤病。

经络环皮部挑治法

【取穴】按主穴二号图，打通经络环，加肩井、风门、肩髎、臂臑、下巨虚。

【方法】从上向下，每穴挑治 2 下，每周 2 ~3 次为宜。背部穴重挑。

【疗效】斑状淀粉样变见效较快，一般 1 周色素渐退，斑纹减少，1 个月消退大部分，3 ~4 个月接近治愈。苔藓样淀粉样变 2 ~3 周痒感减轻，皮疹变薄，1 ~2 个月皮疹渐退，3 ~6 个月以上大部分消退。注意配合补气养血、活血通络中药，外用类固醇激素，能提高疗效，缩短疗程。中断治疗、精神紧张、过度劳累、不忌酸辣食物均会影响疗效，导致复发。

【实例1】汪某某，男，43岁，苔藓样皮肤淀粉样变，病期2年。双下肢胫前出现棕色半球形丘疹，质硬，表面粗糙，大小一致，直径均为3mm左右，周围皮肤有色素沉着，皮疹排列成波纹状，后背上部及肩部有扁平丘疹，也呈波纹状。经络环皮部挑治，方法同上所述。2周痒感减轻，1个月后皮疹消退1/3。2个月消退一半。

【实例2】刘某某，女，36岁，斑状皮肤淀粉样变，病期一年半。上背部特别是肩胛间有15cm×30cm大小的紫褐色斑，隐在小圆丘疹，呈波纹状排列。一般不痒，吃刺激性食物或过度劳累时发痒，所以认真用经络环皮部挑治，方法同上。1周色素减退，1个月全部消退，皮色正常。

（2）糖尿病性皮肤病

一种代谢障碍性皮肤病。血管、神经、体液和免疫机能的种种改变，造成皮肤感染及各种皮肤改变均较一般患者的皮肤病难于治愈。

①皮肤感染

细菌感染如细菌性疖、痈；真菌性红癣及各种真菌病；以及病毒引起的带状疱疹、单纯疱疹及尖锐湿疣。

②玫瑰色红斑

微血管扩张产生面部及手足部位的玫瑰色红斑。

③特征性红丘疹

大腿和胫前出现圆形或椭圆形红丘疹，可有水疱，消退时有色素性凹陷性瘢痕。

④下肢缺血性症状

开始为足部烧灼痛，晚间重，遇热更加剧，进而足部发冷，皮肤光滑发亮，毛发脱落，趾甲萎缩，严重时走路间歇性跛行，缺血性溃疡，坏疽。

⑤皮肤瘙痒及湿疹

由于交感及副交感神经受累，皮温调节异常，皮肤出汗减少，干燥，脱屑，加上体液和激素的改变，造成皮肤瘙痒和干皮病性湿疹样皮炎出现。

经络环皮部挑治法

【取穴】按主穴二号图，打通经络环。

【方法】从上向下，每穴挑治2下，每周2～3次为宜。

【疗效】应用此法治疗4例，配用中药治疗。3例血糖在3～4周恢复接近正常标准，1例无显著变化。面部红斑、手足循环障碍及皮肤瘙痒有一定程度好转。

皮肤干燥有所润滑。效果能否巩固、能否彻底治愈尚有待观察。初步看来，有调整作用。

（3）营养障碍性疾病

如：维生素 A 缺乏症、核黄素缺乏症等各种维生素缺乏症。

总体治疗原则

①调整饮食结构，改善储存、烹调方法，解决影响摄取、吸收、消化的问题和解除其中有干扰的病理环节。

②根据临床医疗的需要口服或注射治疗量的相关维生素。

③配合需要，应用中药调整由于维生素缺乏引起的病态。

④各种维生素缺乏病均可加用经穴治疗，对于阻断恶性循环、阻止病情发展、改善病理状态、恢复生理功能均有显著效果。

①针刺疗法

主要适用于烟酸缺乏症，而且越早用针刺越好，特别是对于控制神经系统症状的发展有很好的疗效。

【取穴】印堂、四白、下关、地仓、曲池、合谷透后溪、足三里、三阴交。

【方法】每日 1 次，每次 20min，行针 2 次，找到针感。1 周后改为隔日 1 次。

【疗效】1 周后病情稳定，症状明显减轻；2 周后疼痛、麻木感显著减轻，皮疹大部分消退。一般 3 ~ 5 周治愈，而且不易复发。

②经络环皮部挑刺法

本法适用于各种维生素缺乏症，仅在总体穴位上，根据发病部位加以重点调整，在手法上适当调控轻重程度。

【取穴】按主穴二号图，打通经络环。

【方法】从上向下，每穴挑治 2 下，从病侧到健侧。无皮损肢体穴位重刺，有皮损易出血的皮肤穴位用针尖点刺。

【辨证】口角炎、舌炎加刺廉泉；外阴、会阴皮损加刺督脉命门至长强、曲骨；肠胃反应加刺中脘、上脘；神经系统症状加刺前顶、上星、膻中、内关、外关、太冲或八邪、八缝。皮肤毛囊角化加刺臂臑、支正、阳陵泉、绝骨。总之，参照发病部位及维生素缺乏的病证取穴并调整手法。

【疗效】此法能促进维生素的吸收，一般在 1 ~ 2 周内控制病情发展，3 ~ 4 周内病情均有明显好转。皮肤毛囊角化也能得到改善。总之比单纯补充维生素改善症状能加快一至数倍。而且能增强全身抵抗力，防止感染及其并发症的出现和扩展。特别是减轻疼痛、瘙痒、麻木等症状疗效较快且稳定。对烟酸缺乏症等易复发、不易彻底治愈的症状，疗效较稳固。

（十一）先天性及遗传性皮肤病

1. 先天性皮肤良性肿瘤

如鲜红斑痣、草莓状血管瘤。

（1）经络环皮部挑治法

【取穴】按主穴一号图，打通经络环。在病变部位循经取穴。

【方法】从上向下，对称进行，每穴挑治 2 下，局部轻轻点刺，隔日 1 次。

【疗效】血管瘤从紫红色逐渐变淡，成粉红色，进而成网状或点片状。一般治疗3 ~ 5 次便开始渐淡，缓慢消退，不易全退。

2. 皮肤角化性遗传病

如寻常性鱼鳞病、毛发角化病，又名红色毛孔性苔疣。

（2）经络环皮部挑治法

【取穴】按主穴二号图，打通经络环，根据发病部位加肩髎、天宗、环跳、臂臑、风市、伏兔，面部、手足及其他部位有皮损的加阿是穴。

【方法】从上向下，对称进行，每穴挑治 2 下，局部轻轻点刺，隔日 1 次。

【疗效】一般在 1 ~ 2 周治疗后，皮肤干燥、鳞状角化即可有好转，毛囊角化性丘疹也会有所减退。3 ~ 6 周皮肤有滑润感觉，手掌足跖干裂减少。多数在 2 ~ 3 个月内明显好转。部分能接近正常皮肤，可以 1 周巩固一次效果。一般均可保持稳定。见病例介绍。

【实例 1】邵某，女，35 岁。患者皮肤鳞状角化、足跟干裂 20 多年，右手拇指干裂加重 5 年，生活和工作极其不便，于 2002 年 1 月 31 日就诊于我院，诊断为“鱼鳞病，右手合并手癣”。患者曾连续使用达克宁霜治疗，症状时好时坏，病变一直不断。在我院给予经穴挑治，并配合中药治疗，仅仅经过 1 周，患者右手拇指干裂全部消退，皮肤光滑。每次挑针后，患者自觉全身轻快、精神饱满。令人惊奇的是，治疗半年后患者全身皮肤变白变细，鳞片状角化皮肤消退，皮肤越来越光滑细润，手脚干裂也完全愈合（图 10 - 3 - 10A ~ B）。因此，患者介绍家里 3 个姐妹都来进行经络治疗，均取得很好的医疗和美容效果。

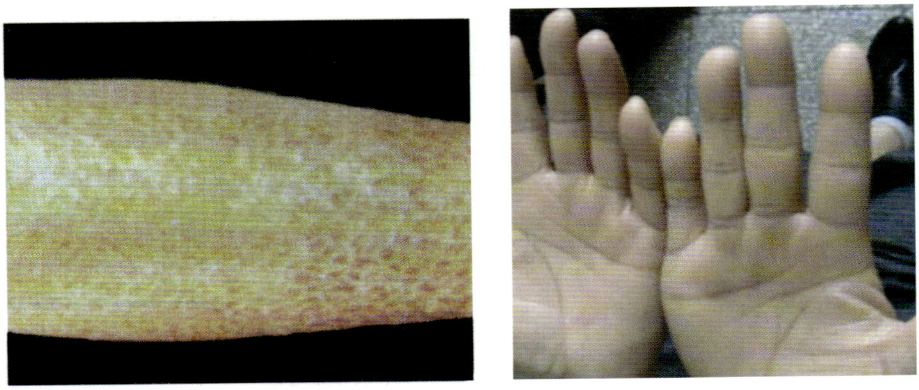

A. 治疗前　　　　B. 治疗后

图 10－3－10　邵某，女，35 岁，寻常性鱼鳞病（常染色体显性遗传病），手脚干裂 20 余年。经 4 个月经络治疗，皮肤光滑，手脚干裂消失，皮肤变白变细，光滑红润有光泽

【实例 2】 朱某，男，25 岁。患者面颊、上肢、肩部伸侧、臀部及大腿伸侧具有密集的紫红色毛囊角化性丘疹，非常严重，应用 2 个多月经络治疗，已消退 80% 以上。（图 10－3－11）

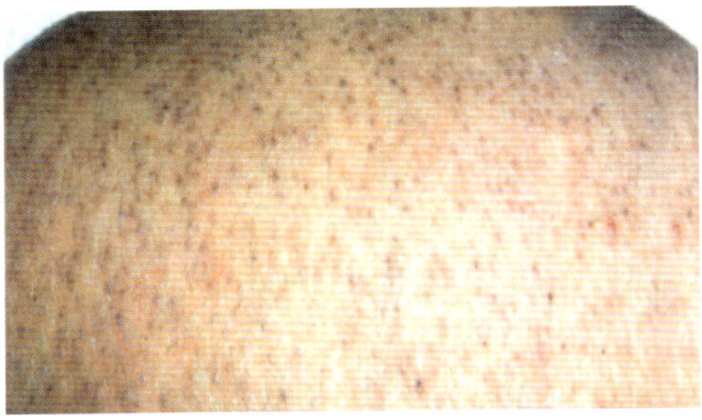

A. 红色毛孔性苔藓治疗前

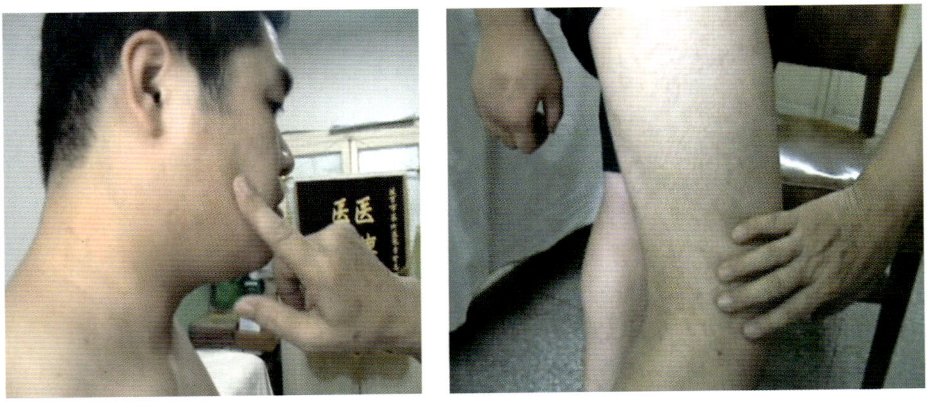

B，C. 红色毛孔性苔藓治疗后

图 10－3－11　朱某，男，25 岁，面颊、上下肢，密集，紫色红的毛囊角化性丘疹，经络治疗两个月消退 80%

【实例3】王某，女，25岁。患者上下肢患有紫红色毛囊角化性丘疹十余年，经络治疗2个月基本消退（图10-3-12）。

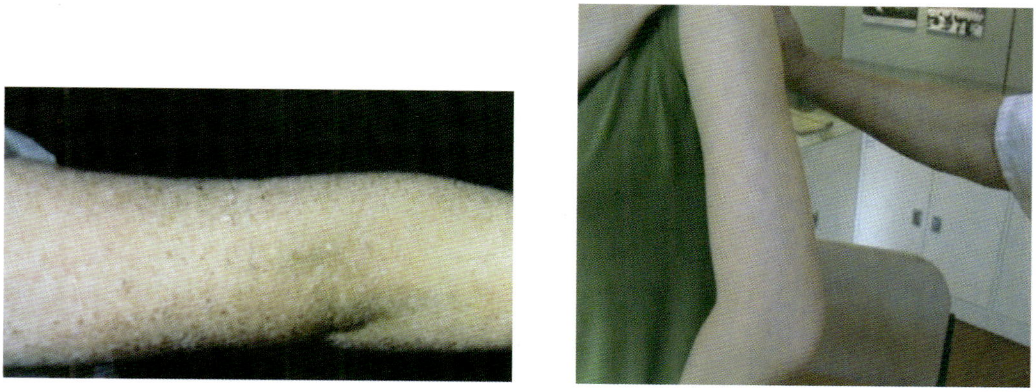

A. 红色毛孔性苔藓治疗前　　B. 红色毛孔性苔藓治疗后

图10-3-12　王某，女，25岁，上下肢患紫红色毛囊角化性丘疹十余年，经络治疗2个月基本消退

（十二）黏膜及皮肤黏膜交界处疾病

1. 唇部疾病

如接触性唇炎、光线性唇炎、剥脱性唇炎、单纯性腺性唇炎、口角唇炎等。

临床特点：一般为双侧口角红斑、水肿、渗出、结痂。慢性则形成浸润、粗糙、皲裂、脱屑。皲裂常呈辐射状皱纹。

2. 口腔黏膜疾病

如复发性阿弗他口腔炎、溃疡性膜性口炎、口腔黏膜白斑病等。

3. 舌部疾病

如舌炎、光面舌、舌痛症等。

治疗原则：不论是口唇、口腔还是舌体疾病，都受整体变化的影响，特别是精神因素、内分泌变化、生活习惯以及全身性疾病的影响，治疗原则应注意。

（1）病因治疗

劳累过度、肝肾阴虚者，更年期或内分泌失调者，酗酒、吸烟者，饮食及烹调习惯不当造成维生素缺乏者都应该根据不同病因进行生活调整和药物调治。

（2）整体调整

唇、舌、口腔都是消化系统的一部分，如有糖尿病、贫血、月经病或胃肠病，不能单纯进行局部治疗，必须在整体调整治疗的基础上才能取得最佳效果。

（3）经穴治疗

①针刺疗法

【取穴】风池、地仓、承浆、廉泉、手三里、足三里、三阴交，根据病因加减。

【方法】平补平泻，最好把针感调至病处，急性每日1次，慢性隔日1次，每次留针15～20min。

【疗效】在药物配合下，能缩短疗程；减少和防止复发；减少疼痛和各种症状。约半数以上能用针刺单独治愈。

②经络环皮部挑治

【取穴】百会、风池、大椎、肺俞、肾俞、下关、地仓、承浆、廉泉、阿是、手三里、足三里。

【方法】从上向下，对称进行，每穴挑治2下，隔日1次。风池、大椎、肺俞、手三里、足三里重挑。

【疗效】一般1～2次治疗后疼痛等症状开始减轻，1～2周内红肿、糜烂、疼痛等部分或全部消退，慢性增生性、角化皲裂性、复发性损害需要治疗1～3个月。多数能取得较好的疗效，约半数可获得痊愈。

③经穴磁疗

【取穴】病变局部阿是穴、大椎为主。根据病因配穴。如与内分泌有关配关元、右三阴交；与肠胃有关配中脘、足三里；与呼吸道疾病有关配天突、阴陵泉。

【方法】按异极相吸选穴贴磁，用胶布固定。面部阿是穴可以晚间贴，白天取下，其他穴位可以贴敷两天，取下半天。顺序不变，极向不变。

【疗效】在药物配合下，均有一定疗效。

【疗效评述】急性者针刺为宜，慢性者贴磁较好。病因、病情复杂，易于感染者需整体调整，应用经络环皮部挑治法最佳。

4. 外阴皮肤黏膜病

女性如急性女阴溃疡、女阴萎缩性皮炎、女阴白斑病。男性如包皮龟头炎，包括浅表性、感染性及溃烂性。

治疗原则：

①经常清洗，保持外阴清洁、干燥。忌用肥皂、刺激性药液擦洗。防止摩擦，禁忌酸辣腥膻食物。

②急性者，病原体感染者，局部有红肿、水疱、糜烂、渗液者，用3%硼酸水或1∶8000高锰酸钾水或1∶5000雷弗诺尔液湿敷。

③病因对症治疗：念珠菌感染用制霉菌素或酮康唑；滴虫感染用甲硝唑；浸润肥厚、干燥脱屑者用皮质类固醇药膏；伴有发热、淋巴结肿大者用抗生素治疗。

（1）经穴磁疗

【取穴】关元（或病变局部阿是穴）、长强、三阴交。

【方法】按异极相吸选穴贴磁，用胶布固定。病变累及口腔者，晚间加承浆和地仓穴。每晚贴敷，早晨取下，顺序不变，极向不变。

【疗效】在上述治疗原则的配合下，加用经穴磁疗，能减轻疼痛或瘙痒等自觉症状。在病损消退方面，比单纯药物治疗能缩短疗程，对于久治不愈、反复发作或无法控制发展的疾病，多数能控制其发展。

（2）经络环皮部挑治法

【取穴】百会、囟门、风池、大椎、命门至长强各椎间、肾俞、次髎、关元、手三里、足三里、三阴交加病变部位阿是穴。

【方法】从上向下，对称进行，每穴挑治2下，隔日1次。督脉（命门至长强各椎间）、肾俞、关元、三阴交重挑。

【疗效】在上述治疗原则的配合下，能迅速取得以下效果：

①迅速解除全身不适症状，迅速减轻局部疼痛或瘙痒症状，病情较轻者能立即消除疼痛。

②多数能较快地控制急性病的发展，使红肿、溃疡等病理变化迅速好转，能使相当一部分慢性浸润、肥厚、革化、皲裂、增生性皮损逐渐好转，也有一些萎缩、恶变的病程延缓或终止，也有无效者。

四、骨、外科系统疾病的经络治疗

（一）骨科疾病

急慢性扭挫伤、落枕、颈椎病、肩周炎、网球肘、腰椎病（含腰肌劳损）、膝关节及足跟痛。

(1) **经络环皮部挑治法**

【取穴】 在打通经络环的过程中，重挑百会、风池、风门、肝俞、肾俞、手三里、阳陵泉、承山。

【手法】 从上向下，每穴挑2下，高亢音点重挑4～5下，对称进行。急性每日1次，慢性隔日1次。

【辨证】 腰部扭挫伤及腰椎病：压痛点选腰部、骶部及承山穴。两侧对称重挑该部，略加活动，痛处再挑一次。腕部扭挫伤在腕部阳溪穴压痛点及对侧踝部丘墟穴压痛点重挑，立即见效。网球肘在肘部曲池压痛点及对侧阳陵泉上方部位压痛点，同时重挑，可立刻生效。踝部扭挫伤压痛点多在丘墟附近，同时在对侧手腕部对应点也会出现压痛点。采取交叉对应点进行挑治，即可好转。

落枕：在整体调整基础上，重挑天柱、天宗及阳陵泉穴。

颈椎病：在整体调整基础上，重挑肩外俞、肩井、督脉大椎以远5节及承山穴。背部疼痛重挑神堂、翳风；小指麻挑肩贞，大指麻挑中府痛点。

肩周炎：必须先排除颈椎病，在整体调整基础上，重挑肩外俞、秉风、天宗、肩髃、对侧环跳、阳陵泉。

【疗效】 落枕及轻型扭挫伤可能当即好转，多能一次治愈。其他各病多数一周内减轻，逐渐好转。无效者很少。慢性疾患、中断治疗、不注意休息或着凉可复发。

(2) **经穴磁疗**

【取穴】 颈椎病选颈部压痛点（或大椎）及肩外俞、四渎穴。腕挫伤：选阳溪及足部交叉对应点。足扭伤：丘墟及腕部交叉对应点。落枕：天宗及养老压痛点。肩周炎：肩髃、四渎。网球肘：曲池、对侧阳陵泉内方痛点。腰椎病：腰部压痛点及承山穴。膝关节炎：曲泉、阳陵泉上方压痛点。足跟痛：水泉及昆仑下方压痛点。

【方法】 按异极相吸顺序或相对贴敷。贴2～3天休1天。一般采用直径为12.5mm的磁片。

【疗效】 最快者分秒之间即可生效。绝大多数在1～2天生效，最慢超不过2周。关键是选穴必须对准压痛点，易于生效，治愈后巩固3～5天可停。

【实例1】 两次骨关节病都是当场生效

赵某，现年56岁，眼镜公司工人。2006年11月9日，患者突然发生腰痛、腿麻、翻身困难、不能下床。随后送进第六医院骨科，经检查诊断为腰椎间盘突出，关节囊膨出。住院治疗10多天，口服、输液中西药10多种，仍然疼痛，不能下床。

改用经络环皮部挑治法治疗，第一次挑治完，几分钟疼痛基本缓解，患者立即感到十分轻松，马上能弯腰、能下蹲、能走路。经过每周2次，连挑10次加穴位贴磁1个月，一切活动自如。至今已经停止治疗8个月，正常上班，每天8小时工作。现在起床、翻身、下地、走路一切正常。经CT检查，关节囊自动恢复原位。

患者最近患上坐骨神经痛，经过经络挑治2次，已愈。现在一切生活、工作正常。

【实例2】从不能翻身到正常走路、正常工作

王某，女，54岁。患者多年来从事会计工作，长期一个姿势坐着办公。于2007年5月8日突然躺在床上不能翻身，下床时不能站立，腰痛放射到下腿，经CT检查，骨科诊断为：腰椎4～5椎间盘突出、关节囊膨出、椎管狭窄；腰椎3～4关节囊膨出及腰椎退行性病变、颈椎曲度变直。经过药物治疗，平卧1周，仍然不能翻身、不能走路。于是，改用经络环挑治法治疗。每周2次，每次挑针后，患者当即就感到全身轻松，疼痛立刻减轻，当时就能弯腰、能走路。连续治疗2周后，恢复正常工作。坚持治疗2个月后，全身所有症状全部都消除。患者感觉经络一打通，不仅治好了腰椎病、颈椎病，还增强了全身的免疫力，以前经常感冒、嗓子痛，自从挑针以后，直到现在已经3年，感冒、咽喉炎都未再犯！

【实例3】从拿不了筷子到能拿西瓜

许某，女，49岁，共有5种疾病。

①网球肘

右肘部疼痛半年多，骨科检查确定为网球肘。患者拿不了东西，甚至连面条都捞不起来。经络治疗后，活动自如，拿六七斤重的西瓜也不感到疼痛。

②肩周炎

肩背疼痛多年。主诉疼痛时坐立不安，捶打、贴膏药缓解一时。两次经络环挑针后一直未痛，活动灵便。

③腰椎病

主诉起坐时均会发生突然过电似的疼痛，当时就不敢动，慢慢才能缓解，经检查腰椎4～5有骨质增生。经络挑针治疗30余次，基本治愈。

④腿部静脉曲张

双下腿经常胀痛，乏力，曾用注射治疗，未见好转。在挑针过程中，也都随之好转。

⑤乳腺增生

经检查乳腺有小叶增生，时常胀痛，胸闷。经过挑针加中药，月经瘀血渐好，乳腺增生也逐渐消失。

【实例4】奇怪的心前区憋痛

孙某，男，51岁，交通出版社工作。患有两种病。

患者主诉2004年开始，夜间2~3点发病，心慌、憋气、心前区疼痛难忍，熟睡中惊醒，日渐加剧。一年多来，几乎每天发作，每次发作1~2小时，全身无力，站也不是，坐也不是，躺也不是，怎么都难受，走遍各大医院，各种心电图，动态的、负荷运动的都检查了，也拍了片子，做了化验，都说心脏未见异常，但症状不减，严重影响睡眠、休息和生活。

经李教授颈椎的检查发现是颈椎病引起的症状，应用经络环皮部挑治法治疗，几分钟挑完后，疼痛立即停止，浑身轻快。1周挑2次，坚持了2周，患者说一年365天仅犯一次，很轻。生活工作一切正常。

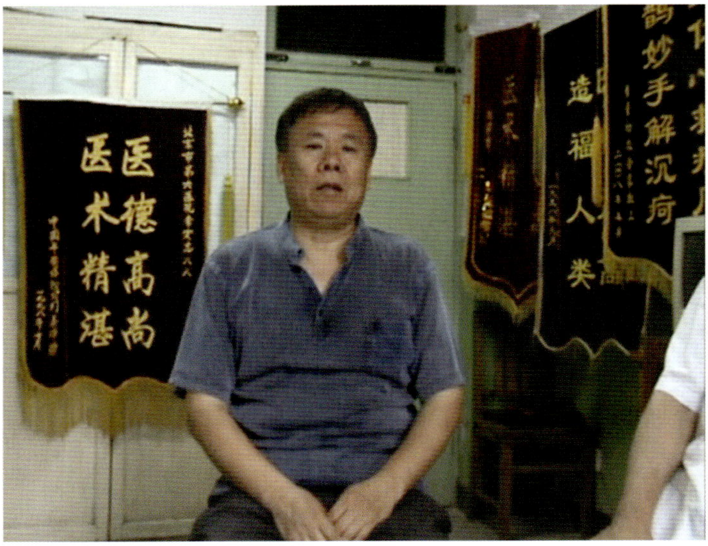

图10-4-1　孙某，男，51岁，心前区疼痛，心慌憋气一年多，各种心脏检查无阳性发现，磁共振检查证实颈椎病，诊断考虑颈心综合征，应用经络治疗1次见效，经过1个月的经络治疗，各种症状消除，病情跟踪一年未复发

【实例5】腰椎间盘突出症

赵某，2004年腰痛，中日友好医院诊断为腰肌劳损。2009年5月突然左臀

部、左大腿串痛，醒后无法站立，磁共振检查，诊断为腰椎间盘突出，椎管狭窄。医生建议手术，患者要求经络治疗。后应用经络环皮部挑治法治疗，挑治1次，当即疼痛减轻，能站立。连续治疗1个月，腰椎间盘突出症状消失，恢复正常工作和生活。

【实例6】关节腔再现成为可能

患者李某某，女，36岁。患有先天性髋关节缺损，10年前曾做股骨头"加帽"手术，术后，腿短3cm，造成一侧长期偏斜跛行，再次引发股骨头破损，不能盘腿、下蹲，牵扯腰腿及全身疼痛，长期拄拐行走，活动困难。医院骨科主张置换股骨头。患者担心而来诊，要求经穴治疗。采用经络环皮部挑治法后，一次治疗，当即全身疼痛减轻，活动范围加大。经过半年治疗，盘腿、下蹲等动作均有明显好转，能够离拐单独行走。经放射检查，意想不到模糊一片的髋关节，竟然可以见到关节腔再现。（图10－4－2）

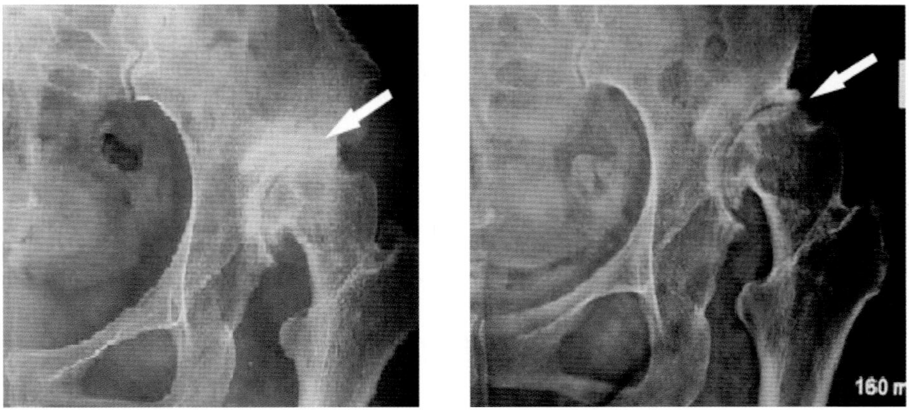

经穴治疗前　　经穴治疗后

图10－4－2　李某某股骨头坏死治疗过程X光片

（二）外科疾病

伤口感染、伤口愈合不良、术后切口痛、术后腹胀、术后尿潴留、压力性尿失禁。

（1）**经络环皮部挑治法**

【取穴】在打通经络环的过程中重挑百会、风池、督脉、大椎以远5节、肺俞、肾俞、手三里、足三里、三阴交。

【方法】从上向下，每穴挑2下，隔日1次或每周2次。部分需要每日1次。

【辨证】伤口感染及愈合不良者，必须先清理伤口，在抗感染药物配合下，加强经络治疗。在上述整体调整穴位之外，加伤口周围点刺，并挑治伤口上下穴位及健侧对应点。术后切口痛，同上述穴位及方法进行。术后腹胀、尿潴留及压力性尿失禁均重挑肾俞、膀胱俞、督脉命门至长强、足三里、阴陵泉及三阴交。最好配合经穴磁疗。

【疗效】术后切口痛多可立即止痛或减轻。术后腹胀、尿潴留、压力性尿失禁治疗后，当天能取得一定程度好转，最佳者1～2次治愈。伤口感染及愈合不良者如无糖尿病，清伤后挑治3～5次伤口多可愈合。

（2）经穴磁疗

【取穴】伤口感染、伤口愈合不良及切口痛，均可在伤口上下循经贴磁（附近有穴，最好贴在穴位上）。术后腹胀、尿潴留及压力性尿失禁磁片贴于神阙（脐）、气海（或关元）、三阴交压痛点。

【方法】按异极相吸顺序排列，用胶布固定，贴两天休几个小时再贴。

【疗效】多数可以当天生效，1～2次治愈者也应巩固治疗数日。

五、内科疾病的经络治疗

经络的联系四通八达，无所不通，而且具有整体调整和表里相关制约规律。这是经络治疗中最常用的基本法则，疗效既快又好。经络环皮部挑治法是利用表里制约规律进行的内病外治，而且结合上病下治、左病右治的对称制约规律和手足同名经交叉对应制约规律，进行调治疾病，许多疑难疾病均可迅速生效，甚至立竿见影。

经络治疗方法联系着全身每个系统。所以，在经络治疗的过程中，既调整皮肤，也调整内脏和整体。李秀章教授侧重于内病外治整体调整的研究。本章用简要的形式对内科各系统疾病治疗情况，做一简短介绍。

（一）呼吸系统疾病

1. 感冒、上呼吸道感染、气管炎、哮喘

（1）经络环皮部挑治法

【取穴】在打通经络环的基础上重挑百会、风池、大椎以远5节椎间、肩井、肺俞、手三里、合谷。

【方法】每穴挑 2 下，每日或隔日挑 1 次。

【辨证】如有发热，重挑百会、大椎。咳嗽，重挑风池、风门、肺俞、天突、璇玑、列缺。头痛，重挑百会、太阳、丘墟。鼻塞，重挑风池、印堂、迎香。咽痛，重挑人迎、廉泉、天突、手三里。痰多，重挑天突、膻中、丰隆。哮喘，重挑身柱、阴陵泉。对反复不断、久治不愈的感冒，应在百会、风池、肩井、肺俞、肾俞、手三里、足三里隔日 1 次连续挑治。

【疗效】应用经络环皮部挑治法症状一般当时减轻，2 ~ 3 次即有明显效果。反复不愈者，连治 2 周左右症状基本控制。上述病证配合耳尖放血、拔罐、贴磁等经络治疗能大大提高疗效，如配合中药治疗效果更快。当天好转、当晚退热者并非少见。如咽部炎症、喘息性气管炎较重或血象白细胞明显增高者，应配合消炎西药。总之，中西医结合加经络治疗，效果最佳。

2. 肺炎

（1）经络环皮部挑治法

【取穴及辨证】在打通经络环的基础上重挑上述穴位，特别是督脉的、大椎以远 5 ~ 7 节的刺激。如果胸痛，加局部压痛点及两侧对应点，再配以对侧阳陵泉及丘墟的刺激。在此基础上，加以清热解毒、肃肺通腑的中药，即可便通热退。

【方法】每穴挑 2 下，每日 1 ~ 2 次。

【疗效】中西医结合配合经络治疗，一般 1 ~ 2 日退热，1 周左右基本痊愈，最快者 3 天治愈。

【实例】慢性气管炎等多种病均见奇效。

赵某，女，44 岁，现居美国芝加哥。

①慢性气管炎

患者自述：5 年前开始患“季节性干咳”，说话时嗓子发痒，咳嗽不停，总感觉有痰咳不清，曾经吃过多种中西药，试过多种偏方，均无明显效果。特专程来此求医。

②颈椎病

10 多年来，患者经常处于疲劳的状态，感到颈肩部肌肉僵硬、酸痛，尤其向后转头，感觉颈部非常疼痛。严重影响到睡眠和工作。患者曾在国外经过多方治疗无效，特意回国寻求中医治疗，2009 年 4 月终于得到李教授独创的经络环挑治法及中药治疗。

4 月 20 日，第一次挑治之后，患者立即感觉浑身轻松。右肩部肌肉僵硬及酸痛状况明显缓解，向后转头已无疼痛感觉。4 月 22 日，第二次挑治并开始服中药，次日嗓子的痒感和咳嗽明显减轻，交谈时未再咳嗽。4 月 25 日，第三次挑治后，患者自觉嗓子清爽、舒适了许多，不再发痒，说话前已不用先清嗓子，也不再咳嗽。与此同时，患者发现自己的黑眼圈随之消退。

（二）循环系统疾病

1. 高血压症

经络环皮部挑治法

【取穴】 在打通经络环的基础上重挑风池、大椎以远 5 节、肝俞、肾俞、手三里、足三里、中都、三阴交、太冲。

【方法】 从腰以下穴先挑，每穴挑 2 下，先挑太冲，返回再从头向下挑。如果发现病人血压检查在 180/100mmHg 以上者，百会暂不挑，而且，总的手法宜轻。

最好配合药物治疗，如已用西药降压，原用药物先不变，当血压平稳下降后再逐渐减药。使用中药降压比较平稳。配合耳尖、大椎放血以及太冲、涌泉穴贴磁更佳。

【辨证】 肝阳上亢，脾气暴躁者，重点刺激中都、太冲。肝肾阴虚者重挑肝俞、肾俞、三阴交、太溪、太冲。一般均可按上法进行。切记血压太高，不用百会，并由腰以下穴位开始。如有头痛头晕者，重挑太冲、丘墟、内庭。

2. 冠心病

（1）经络环皮部挑治法

【取穴】 在打通经络环的基础上重挑百会、风池、大椎以远 5 节椎间、心俞、神道、肝俞、肾俞、膻中、内关、足三里、三阴交。

【方法】 每穴挑 2 下，隔日 1 次或每周 2 次。

【疗效】 中药以滋阴养血、宽胸理气、活血止痛为基础施治，加以经络治疗，效果相当显著。经过 2 ~ 3 个月的治疗。治愈的有室性早搏的冠心病患者，有心房纤颤久治不愈的患者，有胸廓成形术造成心脏牵扯移位、导致 40 年不愈的心悸患者。均产生令人惊喜的效果。

（2）经穴磁疗

一般仅在右侧三阴交穴贴敷一个磁片，约 5min 左右，多数患者心前区便可有松快舒服的感觉，在 1 小时内，心绞痛缓解，从心磁图可见 T 波倒置逆转的实效。

【实例】孙某，男，51 岁。

①心前区憋痛

2004 年开始，夜间 2～3 点发病，心慌、憋气、心前区疼痛难忍，熟睡中惊醒，日渐加剧。一年多来，几乎每天发作，每次发作 1～2 小时，全身无力，站也不是，坐也不是，躺也不是，怎么都难受，走遍各大医院，各种心电图，动态的、负荷运动的都检查了，也拍了片子，做了化验，都说心脏未见异常，但症状不减，严重影响患者的睡眠、生活和工作。

后来应用经络挑治法治疗，几分钟挑完后，立即疼痛停止，浑身轻快。1 周挑 2 次，坚持了 2 周，一年 365 天仅犯一次，很轻。生活工作一切正常。

②腰椎间盘突出

2004 年腰痛，中日友好医院诊断为腰肌劳损。2009 年 5 月突然左臀部、左大腿串痛，醒后无法站立，磁共振检查，诊断为腰椎间盘突出，椎管狭窄，医生建议手术。要求用经络环皮部挑治法治疗，挑治 1 次，当即疼痛减轻，能站立。连续治疗 1 个月，腰椎间盘突出症状消失，恢复正常工作和生活。

（三）消化系统疾病

1. 胃炎、胃痉挛、胃瘫、胃溃疡

（1）经络环皮部挑治法

【取穴】在打通经络环的基础上重挑百会、风池、大椎以远 7 节、肝俞、胃俞、肾俞、手三里、内关、上脘、中脘、足三里、阴陵泉、中都、三阴交。

【方法】每穴挑 2 下，急性病每日 1 次，慢性病隔日 1 次或每周 2 次。

【辨证】根据病因及经穴压痛点。对穴位进行辨证分析：胃瘫则重挑上脘、阴陵泉。溃疡病、胃炎则重挑中脘、足三里。胃痉挛和气滞胃痛则重挑内关、中都。磁疗参照此穴应用。

【疗效】胃痉挛为急性病，一般均在分秒之间解除病痛。饮酒、暴饮、暴食引起的急性胃炎，经穴治疗往往是迅速引起呕吐而得以缓解。其余一些慢性胃病，多数能在经穴挑治后较快出现症状减轻，但需要连续治疗或加用药物治疗方可彻底痊愈，同时要注意调养。

（2）经穴磁疗

【取穴】气滞胃痛或饮食不当出现胃脘胀痛，一般反应点在上脘、神阙和中都。虚寒胃痛，一般反应点在下脘（建里）或神阙和阴陵泉（或三阴交）。

胃炎及溃疡病，一般反应点在中脘、足三里和内关。胃痉挛选中脘，最好找痛点。

【方法】选用直径 12.5mm 磁片，按异极相吸的顺序，贴敷于上述相关穴位。一般贴 2 天休 1 天或晚间贴白天取下，反复进行，均可生效。

【疗效】疗效快而平稳，多数即刻生效，少数在 1 小时内生效。

2. 肠炎、过敏性结肠炎、便秘

(1) 经络环皮部挑治法

【取穴】在打通经络环的基础上重挑百会、命门以远 5 节、脾俞、胃俞、大肠俞、手三里、足三里、阴陵泉、三阴交。

【方法】每穴挑 2 下，从上向下，先背后腹。重挑压痛点。

【辨证】重挑囟门、止泻穴（或关元）、大肠俞（或阳关）、阴陵泉（或三阴交）。

【疗效】急性肠炎当天或立即生效。慢性肠炎及过敏性结肠炎配合经穴磁疗为佳，便秘用大肠俞加支沟为宜。必要时配合中药治疗（注意虚实辨证）。

(2) 经穴磁疗

【取穴】腹泻选止泻穴（或关元穴）、阳关加阴陵泉，选择压痛最明显的部位。便秘选气海、关元、大肠俞。

【方法】选用直径 12.5mm 磁片贴敷。贴 2 天，休 1 天，再贴如此，反复进行。急性腹泻、症状消失后即可停用。

3. 肝胆疾病

(1) 经络环皮部挑治法

【取穴】在打通经络环的基础上重挑百会、风池、神道以远 5 节、肝俞（胆俞）、肾俞、期门（日月）、内关（外关）、阳陵泉、中都、三阴交。

【方法】每穴挑 2 下，急性发作者每日挑 1 次，慢性者隔日或每周 2 次。

【辨证】在药物治疗的基础上，配合经络环皮部挑治。好处有二：一是增强抗病能力，二是减轻症状。肝区疼痛：重挑肝俞、期门、中都、太冲。胆区疼痛：重挑胆俞、日月、阳陵泉、丘墟、足临泣。找到压痛点挑治效果快。右侧先挑，手法要轻些。恶心、呕吐、食欲不振：重挑膻中、中脘、内关、足三里。疲倦乏力：重挑肝俞、肾俞、手三里、承山。注意区别颈椎病引起的疲倦乏力。

【疗效】症状减轻快，一般 1～2 日开始减轻，在中药配合下，较单纯药物治疗为佳。

（2）经穴磁疗

【取穴】肝脏疾病选左肝俞，右期门、左中都贴磁。胆囊炎、胆结石等选胆俞（日月）、左中都、丘墟穴，都要找压痛点贴磁。

【方法】用胶布按异极相吸次序，贴在穴位上。

【疗效】基本同上。

【实例】耿某，女，67岁。主诉患有5种老年疾病，一直服用“格列美脲”“二甲双胍”等14种药来维持，生活质量极低。

1997年在医院确诊为“糖尿病”，至今已14年，最高空腹血糖值达到18mmol/L。发现血压偏高已6年余，患者一直在用药物维持，血压控制在170/70～110/56mmHg之间，经常波动，伴有头晕。此次住院在心内科进行心导管检查，发现冠状动脉3个分支堵塞75%，被诊断为“冠状动脉粥样硬化性心脏病”。患者多年来常有胃痛、胃胀和不适等症状。多年来颈肩酸痛、头晕，不能左右转动头部。经X光片检查认定“椎体曲度变直，颈椎3～7边缘骨质增生，颈5～7椎间隙狭窄、椎间孔狭窄变形”。此外，患者在6年前出现膝关节疼痛，行走时疼痛明显，尤其以上下楼为重，运动十分困难。1997年2月18日，患者又突然出现腰痛，翻身、起床困难。

1个月前，患者由心内科转诊于经络室，接受经络治疗。我们为患者实施了经络环皮部挑治，每周2次，连续治疗至今。第一次挑针治疗后，立即见效，患者自觉精神愉快，浑身轻松。第二次挑针治疗后，患者胃痛症状得到缓解，腰部和膝关节疼痛症状得以控制，翻身、弯腰、走路、上下楼梯行动自如，可以行走300～400m。经过1个多月的治疗，现在患者左右转动头部已无头晕的症状，血压维持在120/70mmHg左右，空腹血糖控制在5.9mmol/L，已经开始酌情减药。

（四）神经、精神系统疾病

1. 神经性疾病

面神经麻痹、面肌痉挛、坐骨神经痛、脑血管痉挛、视神经脊髓炎。

（1）经络环皮部挑治法

【取穴】在打通经络环的基础上重挑百会、风池、大椎、肝俞、肾俞、手三里、外关、足三里、三阴交。

【方法】早期治疗，每穴挑2下，每日或隔日治疗1次。

【辨证】面神经麻痹及面肌痉挛：重挑肩井、大椎以远5节及面部穴位。面神经麻痹先挑病侧后挑健侧，反复点刺面部穴位2~3个过程。面肌痉挛：轻刺病侧、重挑健侧，面穴及健侧阳陵泉、丘墟二穴。坐骨神经痛：重挑肾俞、命门至长强各椎间及两侧环跳、承扶、风市、委中、承山，先病侧后健侧。脑血管痉挛：原则是头两周治疗，先不挑治百会，均从风池开始，重挑大椎、命门，而且督脉从命门至长强为重点，并点刺八邪、八缝及局部功能障碍部位。

【疗效】作者主张早期治疗，在中药及凉血解毒输液配合下，疗效甚佳。一般一周之内取得一半以上的效果。部分患者甚至恢复正常状态。临床印象：面神经麻痹比痉挛效果快，而且平稳。面肌痉挛的治疗原则是病侧要轻刺，病侧刺激越重疗效反而越差。坐骨神经痛见效快，彻底治愈较难。总之，不宜求急，每周两次治疗较好。脑血管痉挛效果较快，一般整体调整一次当时症状消失或好转。但应注意巩固疗效。神经系统疾病怕生气、失眠和过累，更不宜饮酒。否则容易反复。

2. 精神障碍性疾病

忧郁症、焦虑症、反应性精神失常、睡眠障碍、幻听。

（1）经络环皮部挑治法

【取穴】在打通经络环的基础上重挑百会、上星、风池、大椎、心俞、肝俞、肾俞、膻中、内关、中都、三阴交、太冲。

【方法】从上向下，每穴挑2下，两侧对称进行。

【辨证】忧郁症在整体调整中加强大椎至神道、命门至长强的刺激，重挑膻中、内关及三阴交。反应性精神失常、焦虑情绪、智能低下等各种障碍：重刺百会、上星、风府、大椎以远5节、内关、膻中、合谷、足三里、三阴交、太冲。幻听在整体调整基础上加完骨、耳门、外关。睡眠障碍：重刺命门以远5节、承山、太溪。

【疗效】上述病证在中药配合下，经1周以上治疗，均可取得明显好转，最快可当场见效。

（2）经穴磁疗

【取穴】左内关、膻中、三阴交压痛点。

【方法】按异极相吸顺序贴磁。贴2天休1天，症状消失为止。幻听：加完骨、翳风。睡眠障碍：双涌泉贴磁。

【实例1】贺某，女，83岁，住院病人。

患者于30年前因强烈精神刺激出现忧郁、焦虑和失眠。20年前，因心前区憋痛就诊我院，确诊为“冠状动脉粥样硬化性心脏病，高血压3级（即高危组），病态窦房结综合征（已植入永久性心脏双腔起搏器），心律失常（频发室性早搏）”，经心内科住院治疗，病情好转出院。后因亲人精神状态异常，老伴去世，患者冠心病加重，心绞痛和心律失常接连发生。心脏病发作时，患者自觉心脏像兔子乱撞乱跳，无法控制（经24小时动态心电图检测提示，存在阵发性室上性二联律、三联律以及频发室上性早搏）。特别是自觉寒冷，夏天也是一阵阵发作，发作时寒气从胸前冷到脚底，由心里发冷，穿着衣裳，盖上两层棉被，抱上热水袋也控制不住寒冷，甚至发抖。此外，还患有“2型糖尿病，脑梗死，高脂血症，颈椎病，骨质疏松，退行性骨关节炎，干燥综合征，老年性白内障”等疾病，平时感觉眼干、口干、耳鸣、手麻、尿频、尿急，此外尚有失眠等多种不适症状，易患支气管炎，多次入院治疗。为实施全身综合调整，今年3月由心内科约请李定忠教授对患者实施经络治疗。

第一次挑治结束，患者当场就感到全身轻松，心里敞亮痛快，心律失常像小兔子一样乱蹦乱跳的感觉完全消失，从心里发冷的感觉也缓解了（仅仅脚上还有点凉），80多岁的老人高兴得情不自禁地当场跳起舞来。在后续的治疗中，患者自觉全身疼痛减轻，眼睛发亮，眼睛干涩的症状消失了，睡眠也逐渐好起来。（图10－5－1）

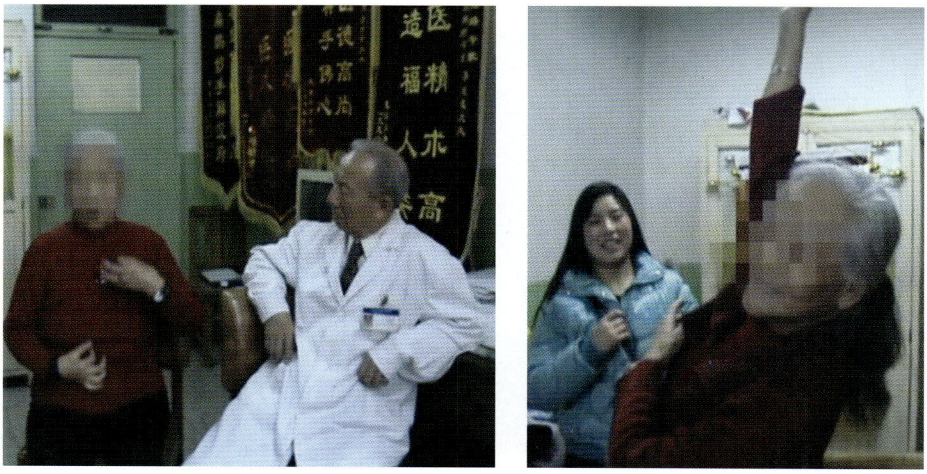

图10－5－1　贺某，冠心病，心绞痛，自觉寒冷、心悸，经过1次挑治心跳立刻平稳，寒冷缓解，呼吸平和，老人高兴得情不自禁地当场跳起舞来

【**实例2**】几十年的抑郁瞬间释放

王某，男，51岁，外文翻译。

自幼生活孤独，不善于与人交往，与家人说话的机会也很少。20多年前，因感情受到伤害，感到生活无趣、无味，同时出现“强迫观念”和“强迫动作”。患者常把自己看作行将耗尽的封闭系统，像沙堆一样，和谁都没有黏合力，看任何人任何事都没有真实感，整天锁门自闭，虽然和母亲在家，但也说不上两三句话，不愿看报纸，也不愿看电视。总感觉眼前有黑白点不停地跳动，能盯着看几个小时，摆脱不掉。觉得自己存在很艰难，任何体位都不合适，翻来覆去几小时，直到睡着，才算解脱。外出锁门要反复推门检查几次，才能放心走开。

第一次随母亲来就诊时，患者木然地坐在一个角落，默默无言，不和大夫打招呼，也不帮母亲拉开衣物。当我们对他说：“你是不是也想治一治呀?”患者才黯然地回应。在接受经络环皮部挑治的瞬间，就像扣动了扳机一样，患者的情绪马上振奋起来，他感到胸前豁然开朗，生机勃勃，再生有望。给李教授鞠躬，握手，拥抱，高兴得无以言表，似乎几十年的郁闷、痛苦全都释放出来了，一个崭新的宇宙重新回到他的身边。他高兴极了，从呆滞、淡漠无情的状态突然变得知情知意，频频向医生表示感谢。

接受第二次经络环皮部挑治后，患者已经可以和大家自如谈笑。

接受第三次经络环皮部挑治后，患者的举止行动已经变得自然，他已能与母亲自然交流，也能体现出母子情谊，也感到生活有了乐趣和希望。

随后，每次来治疗都是高高兴兴的，主动和医生握手、拥抱、打招呼，如同换了一个人一样。

六、妇产科疾病的经络治疗

（一）更年期综合征

女性在45～50岁之间，由于生理变化产生内分泌紊乱。主要变化为月经来潮时间不准、血量不均、颜色不正、以瘀血为主，导致阵发忽冷、忽热、突发大汗、易起急生气等综合症状出现。

（1）**经络环皮部挑治法**

【取穴】在打通经络环的基础上重挑百会、大椎、心俞、肝俞、肾俞、关元俞、膻中、中脘、关元、内关、三阴交。

【方法】每穴挑2下，隔日1次或每周2次根据病情辨证加强重点刺激。

【辨证】头痛、失眠：重挑百会、太阳、命门至长强各节、太冲、丘墟。心悸、心律不齐：重挑心俞、神道、肾俞、内关、三阴交。忧郁、不安、烦闷、多疑、妄想、情绪暴躁：重挑百会、大椎以远5节、肝俞、膻中、内关、三阴交、太冲。面红、多汗、手颤：点刺印堂、太阳、下关、承浆、太渊、大陵、神门、太溪加耳尖放血。

【疗效】配合中药补气养血、活血化瘀、理气宽胸、安神通络。一般第一次治疗后，多会感到全身松快，失眠、多汗、心烦等症状迅速好转。多数能在1~2周，症状消退一半以上。精神状态好，郁闷、暴躁情绪明显转变。90%以上在1个月左右症状消失。月经的时、量、色都会取得一定程度的好转。

（2）经穴磁疗

【取穴】右内关、膻中、关元、右三阴交。也可辨证取穴，但最多不超过5个穴位。

【方法】按异极相吸顺序排列，用胶布将磁片固定于上述穴位，贴2天休1天，或每天晚间贴，早晨取下，晚上再贴。

【疗效】配合中药治疗，效果更好。但经络环皮部挑治法还是必不可少的。

（二）月经病

痛经、经期头痛、乳房胀痛、下肢浮肿、功能性子宫出血、非孕闭经。

（1）经络环皮部挑治法

【取穴】在打通经络环的基础上重挑百会、大椎、肝俞、肾俞、关元俞、膻中、关元、三阴交、中都。

【方法】每穴挑2下，每日或隔日1次。

【辨证】痛经：重挑肾俞、命门至长强、关元俞、承山、三阴交。经期头痛：重挑百会、风池、太阳、率谷、中都、三阴交、太冲。乳房胀痛：重挑大椎以远5节、肝俞、天宗、膻中、乳房痛点、关元、三阴交。下肢浮肿：重挑阴陵泉、中都、三阴交、承山、太溪。功能性子宫出血、非孕闭经与痛经选穴基本一致。关键要配合中药治疗。

【疗效】痛经、经期头痛、乳房胀痛多能在几分钟内减轻或几个小时止痛。一般1~3次症状消失，下肢浮肿多在2周左右消退。功能性子宫出血、非孕闭经如无实质性病变，多数能在2周至2个月内调好。

（2）经穴磁疗

【取穴】重点穴：阳关、关元、三阴交（右）。

【方法】选用直径12.5mm的磁片，按异极相吸排列，胶布固定。贴2天休1天。症状消失即停。

【辨证及疗效】经期头痛：用直径9.5mm的小磁片，取右太阳、关元、太冲（或丘墟）。乳房胀痛在重点穴上加右乳房痛点。下肢浮肿在重点穴上加阴陵泉，从上向下用大磁片、按异极相吸排列。功能性子宫出血及非孕闭经按相关重点穴位贴用。配合中药病情逐渐好转。如出血反而增多，立即取下磁片，可迅速好转。

（3）耳穴贴磁珠

【取穴及方法】用低电阻探测仪在双耳甲艇、耳甲窝探测，耳穴的子宫、内分泌、皮质下、交感等几个点反应最强。在月经前刚有腰酸、乳胀等反应，立即在上述反应点贴磁珠。

【疗效】疗效甚佳，特别是痛经，在经期预兆刚出现时贴磁珠，次日月经来潮。第三日晚取下磁珠，第四天基本结束。而且，对痛经症状、出血量及维持时间均有很好调控作用。

（三）产后常见病

产后尿闭、乳汁不足。

（1）经络环皮部挑治法

【取穴】在打通经络环的基础上重挑百会、风池、肝俞、肾俞、膀胱俞、关元、三阴交。

【方法】从上向下，每穴挑2下，每日1~2次。

【辨证】产后尿闭：重挑百会、囟会、命门至长强各椎间、气海、关元、三阴交。乳汁不足：重挑百会、督脉大椎以远5节、天宗、肾俞、膻中、乳根、内关、阴陵泉、三阴交。

【疗效】产后尿闭：一般能立即生效，加用经穴磁疗更好。乳汁不足：多在1周左右生效。

（2）经穴磁疗

【取穴】乳汁不足选右乳根、关元、三阴交。尿闭用关元、右三阴交。

【方法】乳汁不足选用直径9.5mm的小磁片，两侧各贴1个。尿闭：在关元、中极、三阴交用直径12.5mm的大磁片。

【疗效】同上，症状消失即可停用。

【实例1】乳腺增生免于手术

左某，女，42岁。在银行做出纳工作。患者于20多年前，因乳腺纤维瘤曾经做过2次切除手术。1997年体检复查，发现又长出多个肿块，妇产医院建议患者先将2个大的切除。因患者对手术及术后再次复发有顾虑，经朋友介绍就诊于李定忠教授经络研究室，决定进行经络治疗。经过2个月的中药治疗和不到2个月的经络环皮部挑治，患者乳腺的肿块变软、变小，与此同时，皮肤尤其是面部皮肤变得有了弹性，颜色变白、变细、光泽、红润。

【实例2】更年期综合征也能治好

张某，女，46岁。患者从1997年10月至1998年2月闭经4个月，更年期症状表现强烈。潮热、盗汗、失眠、烦躁、抑郁，体质明显下降，不能正常上班。应用经络环皮部挑治及中药治疗，总共经络挑治10次，月经竟然重新来潮，更年期各种症状迅速解除，体质增强，又能精神愉快、情绪饱满地工作和生活。

七、五官科疾病的经络治疗

（一）眼科疾病

1. 结膜炎、角膜炎、疱疹性角膜结膜炎、睑板腺炎（麦粒肿）。

经络环皮部挑治法

【取穴】百会、风池、肩井、督脉大椎以远5节、手三里、足三里及眼周穴位。

【方法】从上向下，从病侧到健侧对称进行，每穴挑2下，每日挑1～2次。眼周穴（攒竹、鱼腰、瞳子髎、四白）点刺即可。

【疗效】眼部摩擦感及疼痛，治疗当时即可减轻。在整体治疗过程中，一般1～3天明显好转。3～7天多可治愈。

2. 电光性眼炎、泪囊炎、老年性白内障

（1）经络环皮部挑治法

【取穴】百会、风池、肩外俞、督脉大椎以远5节、肝俞、肾俞、手三里、足三里及眼周穴。

【方法】从上向下、从病侧到健侧对称进行，每穴挑2下。眼周穴位点刺。

【辨证】电光性眼炎重刺风池、肩外俞及大椎。泪囊炎、老年性白内障重挑风池、督脉大椎以远5节及肾俞、内庭。

【疗效】前两种病可迅速好转。老年性白内障配合太阳及右三阴交穴贴磁，有一定效果。

(2) 放血疗法

【取穴】耳尖(双)、印堂、大椎。

【方法】左手捏紧穴处皮肤,用针尖刺破,挤血1~3滴。隔日1次。

【疗效】在经络环皮部挑治整体调整的基础上加放血疗法,特别是前两种病的疗效几乎都能明显加快。特别是电光性眼尖,加太阳穴放血,止痛快。

(二)耳鼻喉科疾病

1. 耳鸣、脑鸣、神经性耳聋

经络环皮部挑治法

【取穴】百会、风池、完骨、翳风、督脉大椎以远5节、肾俞、三阴交、太溪。

【方法】从上向下,先病侧后健侧对称挑治,每穴挑2下,每周2~3次。急性的神经性耳聋,每天治1次。

【辨证】耳鸣加耳门,脑鸣加脑户,两者均重挑肾俞、承山、三阴交及太溪穴。神经性耳聋重刺百会、风池、完骨、耳门、肝俞、肾俞、外关、太溪。

【疗效】病期1周之内的神经性耳聋有望治愈。耳鸣、脑鸣多可逐渐恢复或好转。

2. 鼻炎、鼻息肉、副鼻窦炎

(1) 经络环皮部挑治法

【取穴】百会、上星、风池、肺俞、督脉大椎以远5节、肾俞、印堂、迎香、手三里、足三里、阴陵泉。

【方法】从上向下,先背面后前面,每穴挑2下,每周2~3次。

【疗效】鼻炎无论是卡他性还是过敏性,经穴挑治立即减轻,有些一次显效,有些顽固性过敏性鼻炎连治3~10次,多数可以解决,鼻息肉也会逐渐缩小。副鼻窦炎:在排清分泌物的基础上,多数可见效。

(2) 经穴磁疗

【取穴】肺俞、迎香。

【方法】肺俞用直径12.5mm的磁片,贴2天停1天;迎香用直径9.5mm的磁片,仅是晚间贴,白天取下即可。

【疗效】鼻炎可以迅速好转,鼻息肉贴磁1个月左右,自动吸收。多可免于手术痛苦及复发。副鼻窦炎用肺俞、迎香加印堂,1个月内多可治愈。

3. 咽炎、扁桃体炎、喉炎、声带息肉

（1）经络环皮部挑治法

【取穴】百会、风池、肩井、督脉大椎以远5节、肾俞、廉泉、人迎、天突、手三里、足三里。

【方法】从上向下，每穴挑2下，每日或隔日1次。

【辨证】重挑百会、风池、大椎、肩井、手三里。如炎症明显或有发热，加大椎穴刺血。慢性炎症应配合磁疗及中药治疗。

【疗效】多数立即减轻症状，2～3次可达显效或治愈，特殊疾病例外，如“梅核气”属功能障碍，能迅速好转。

（2）经穴磁疗

【取穴】咽喉炎均选廉泉、天突、大椎、手三里。声带息肉：人迎两侧对吸方向贴敷，加手三里（选择压痛最明显的一侧）。

【方法】廉泉、天突、人迎各穴均选用直径9.5mm的磁片，大椎、手三里则用直径12.5mm的磁片。按异极相吸顺序从上向下排列。仅人迎、迎香穴采用直接对吸方式。固定后，方向不变，贴两天，停半天，再贴。

【疗效】各种炎症均可在1～2日内生效。3～5日基本消退。声带息肉：约2周，声音嘶哑好转，息肉开始缩小，6～8周多数息肉能自动吸收，可免于手术。梅核气用天突、膻中贴磁有效。

（三）口腔及下颌关节疾病

牙周炎、牙髓炎、下颌关节功能紊乱。

治疗原则：首先要搞清楚是牙齿病变还是牙周本身障碍，有感染者配合药物治疗，牙髓外露应先做口腔处理。在此基础上，加强经穴治疗，特别是经络环皮部挑治与经穴磁疗配合应用，疗效甚佳。

（1）经络环皮部挑治

【取穴】百会、风池、肩外俞、肝俞、胃俞、肾俞、手三里、足三里。

【方法】从上向下，每穴挑2下，每日1次或隔日1次。

【辨证】痛点阿是穴及健侧对应点，前面牙痛加谷合、内庭。侧面牙痛加翳风、外关、丘墟。

【疗效】一般牙周炎能立即减轻，牙髓炎缓解时间稍长。配合中药及经穴磁疗效果快而稳定。

（2）经穴磁疗

【取穴】牙痛（含牙周炎、牙髓炎等）分上下牙，如上牙痛，选痛点加合谷或外关；如痛点不明确则选下关穴加合谷。下牙痛也是首选压痛点加合谷或外关。如痛点不明确则选颊车或翳风。下颌关节紊乱，首选下关、足三里、丘墟。

【方法】从上向下，按异极相吸顺序，在痛点及相关穴位贴敷，贴两天，停半天，再贴，极向不变、部位不变。

【疗效】上述各病均能迅速减轻症状。牙髓炎生效较慢，在口腔处理的基础上，贴磁配合药物治疗逐渐会减轻疼痛。

参考文献

［1］朱学骏，赵辨，虞瑞尧，等．中国皮肤病性病图鉴［M］．北京：人民卫生出版社，1998.

［2］李定忠，李秀章．中医经络探秘［M］．北京：解放军出版社，2003.

通过上述研究资料，可以清楚地看到经络与“量子”特征有许多吻合之处。而且其电磁场效应是非常显著的，配合药物治疗效果更好。

我们几十年的经络研究，无论从临床实践、感传特征还是从实验结果，均展示出量子和微波特征，所以经络的科学定位是否应该考虑中医经络学属于生物量子信息医学的范围。

人体的电磁与电化学变化过程是，两者并行，相互沟通，相互依存。电磁振荡必然带动化学势的梯度变化，所以两者相伴而生，相伴而行。经络感传正是三性并存并行。经络的调整作用正是从电磁振荡→电化学振荡→组织化学变化→组织形态变化的过程。

振荡电场与生物分子构象变化相耦合，产生许多重要作用。例如特定的弱电场可抑制或激活 $Na^{+}-K^{+}$-ATP 酶和钙离子通道等蛋白。脉冲电磁场可促成纤维细胞的 DNA 合成、RNA 转录和干细胞的再生。不同波形的脉冲电磁场对肢体再生有加速、抑制或提前分化等不同效应。这些实验结果证实经络自控机制的存在，为某些先天病、遗传病的有效治疗提供佐证。总之，经络与量子和微波特征关系密切。笔者大胆提出：经络的科学定位可以考虑为生物“量子”信息医学，愿为中国原创生命科学的发展铺砖引路，特请科学界、医学界的朋友们给以审视、支持和指正。

谢谢！

参考文献

[1] 张立剑．针灸图说［M］．青岛：青岛出版社，2010.

[2] 李定忠．经络现象Ⅰ［M］．北京：人民卫生出版社；日本雄浑社，1984.

[3] 李定忠，李秀章，傅松涛．中医经络理论与实效的现代研究［M］．北京：人民卫生出版社，2012：124－125.

[4] 李定忠，李秀章，傅松涛．中医经络理论与实效的现代研究［M］．北京：人民卫生出版社，2012：131.

[5] 傅松涛，曲少云．脑中的世界［M］．北京：华文出版社，2003：80.

[6] 李定忠，李秀章，傅松涛．中医经络理论与实效的现代研究［M］．北京：人民卫生出版社，2012：117.

[7] 李定忠，李秀章，傅松涛．中医经络理论与实效的现代研究［M］．北京：人民卫生出版社，2012：63－167.

[8] 李定忠，李秀章．中医经络探秘（上）［M］．北京：解放军出版社，2003：37－39.

[9] 严志强，等．循经感传与穴位发光变化之间关系的探讨［J］．中医杂志，1980（8）：53－56.

[10] 孟竞璧，等．用同位素示踪法显示经络循经的初步研究［J］．针刺研究，1987，12（1）：77.

[11] 李定忠，李秀章．中医经络探秘（上）［M］．北京：解放军出版社，2003：140－143.

[12] 李定忠，李秀章，傅松涛．中医经络理论与实效的现代研究［M］．北京：人民卫生出版社，2012：138－149.

[13] 钟伟川．经络本质已被中国证明［J］．发现中医，2012.

第三编

保健、美容与抗衰老的临床研究

第十一章

经络保健与亚健康调理

一、亚健康的发生

亚健康实际是疾病的早期或是疾病的功能变化阶段。亚健康人群是疾病的待发人群，是传染病的易感人群，在我国已有几亿人，不是少数，值得重视。这也是社会进步的附带产物。学习、工作都进入快节奏。特别是青壮年，电脑、手机不离身，用电脑、玩手机几个小时连续不断，甚至夜间十二点还不睡，熬到一两点、两三点，更有甚者通宵达旦。日久天长，眼睛过度疲劳，视力减退，偏头痛，颈背、腰椎酸痛。由饮食无度到食欲减退、腹胀、恶心、呃逆、大便不成形。由晚睡到失眠，想睡也睡不着，白天头昏脑涨、疲劳、乏力，在此基础上，紧张地工作和学习，陷入亚健康状态，免疫力降低，很容易感冒，甚至长期感冒，容易感染其他疾病，渐之体质虚弱，手脚冰凉，多汗，情绪多变，烦躁，焦虑，各种疾病接踵而至。

二、亚健康的临床表现

主要特征是感官变化、功能变化，一般检查不到阳性体征。

（1）神经系统：焦虑，抑郁，把自己封闭起来，少言寡语，头痛，疲倦，失眠多梦，失去信心，强迫观念，眼前出现黑白点，能看几个小时，锁上门还要推几次。

（2）呼吸系统：怕凉，易感冒，经常咳嗽或干咳，胸闷，气短，憋气，遇冷气、异味打喷嚏、流鼻涕、咳嗽。

（3）循环系统：首先是末梢循环变化，手心发热，多汗或四肢冰凉，甚至从心里凉到足底，盖两床被还会觉得冷，进而心悸、憋闷甚至夜间定时憋醒。

（4）消化系统：胃脘疼痛，腹胀，反酸，便秘或溏泄。

（5）运动系统：四肢肌肉僵硬，腹肌抽痛，腰腿无力，坐下起身站立困难，不能马上抬脚起步，出现所谓的不安腿综合征，也就是胳膊、腿放在哪里都感觉不合适，甚至躺也不适，坐也不适，走也不适，怎么都不舒服。

（6）五官、皮肤感官系统：耳鸣、脑鸣、眼干涩，皮肤突发刺痛、麻木、蚁行感、瘙痒，面色灰暗、无光泽、松弛无活力。

三、亚健康检测——全身健康扫描系统

这是法国鹰演 MEDIA. 公司研制的自动化全身扫描系统。器质性疾病能检测，早期功能异常也能检测。5～8min 便可给出扫描 3D 图像和变化数据，乃至调理建议。

（一）检测范围

呼吸系统早期信息；心脑疾病早期信息；消化系统早期信息；细胞变异信息；自主神经活动信息；激素水平信息；高血压分型及用药指导；体液酸碱度信息；脊椎功能障碍信息；糖尿病早期信息；肾脏早期信息；肝脏早期信息；甲状腺信息；动脉血管信息；免疫系统信息；淋巴系统信息；神经递质信息；泌尿生殖系统信息。检测后立即给出九大系统 201 个参数，并有 3D 动态图像显示（图 11－3－1）。

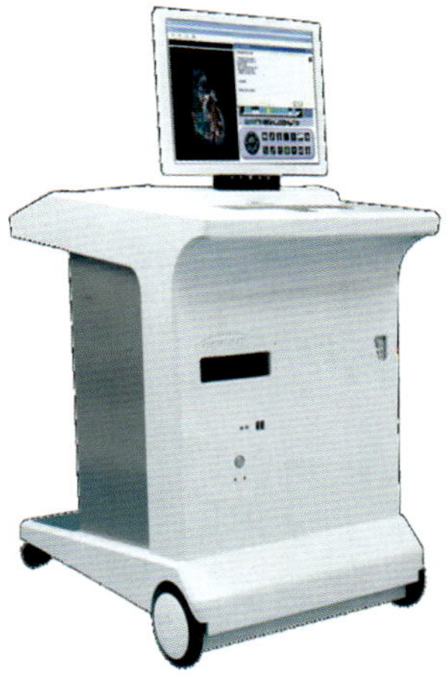

图 11－3－1　全身健康扫描仪器

（二）仪器特点

早期：能在功能性病变阶段早期发现潜在的隐患；

智能：全自动扫描、全智能分析、自动生成指导意见；

准确：准确地反映出身体各器官与各系统的疾病风险与病变；

全面：几百项指标同步检测，360°全身脏器 3D 成像；

快捷：检测一例仅需 5～8min；

无创：非侵入检测，受检者仅在额头、手、足对称接触 6 个直流低压电极，无任何创伤和感觉不适。

（三）仪器检测效果认证

鹰演 EIS. 全自动全身健康扫描系统是国际上第一款满足亚健康管理需要的新型设备。2004 年以前，是法国军事医学的绝密技术，之后民用化。该产品在上市后的短短三四年内，先后取得了欧洲 CE 认证、美国 FDA 认证、以色列 CB 认证、俄罗斯 PCT 认证、韩国 KSDA 认证、加拿大 CSA 认证、中国 SFDA 认证、ISO9001 国际体系认证等多个认证，目前，光在欧美国家的销售即突破 5000 台。近两年，该产品开始进入我国，并开始引起我国健康管理顶级机构的高度重视。解放军总医院、北京军区总医院、北京安贞医院、北京大学人民医院、北京大学第三医院、解放军 309 医院、澳门科技大学治未病中心、江苏省中医院、兰空机关医院、内蒙古出入境检疫局等数十家医疗机构陆续引进 500 台这款设备，获得了良好的经济效益和社会效益。

作者现场体验，舒适的检测过程和准确、全面的检测结果作为亚健康检测及经络调整当场验证的标准十分满意和可信。

四、亚健康的经络调整

（一）经络环皮部挑治法

【选穴】在打通经络环的过程中，重挑百会、风池、大椎以远 5 节、肩俞、手三里、内关、阴陵泉、中都、三阴交。

【方法】从上到下，每穴挑 2 下。

【辨证施治】

①焦虑、抑郁、胸闷、憋气、心悸，着重挑治大椎以远 5 节及两侧膀胱经穴位，特别在神道、心俞及膻中穴等高亢音点，多挑几下，立即生效，症状好转。

②咳嗽、咽干、怕凉，在大椎、陶道、身柱及风门、肺俞、廉泉、天突、列缺等穴出现高亢音点，着重多挑几下，打喷嚏加印堂、迎香挑治，立即生效，呼吸通畅。

③偏头痛重挑太阳、率谷，本侧手三里及对侧足临泣、地五会。

④胃脘痛、腹胀、反酸、呕吐，重挑上脘、中脘、内关、足三里、阴陵泉。

⑤手心发热、手脚冰凉、颈背酸痛、腿抽筋，重挑大椎以远 5 节、肩外俞、

天宗、内关、中都、三阴交、承山或飞阳。

⑥眼干涩、耳鸣、脑鸣，重挑眼周四穴、风池、完骨、翳风、耳门、太溪及合谷、足三里。

⑦皮肤感觉异常，重挑风池、大椎、风门、肺俞、肾俞、三阴交、太溪，加局部阿是穴。

【疗效】多数症状立刻减轻或消失，浑身轻松，有些配合药物或磁疗也能明显提高疗效。

（二）经穴磁疗

【穴位】一般仅贴 3 ~4 片，一穴多用，相互搭配应用。

【方法】从上到下，按顺磁方向，S－N－S 或 N－S－N，异极相吸贴敷，每晚贴，早晨按顺序取下，换好胶布，晚上再贴。

【辨证】

①颈背酸痛、胸憋、腹胀选肩外俞痛点、神道、上脘、右中都或承山，四点贴磁。

②咳嗽、手脚凉，选大椎、天突、右侧阴陵泉、三阴交贴磁。

③大便溏泄、腿抽筋，贴神阙、关元、承山或飞阳痛点，每晚贴磁几个小时。

④眼干涩，在两侧太阳穴及右侧手三里，贴小磁片，晚间贴 3 ~4 个小时。

⑤耳鸣，在一侧翳风、外关贴 2 个磁片，连续几个晚上即可。

【疗效】疗效很快，一般几个小时症状好转，最快 2 ~3s 生效。

（三）经络疏理法

此法对解除疲劳、解决失眠、治疗感冒最为理想。

【工具】砭石刮板或牛角梳子。

【方法】手持刮板（或牛角梳用光背面），按下列程序进行：

①手持刮板，以百会为中心顺时针方向转动，刮头皮，保持一定力度，以不痛、不出痧为准，转动刮 30 圈。

②头顶两侧从天冲至悬颅，往返各刮 20 下，左手刮左侧，右手刮右侧。

③后颈部两侧从风池至肩外俞（或肩井），中间从风府至大椎各刮 20 下。

④上肢内侧面，手三阴经，从肘刮到指端，各刮 10 下。

⑤上肢背侧面，手三阳经，从指刮到肘（屈肘时指端向上）各刮 10 下。

【疗效】在刮的过程中，哈欠就会接连出现，呼出大量 CO_2，疲劳可以迅速解除，入睡前刮后立即可以入睡，如果着凉立即刮，打几个喷嚏、感冒很快减轻或消除。

这个方法应该每天做，既能解除疲劳，又能保证睡眠，还能增强免疫力，不易生病，精力充沛。

第十二章

经络与医疗美容

一、经络美容产生的皮肤变化

美容包括皮肤美容、形体美容、发型美容等。从皮肤美容来说，一般是采用装饰、修饰、掩饰、填补、消除等方法，确实能适应一些人群的需要。然而，美中不足的是，取得的结果往往是临时的、表面的，看得出是人为造型，缺乏自然美的效果，多数病态容貌在卸妆之后依然存在。进而有了医疗美容的发展。医疗美容是以中西医医药为手段，解除皮肤上的疾病和缺陷，改善容貌，在一定程度上，取得容貌病态和缺陷的彻底解决，取得一些自然美的感觉。

作者在几十年经络研究的基础上应用经络环皮部挑治法、经穴磁疗法、经络皮部按摩疏理法等，在医疗美容中，开创了一些新鲜的内容，在几十万例次的实践中，取得一些新鲜经验和知识，使人感到惊奇的是能使多数人的皮肤更新，广泛获得自然美的效果。

（一）皮肤的各种形态变化

经络治疗可消退下列多种皮肤变化：

①能消退各种形态的皮疹：如斑疹、丘疹、丘疱疹、疱疹、结节、风团等各种皮疹。

②能消退各种炎症：如细菌感染、病毒感染、真菌感染等的皮肤炎症和病变。

③能使各种斑疹如红斑、瘀斑、黑斑（黑变病）、蓝斑（太田痣）变浅或消退。

④能改变各种病理组织变化：角质增生（包括中、轻度鱼鳞病）、毛囊角

化（包括红色毛孔性苔藓）、表皮肥厚（神经性皮炎等）、基底细胞液化（扁平苔藓等）、代谢障碍、胶原变性（皮肤淀粉样变、红斑性狼疮、硬皮病等）。

⑤能改善血管异常状态：如毛细血管扩张、静脉曲张（轻）、鲜红斑痣等。

（二）皮肤的各种机能改善

①各种感觉功能的改善：有止痛、止痒，并能使各种感觉异常（如麻木、蚁行感、重、胀等感觉）减轻或消失。

②血运功能改善：增强微循环，改善血运，改善供血不足的状态如肢端厥冷、青紫等缺氧状态，能使静脉血栓、血液回流不畅、肢体水肿、瘀血、渗出、缺氧坏死等状态缓解或部分消除。

③增强免疫功能：能解除或降低超敏反应，能减少或（和）控制反复不断进入的过敏状态。

④能调整内分泌，改变皮脂分泌功能，能调节自主神经，协调汗液分泌功能，有加强代谢、改善皮肤营养的功能，有促进毛发生长的功能，有改善皮肤色素代谢功能，有抗老化、促进皮肤角质新生的功能。

⑤经络内属腑脏，外络于肢节，皮肤是经络的皮部。通过经络环皮部挑治等方法，既能改善皮肤，增强皮肤的美容和保健，又能调整内脏和关节，对心、肺等多系统内脏疾病，都同时产生调整治疗作用。

在经络环皮部挑治的过程中，从数以十万计的病人中发现：至少有 80% ~ 90% 病人立即感到全身舒服、轻快，逐渐出现皮肤变白、变细、光滑、红润，皮肤有弹性，有张力，充满活力。美容效果自然而稳定，没有人为造型的假象。

二、经络美容方法的应用

（一）经络环皮部挑治美容法

1. 整体调整

【取穴】 按主穴二号图打通经络环，根据病态相关穴位加减。

【方法】 同上。

2. 辨证加减

（1）从病因辨证

与内分泌相关的重挑膻中、关元、三阴交，与肠胃相关的重挑中脘（上脘）、足三里、阴陵泉。与睡眠相关的重挑肾俞、督脉（命门以远 5 节）加次髎。

（2）从病变部位辨证

病变发生在头顶部：重点在百会、前顶、上星、承灵、头临泣。发生在面部的：重点在印堂、阳白、太阳、下关、承浆等穴。发生在咽喉部位的重挑风池、大椎、廉泉、人迎。病变在耳部：重挑完骨、翳风及耳部穴位。病变在手背重挑阳池、八邪。病变在手心：重点在内关、神门、后溪。总之，均在病变附近穴及交叉对应点。

3. 理想的结果

临床应用经络环皮部挑治法调理，约有 80% 以上的人取得理想的治疗结果。

（1）调整结果

多数在治疗后，立刻或当天感到全身舒服，轻快，精神焕发，精力充沛，甚至不知疲劳。

（2）美容效果

此种美容效果多数是整体的，皮肤变白、变细、红润，有光泽，有弹性，丰满。消除黄、褐、黑、粗、干、厚的状态。不仅面部发生变化，相当多数是全身性皮肤改变。

（3）远期效果

由于体质的增强，免疫机能和抗病机能的增强，降低了机体对细菌、病毒乃至真菌的易感性。多数人可以摆脱疾病久治不愈、反复发作的困扰。

（二）经络皮部按摩疏理法

此法酷似刮痧，而又不是刮痧。部位是经络皮部，显然是循经进行。名之为按摩疏理。虽然也用牛角梳或刮痧板，但刺激量很轻。既不涂红花油，也不要求刮出“痧”。刮过的皮肤微微发热。皮肤的颜色不变或微有发红。反复刮的过程中，不仅不痛，而且感到皮肤越来越光滑、细嫩。

1. 单纯美容的保健刮法

(1) 百会刮法

以百会为中心，手持刮板（或牛角梳子的背面）顺时针方向旋转按摩头皮30～50下。

(2) 循经刮法

头部：三条经（五条线），即中心为督脉及两侧的膀胱经和胆经。每条经向前后往返刮20下，前达悬颅，后达天冲。

上肢内侧：手三阴经，从肘刮到手指（从上向下），两侧各刮三条，每条线刮10下。

上肢背面：手三阳经，从手指刮到肘（从下向上），两侧各刮三条，每条线刮10下。

(3) 面部刮法

以太阳穴为中心呈扇状，刮三条，第一条向额部中央放射，第二条向面颊、鼻旁放射，第三条过耳前向下颌中央放射。每条轻刮5下。

每天刮1～2次，刮的力度以皮肤轻微发热即可，不需要刮到皮下出血，切忌重刮，否则起不到美容保健作用。

2. 医疗保健的美容刮法（主要是扩大范围）

(1) 百会刮法

以百会为中心的旋转刮法同上。

(2) 循经刮法

头面部不适者：

在头部三条经的刮法：向前后往返刮10下，方法同上。

面部：以太阳穴为中心放射三条。

上肢：整个上肢不适者在上肢三条经的刮法：手三阴经，起点扩展到腋下，从腋下刮到手指，从上向下刮。手三阳经，终点扩展到肩部，从手刮到肩部三条，从下向上刮。也是每条线刮10下，以皮肤发热为度。

下肢：足三阴经，从足至股，向上刮。足三阳经分别起于髀关，止于厉兑，从环跳止于足窍阴和从承扶止于至阴。从上向下刮，止于足背前中外。

(3) 辨证加减

从病因辨证：

与内分泌相关：重刮任脉从鸠尾至曲骨，脾经血海至隐白。与脾胃相关：

重刮鸠尾至神阙，阴陵泉至三阴交，足三里至冲阳。肝气不舒者重刮曲泽至大陵，中都至三阴交。肝肾阴虚者重刮中都至三阴交，阴谷至太溪。与咽部炎症有关：重刮风府至大椎，风池至肩井，廉泉至天突。与睡眠不佳有关者：重刮命门至长强，少海至神门，阴谷至太溪。

从病变部位辨证：不论病变发生在头面还是手足，都要先刮病变部位，继而先刮病侧经线后刮健侧经线。均要循经进行。

（4）方法总的提示

对红肿、破损和糜烂的皮肤不要刮。循序渐进，每日 1～2 次即可。

（5）理想的结果

精、气、神旺盛，对长期失眠、入睡难效果明显，对长期睡眠不实、多梦者效果显著。能使皮肤变白、变细、红润、丰满，有弹性。能改变粗、黑、憔悴的面容和松弛皮肤。能使低温、冰冷的手足，气血流通，变得温暖。

（6）远期效果

能增强抵抗力，不怕冷热，不易感冒，不易生病，患病恢复较快。

此外，经穴磁疗可作色斑、炎症残根的补充治疗，贴敷几次便可消退。

三、经络美容与组织新生

（一）经穴与组织发育中心

人体上皮细胞和成纤维细胞的胞内钙离子振荡和膜电位振荡与快速的形态变化相关。钙离子在细胞质中的梯度方向决定细胞的构性，弱电场可以影响钙离子通道的开合及细胞膜上蛋白质的分布。不同振幅的脉冲电磁场对激活过程有不同的促进或抑制效应。

表皮组织在低电阻区的生长和形态的发生往往最活跃。表皮层的电势差一般为 30～100mV，内部相对为正，外表相对为负。因此表皮经穴局部低电阻点就是电势和电位的极值点。这些点在形态发生中起重要作用。组织发育中心可能就在此点。

经络环皮部挑治等方法关键是刺激表皮低电阻点。刺激这些生长和形态发生最活跃的部位，就能使皮肤快速更新和新生，从而达到经络美容的目的。

（二）皮肤胚胎学是经络美容的基础

人体从受精卵的细胞分裂开始，很快形成囊胚，继而分裂、增生、迁移形成原肠胚。在胎龄第二周分为外胚层、中胚层及内胚层三层。人体所有的组织、器官均由这三个胚层演发而来。表皮（含口腔黏膜）及上皮部分的附属器、神经系统（中枢与外周）都由外胚层发育而来，真皮结缔组织发生于中胚层。

外胚层进一步分化为神经板外胚层和体表外胚层。前者再分化为神经管和神经嵴。神经管发育成中枢神经和运动神经及中枢感觉器官。神经嵴发育成神经节、感觉神经及末梢、眼球、真皮及其他如黑素细胞。表皮内的黑素母细胞和体表外胚层的基底细胞组成表皮及毛根鞘。

体表外胚层分化为表皮基底细胞和棘细胞。经原发性上皮胚芽细胞分化为毛发、皮脂腺及顶泌汗腺，构成表皮附属器。而外泌汗腺胚芽细胞形成外泌汗腺、乳腺等。

中胚层细胞呈梭形或星状，逐渐分化出成纤维细胞，形成网状纤维、胶原纤维乃至弹力纤维。胚胎时中胚层不仅形成结缔组织、软骨、骨等，还形成血管、淋巴管及原始血细胞或血母细胞。部分具有各种潜能的中胚层细胞，保留在成年人的真皮及其他器官内，在某种刺激下，能激发出原始的分化能力，它便是皮肤髓外造血的基础。这些就是皮肤的来源和皮肤再生的基础。

（三）表皮的增殖、分化与经络美容

1. 表皮为何能自我更新

表皮干细胞亚群（stemcell population）是一种较为原始、代谢活动较低的一群细胞，约占表皮基底细胞的10%，每个干细胞可分裂约100次。位于表皮基底部的无锯齿状边缘，胞核占胞浆比例大，内含有较多的细胞器。它能自我更新、增殖和分化。

在基底层中，还有过渡增殖细胞亚群（transmit amplifying population），也可以进行分裂。一般在表皮干细胞周围都绕有5~6个过渡增殖细胞，2~3个分裂后细胞及郎格汉斯细胞和黑素细胞，形成一个表皮增殖单位。说明了皮肤为何能新生。

2. 表皮更替时间

表皮基底细胞分为G1期（间期）、S期（DNA合成期）、G2期（分裂前

期)、M期(有丝分裂期),少数基质细胞还有G0期(静止期)。

正常情况下,基底细胞约50%进入分裂相,产生新的角朊细胞,称之为生发层。正常表皮基底细胞的分裂周期为13~19天。分裂后形成的角朊细胞,由基底层移行至颗粒层表面需14~42天,从颗粒层表面移至角质层表面而脱落,约需14天,所以正常表皮更新时间为41~75天。经络皮部挑治法能把表皮更新时间大大缩短,有望使皮肤更新能在人的指导下进行。

3. 表皮增殖的调节

表皮的厚度与各层细胞的数目保持相对恒定。因此,基底细胞分裂的速度必须与角质层脱落的速度保持一致。人体具备双向调控系统:既有刺激信号,可以促进表皮细胞的增殖如EGF、TGF-α等生长因子;又有抑制信号,作为角质形成细胞生长的抑制物质,如TGF-β、IFN-γ、IFN-α等。相互间存在着对抗作用又存在协同作用。既要促进表皮增生,又要平稳,不能增殖过度。

经络环皮部挑治法对病态的、老化的、增殖过慢的表皮,会调动促进表皮细胞增殖的生长因子的活性,加快表皮新生;而对增殖过快的异常变化(如银屑病)则会调动其抑制因子,进行拮抗,抑制其过快增殖,使表皮角质形成细胞适时完成生长过程,并及时脱落。总之,是以正常为标准,进行双向调整。

4. 表皮脂质代谢与保健美容

角质形成细胞一旦离开基底板,便开始其复杂的终末分化过程。脂质合成是表皮分化过程中重要功能之一,主要在颗粒层上部完成。表皮脂质形成板层而充填于角层细胞之间,起屏障作用,并参与表皮分化、角层细胞间粘连及皮屑脱落的作用。

(1) 板层颗粒的形成

从板层颗粒中发现有大量富含甘油酸的葡萄糖酰胺和脂酰神经酰胺,它是板层颗粒组装过程中互相跨越、连接的物质。

(2) 脂质包膜的形成及作用

当颗粒内容物排出后,其膜性结构即与颗粒细胞膜相结合。葡萄糖神经酰胺可转化为与细胞膜共价结合的羟神经酰胺,这就在细胞膜外添加一层脂质包膜,用以抵抗微生物酶水解的重要结构基础。

(3) 防止水分丢失的屏障作用

角质层中脂质一般为多层排列,分布于角质层细胞之间。它是人体表皮必需的脂肪酸(如有抗炎作用的磷脂,有起保护层作用的鞘脂,有起水屏障作用的固醇类及固醇衍生物等）。如缺乏，可降低皮肤的屏障作用，关键是由角质层中合成鞘脂不含亚油酸而含油酸，而油酸则有增强皮肤通透性之效，影响屏障作用。

（4）硫酸胆固醇与皮肤脱屑

尽管皮肤脂质中硫酸胆固醇含量较少，然而它对角层细胞的粘连与脱落关系重大。硫酸胆固醇脱水才能形成角质脱落。如隐性遗传 x－性联鱼鳞病。由于硫酸胆固醇水解的缺乏，致使其在角质层高水平积聚，不能正常进行脱屑的生理过程。经络环皮部挑治不仅能促进一般角层脱落，甚至能使鱼鳞病患者的角层脱落，使皮肤光滑。

（5）表皮生长与分化的调节

亚油酸被表皮中的脂氧合酶转化为 13－十八二烯酸，参与表皮分化的调节。鞘氨醇可抑制蛋白激酶 C 的活性。角质层的鞘氨醇在棘细胞层和颗粒细胞层浓度高，可能是终末分化的表皮与增殖，分化进行阶段的表皮间反馈通信机制，可有效地调节表皮细胞的增殖与分化的过程。

经络环皮部挑治能促进表皮脂质代谢，增强脂质在表皮的屏障作用，使表皮细胞水分丰满，而不致过分丢失而造成表皮干燥、枯缩、萎黄，并能促进脂质包膜的形成和抵御微生物的侵袭，减少感染性疾病发生的机会。

5. 表皮黑素的形成与调节

（1）表皮黑素单位及黑素细胞

黑素细胞位于表皮基底层，其树突伸入到马尔匹基氏层，并将黑素小体转运至角质形成细胞，每个黑素细胞将黑素小体运送至 36 个角质形成细胞，此结构和功能联系构成表皮黑素单位。其活性在不同部位有所不同。可与次级溶酶体结合形成黑素小体复合物，在角质形成细胞核上形成帽状结构。黑种人则有所不同。

黑素细胞几乎遍布周身所有组织，以皮肤最多。全身表皮约为 20 亿个，面部约有（2900 ± 249）个/mm^2，前臂仅有（1100 ± 215）个/mm^2。曝光部位比非曝光部位密度高 2 倍。黑素细胞分布与性别无关，但与年龄有关，每 10 年下降约 10% 左右。

黑素细胞胞浆内含有较多的线粒体、内质网与高尔基体。其中还有特化细胞器——黑素小体。酪氨酸酶进入黑素小体后，即可启动黑素的合成和储存过程。黑素细胞胞浆透明，无体粒和张力原纤维。胞浆中可见一种直径 10mm 的细丝。该细丝与树突及黑素小体的移动和转运有关。

黑素小体是黑素细胞进行黑素合成的场所，分化过程分四期：Ⅰ、Ⅱ期无酪氨酸酶活性；Ⅲ期变为酪氨酸酶阳性，在板层上进行黑素合成与沉积；Ⅳ期黑素小体充满黑素，电子密度较高。黑素有两种，即优黑素及褐黑素，合成相当复杂。在多种金属离子催化下合成。合成后，黑素细胞的树突与角质形成细胞短暂地接触。通过膜融合及胞浆接触，直接把黑素小体释放在角质形成细胞中。

黑素小体在角质形成细胞分化过程中，被酸性水解酶降解，随角层脱落而排出体外，其中的氨基酸、脂类及糖类又被重新吸收，参与表皮的代谢过程。黑素还可被白细胞吞噬后进入血液循环。由于经穴治疗促进角质形成细胞的分化过程，加快黑素的分解，随角层脱落而排出体外。

（2）黑素合成的内分泌及旁分泌调节

促黑激素（MSH）是垂体分泌的调节黑素合成的重要激素。它通过中间环节，增强酪氨酸酶活性，使黑素合成增加。二酰甘油、钙调蛋白、雌激素和孕激素对黑素合成均有一定影响。角质形成细胞表面所表达的碱性成纤维细胞生长因子（bFGF）已被确认为人类黑素细胞的天然丝裂原，可直接作用于黑素细胞促其增殖并合成黑素。在炎症介质中白三烯 G4 和 D4 有促黑色素细胞增殖作用。IL－1α、IL－6 及 TNFα 等细胞因子均可抑制黑素细胞的增殖及黑素合成过程。

经络环皮部挑治对表皮黑素的调节也是双向的，既能促使黑素细胞增殖和黑素合成，治疗白斑；又能调整内分泌，抑制黑素细胞增殖和黑素形成，治疗黄褐斑、黑变病等，使黑素降解脱落后，不反复加重。

黑素对人体的保护作用是因为它具有防护紫外线晒伤和增强人体热负荷能力，不能认为黑素越少越好。

（四）经络美容改变皮肤老化进程的认识

谈到皮肤美容，必然涉及皮肤老化的问题。老化存在着自然规律，这是必须认识的。但老化的进程是有差别的，而且很大程度上决定自身处境、生活的安排、自身的调理和内部基础，这是一方面。还有一个十分重要的控制老化进程的办法，就是发挥自身调整系统——经络对皮肤老化的调控作用。最重要的是“自我保健，自身调节”，影响甚大。实际衰老的进程能相差 10～30 年。有人不足 30 岁就出现老化现象；有人超过 50～60 岁，皮肤仍然细白，有弹性，充满活力。皮肤老化的差别如下。

1. 表皮变化

最明显的变化是表皮突与真皮乳头消失，使表皮、真皮连接变平，30～90岁之间此变化可达50%以上。老年人真皮、表皮之间的黏附力下降，易于出现表皮剥脱和大疱性疾病。

从电镜观察：衰老皮肤中角质形成细胞间隙加宽，致密板与胶原纤维间的距离增加2倍，基底层细胞伸入真皮的一些微绒毛样胞浆突起消失。

角层厚度与致密程度无明显变化，但皮肤纹理较乱，屏障功能下降，对亲水性物质的吸收能力下降。经络调整能改变这种进程。

表皮更替率下降30%～50%，毛发、指甲生长速度也变慢，创伤愈合时间延长。疏通经络能进行调整。

表皮中黑素细胞数目减少，合成黑素功能下降，对紫外线防护功能也随之下降。

与此同时，表皮的朗格汉斯细胞也减少20%～50%，从而降低免疫监视功能，发生异常组织增生的机会增多。表皮中7－脱氢胆固醇含量可达75%，合成维生素D的功能减退，老化人群出现骨质疏松的增加，特别是月经后的妇女，更易出现骨质疏松。在经络梳理过程，得到一定调整。

2. 真皮变化

随年龄的增长，真皮可变薄20%，进而显现真皮相对无细胞、无血管状态。特别是供应皮肤乳头的垂直血管减少乃至消失，腺体逐渐萎缩，乃至纤维化。衰老是血管反应性降低，小动脉的血管活性降低，皮下脂肪减少，出现体温调节功能下降，肢端易冷。经络调整能使皮肤红润、丰满，肢端皮肤有所回暖。

3. 胶原变化

可溶性胶原由25%可降至10%，脯氨酰与赖氨酰羟化酶是使胶原三螺旋结构稳定的重要酶成分，衰老则使该酶活性下降。而不溶性胶原可增至70%～80%，弹力纤维发现钙化与广泛交联。真皮基质中黏多糖能结合1000倍的水，由于黏多糖的减少，对皮肤伸展度，颇受影响。总之，由于皮肤老化导致胶原纤维、弹力纤维和基质的变化是显著的，明显影响皮肤的弹性与活力。而经络环皮部挑治能使皮肤红润，有张力，有弹性。显然是增强了真皮血管活性和胶原的活性，促进真皮基质黏多糖的含水能力。

皮肤感受器减少，感觉功能下降约20%～30%。毛球部位黑素细胞进行性减少，产生黑素的活性下降，毛发及体毛逐渐变灰白。毛囊数减少，毛发直径变小，毛发变细，生长缓慢。衰老皮肤中外泌汗腺的数目及活性均下降，性腺及肾上腺产生的雄激素减少，皮脂腺分泌也随之减少，皮肤干燥。

总之，在经络环皮部挑治及经络皮部梳理的经常调理下，能使皮肤感觉灵敏起来。如果年岁不太大，毛囊、皮脂腺、汗腺萎缩不甚严重，皮肤可以变得细滑、油润，在一定程度上，减轻粗干黑厚的状态。

四、皮肤病的经络美容

（一）炎症性痤疮与皮脂代谢障碍性疾病

本病既是医疗问题也是美容问题。青春发育期最重，所以是青年男女最关切的问题。病因与内分泌关系最大，无论男女，这个年龄段，雄激素均分泌旺盛，睾酮特别是双氧睾酮，引起皮脂腺分泌增多。

因为毛囊和皮脂腺是同一通道开口，导管角化异常，开口变小，堵塞皮脂腺排泄通道，致使皮脂腺增大、隆起。由于皮脂分泌增多，丙酸杆菌、卵圆形糠孢子菌和白色葡萄球菌在毛囊口产生炎症，出现炎性丘疹、脓疱、结节、囊肿和脓肿。体液免疫和细胞免疫均参与，并增强了炎症反应。需要指出，女性同样有雄性激素，特别是月经处于瘀血状态时。

（二）炎性瘢痕性痤疮的经络治疗

例 1：冯某，女，32 岁。

从 20 岁开始，患者面部长出许多与毛囊一致的红色丘疹，曾到美容院做美容去痘 3 个月，无效。之后，断断续续吃过、用过许多中草药、西药和民间方药等，前后花费两万余元，但效果依然不好。严重时满脸红色丘疹，以至于看不出真实面孔，患者的心里极其痛苦。通过朋友介绍请李定忠教授进行经络治疗，配合口服中药。仅仅两个多月的治疗，面部红丘疹全部消退。

例 2：李某，男，19 岁。

3 年来，患者面部、背部反复出现毛囊性炎症性紫红色丘疹，部分已经成瘢痕，就诊前皮疹多达 200 多个，经经络挑治与口服中药联合治疗，3 个月后皮疹消退 100 多个，6 个月完全治愈。

例 3：杨某，女，26 岁。

患者从 1994 年开始，面部出现毛囊性丘疹，不红，不痒，不痛，也不退。

到1997年，面部的毛囊性丘疹开始成批出现，色暗红，疼痛。从2000年秋季开始，患者的皮疹逐年加重，皮疹又大、又红、又痛，连成一片而且不容易恢复，部分开始形成炎症性瘢痕。于2001年11月10日来此就诊，确诊为“炎症性瘢痕性痤疮”合并有“皮肤划痕征”。接受经络环皮部挑治和口服中药联合治疗，经络挑治1周2次。从第3周开始，面色开始渐白，新疹减少，原有的皮疹开始消退，皮肤由暗红逐渐变白变细。之后，肤色和肤质恢复的速度日益加快。从第4个月开始，皮损改善出现了质的飞跃：大型炎症性皮疹消失，新发的小丘疹2～3天即可消退，划痕征也已减轻。经络治疗配合中药，对于调整内分泌、改善皮脂腺代谢、调整免疫功能、促进皮肤细胞与组织的修复功能有很好的作用，既能消退炎症，清除病变，又能使皮肤变白、变细、光滑、润泽，减少瘢痕，改善生理功能。

在治疗的过程中，患者原来存在的一些其他健康问题也得到解决。如月经血块基本消失，乳腺增生的疼痛逐步减轻，增生的肿块开始变小，经常看电脑造成的眼睛怕光、干涩，长期坐办公室造成的腰肌劳损、腰背酸痛和活动受限，肩背酸痛，以及失眠等多种疾患或不适都得到基本的解决。此外，还有皮肤变白变细的美容效果。

（三）头顶部毛囊炎的经络治疗

张某，男，38岁。

从1997年12月开始，患者头部发根出现炎性丘疹，疼痛，并逐渐有脓疱形成。脓头挤破流出脓血，局部愈合形成凹陷的瘢痕。在旧的皮损附近，又有新的炎性丘疹和脓疱出现，此起彼伏，反复不断，时重时轻3年有余，曾接受过多种中药、西药治疗，一直不能控制，而且皮损不断向外扩展。

2002年8月，患者到李老这里求治。首先要求其剃光头发，每天认真清洗头部，局部涂抹2.5%的碘酊药液，同时开始经穴挑治和口服中药的联合治疗。治疗3天后，患者头部的症状明显减轻；从第2周开始，挑治后头皮有灼热感，而且胃肠蠕动增多，腹胀减轻，睡眠改善；1个月后，头部毛囊炎逐步消退，而且再无新疹出现。

（四）色素皮肤病的经络治疗

1. 黑变病

原因不明，可能与接触化学物质、化妆品、日光过敏或内分泌失调有关。

主要表现在面部、颈部、上肢、上胸及背部等，皮肤呈黑灰或熏黑色，早期曾有潮红、瘙痒，多数无症状，黑斑弥漫，边界不清，可有网状毛细血管扩张。

蒋某，女，36 岁，医院放射科工作。

患者病期 1 年，面部黑斑弥漫全脸。同时伴有内分泌失调，月经瘀血，血色黑红，有血块。个人精神压力极大，几乎失去了生活的信心。由老母带着求治，希望进行经络治疗。为消除患者心理顾虑，初诊时李教授就告诉她病能治好，1 年之内面色就能恢复正常。患者的心情立即发生转变，高兴地配合治疗。本案例仍采用经络环皮部挑治，配合口服中药的联合治疗。治疗 1 个多月，患者的月经恢复正常，皮肤也逐渐变白；治疗 3 个月，患者黧黑的面色消退一半；连续治疗 1 年，患者面部的黑斑消退达 95%。

2. 黄褐斑的经络治疗

此病与内分泌失调关系密切，也发于慢性肝病、精神抑郁、慢性胃肠病和长期口服避孕药者。中年妇女居多，色斑经常对称发生于两侧面颊、颧部、额头、鼻背和上唇，边界清楚，无自觉症状，日晒加重。

例 1：许某，女，49 岁。

因面颧部两侧出现大片黄褐斑和红血丝 3 年，求治于李老。给予经络环皮部挑治和口服中药联合治疗。4 个月后，患者面部的黄褐斑已经淡化，红血丝减少，脸上的皮肤变白变细，心情愉悦，获得了意想不到的治疗和美容效果。

例 2：张某，女，38 岁。

患者双侧面颊出现大片黄褐斑，面色晦暗无光泽，同时伴有月经紊乱，经血色深，有血块，心情郁闷，病期 8 年。经过经络环皮部挑治 35 次，配合口服中药治疗三个半月，接近治愈。

3. 白癜风的经络治疗

周某，男，62 岁，退休。

患者主因面部眉上、眼睑出现白斑，逐渐波及右发际、右面颊及耳前等多处皮肤已两个半月，于 1994 年 8 月 25 日就诊于李定忠教授诊室，确诊为“白癜风”。采用经穴挑治，配合中药内服和护肤霜外涂的联合治疗，2 个月时间，头面部的白斑几乎完全消失，肤色恢复正常。

第十三章

经络与延缓衰老

一、人类寿命与老龄化现状

（一）寿命的自然规律

生老病死是人类的自然规律，它是渐进的过程。按细胞分裂次数推算，人类最高寿命可达120岁。实际达到此标准者很少。

人类的寿命长短，受多种因素影响。随着生活条件不断提高，长寿的人群自然会不断增加，老龄化问题会更加突出。

1990年全国第四次全国人口普查表明，60岁以前男性多于女性，60岁以上则女性多于男性，80岁以上女性远多于男性。此种性别比与国际是一致的。

二、影响衰老的因素

（一）遗传是决定性的内因

调查发现，大部分长寿老人的性染色体没有丢失的现象，提示长寿老人的遗传物质结构和功能比较稳定。DNA损伤程度较小，修复功能强，不易受外界理化因素的影响。

1. 环境因素的影响

（1）温度变化

降低温度有延长寿命之功效，冷冻可以使“生物钟”放慢速度，能延长细胞分裂的时间，能使精子复活，能使心、脑组织器官复活。

（2）理化因素

高剂量的电离辐射可以缩短寿命，化学因素可以加快衰老，体内铅的积累可加速脑细胞老化。工业废气及吸烟使不会吸烟的人血液中 CO_2 水平被动升高，导致器官早衰。

（3）地理环境因素

高原寒冷环境生活的人血脂低，血压不高，铁血性心脏病及糖尿病很少发生。边远地区如新疆、广西生活的人，空气新鲜，无工业污染，水土好，促进新陈代谢，有抗衰老作用。

2. 生物因素的影响

（1）饮食习惯与营养

人体共有 26 种元素随食品摄入，一般不会营养缺乏。然而，地区、民族、地理环境、经济条件、生活习惯、生活起居的差别，饮食没有节制，烟酒过度等，都会影响正常生活规律和适当的需求，对人体衰老都会起着渐变的影响。

防止衰老，应该保持生活规律，起居有常，饮食有度，戒烟控酒，防止偏食及不良嗜好，适当运动。

（2）寄生虫及微生物的侵害

多种寄生虫、微生物都会给人类带来疾病，应该加以防范。

3. 精神与心理因素的影响

中医特别重视七情六欲对健康的影响。多思、多虑、多愁，大喜、大怒、大悲、大恐，都会给人们的心理造成失衡。久之，都会改变人们生理功能和机体代谢，造成病态，促使人们走向衰老。

中医要求人们清心寡欲，心和气平，修身养性，遇到任何事都以平常心冷静处之。尤其是老人更应如此，可以大大延缓衰老的进程。

三、衰老的皮肤及外形表现

（一）皮肤改变

40 岁以上，陆续出现四个突出变化：①皮肤皱纹加深；②两鬓斑白；③老年斑（或老年疣）；④皮肤变薄。

（二）外形变化

面容固定，脊柱短缩、弯曲，步态迟缓，动作失灵，感觉及反应迟钝。

四、组织器官的改变

老年人组织器官的实质细胞减少，而细胞间质增加，脂肪组织增加，结缔组织的胶原蛋白变性及弹力变硬，从而导致脊柱肌萎缩，心、肺、脑、肾、胃肠等器官的生理功能下降，腺体分泌功能下降（包括性腺）。

感觉器官的退化，出现老眼昏花、听力障碍、对外界刺激反应迟钝、记忆力减退，乃至遗忘性失语，随时昏睡。

五、细胞及分子的改变

分子是物质代谢的基本单位，细胞是构成人体各种器官的生命单位。任何组织器官的生活功能都是通过细胞和组织的物质代谢、理化过程实现的。

人体的各种细胞和组织成分，都在不停地进行代谢活动。细胞一部分走向衰老、死亡，一部分不断地再生、更新，维持全身各系统的正常生命活动。

人体各种细胞再生更新的能力，与其分化程度成反比，也就是容易再生的细胞的生命期短，容易衰老，如小肠绒毛上皮细胞的分裂相当快，生命期仅为2天。而中枢神经系统的神经细胞在出生后是不分裂的，缺乏再生能力。出生后有些能分裂及再生的细胞逐渐停止有丝分裂，出生后不分裂的细胞如神经元逐渐退化。所以说，分化越高，功能越专门化的细胞，再生能力越低；反之，分化越低，无专门功能的细胞，再生能力越高，如纤维细胞，可以在人体任何部位再生，起修复作用。

人体的各种组织器官的细胞，随着人体衰老，细胞的微结构也都发生各种各样的变化。这些变化就是各种器官老化的基础。各种重要器官（脑、肾、肺、肌肉等）的实质细胞，在60岁时减少到旺盛期的70%左右。

用光学显微镜对老年人的组织器官进行观察，可见细胞数量及结构都有变化；不仅实质细胞数量减少，细胞大小也不等。常见双核细胞，出现细胞核增大，核仁明显，核仁数量增多，核内染色质不规则聚集成块，碎裂或溶解。此外尚可出现细胞染色体异常，过多或减少，细胞浆有脂褐素聚集、脂肪聚集、空泡形成及糖原含量减少等变化，发生率随年龄增长。肝、肾、胰腺、心脏及前列腺等，二倍体细胞的数量也随年龄增多。神经细胞衰老时，胞浆内尼氏小体减少或消失。核内染色质呈不规则块状，造成核膜扭曲不整。心肌、肝、肾等其他组织细胞也都呈老年性萎缩改变。

衰老细胞的变质可能来自染色体内脱氧核糖核酸（DNA）成分的损伤，随之使核糖核酸（RNA）的形成有缺陷。不能综合必要的酶，造成细胞死亡或不能进行适当的分裂。编制的大分子的聚集和非编大分子沉淀的聚集，均可引起细胞变质。

总之，这些细胞的老年性变化，导致老年人各系统和器官的功能减退，发生老年性疾病，即更加衰老。

六、脑的衰老变化

衰老是机体对环境的生理适应能力进行性减退，和机体内环境的稳定性的减退，关键在于中枢神经系统。脑的变化是随年龄增长而发生，在不同脑区进展速度不同，出现数量不断增多的衰老斑或轴突斑，以海马区和皮质缘最常见。

在新皮质中，斑与袢大量增多的同时，出现老年性痴呆和早老性痴呆的症状。在神经元内出现脂褐素积聚。神经胶质增殖，也是脑衰老的特征之一。特别是位于第二脑室底部的下丘脑，它是神经内分泌系统的主宰。下丘脑的神经元即神经内分泌转换细胞，对激素、神经递质和环境影响特别敏感，并通过调节脑垂体和其他内分泌腺的功能，在内环境的稳定、新陈代谢及生殖方面起着重要的作用。

由神经元和内分泌细胞组成的具有特异性的下丘脑神经内分泌转化细胞，对激素的反馈信号和神经递质都能起反应，两者在下丘脑发生整合作用，共同调节整个机体的生理活动。神经递质和激素可能控制着衰老过程的生理变化程序。所以，下丘脑少数神经元的死亡影响都会很大，被称之为“衰老钟”。刺激下丘脑神经内分泌转换细胞，可能控制衰老的进程。中枢神经递质功能的逐渐减退，引起老人举止失常或其他老年病，如帕金森病、抑郁、痴呆。老年行为改变及性功能低下，均与下丘脑、基底神经节或海马区的神经递质变化有关。衰老和脑神经递质的变化有着内在联系，所以，下丘脑神经递质对稳定内环境、控制衰老和老年病的发生过程都有着重要的作用。

七、衰老与疾病

（一）肿瘤的发生

自由基引起肿瘤的发病机制，主要有二。

1. 遗传基因的改变

自由基可使细胞 DNA 损伤，改变了基因调控。

2. 细胞膜的损害

自由基损害细胞膜或其寡糖链，抑制腺苷酸环化酶，导致细胞丧失正常的接触抑制。

（二）心血管病的发生

1. 冠心病及动脉硬化

老年人抗氧化能力降低，易于造成脂质过氧化。过氧化的脂质与动脉壁上的蛋白质形成复合物沉淀，导致动脉硬化及冠心病的发生。

2. 高血压

体内自由基水平增高，刺激小动脉收缩及纤维细胞增生，造成小动脉纤维化，管腔变窄，血流阻力增加，引起高血压。

（三）免疫病的发生——自身免疫性疾病

细胞膜遭到自由基的攻击，使膜内结构暴露产生抗原性；另一方面，自由基破坏蛋白质，产生多肽片断及一些聚合物，产生抗原性，造成吞噬细胞不能识别，错误地产生异物。激活免疫细胞，发生自身免疫性疾病。

（四）糖尿病的发生

吞噬细胞受刺激而释放氧自由基进入胰岛细胞，有些时候进一步生成羟自由基损伤 DNA，受损的 DNA 在修复过程中 90% 丢失，导致胰岛 B 细胞进一步受自由基损伤，引起糖尿病的发生。

（五）炎症的加剧与扩散

在炎症过程中，多核细胞和巨噬细胞能产生氧自由基，进一步产生羟自由

基和 H_2O_2 杀灭微生物。而这两种物质过多时，可损害周围细胞和结缔组织。氧自由基和 H_2O_2 还可使组织中 α－蛋白质抑制失活，不能限制多形核白细胞释放出蛋白酶（如胶原酶和弹性蛋白酶等），这些酶可使组织或基膜降解，从而加剧和延长炎症过程。

八、衰老形成机制

人类衰老机制是老年医学科学研究的重要课题，目前已有上百种学说。老年脑科学编委会曹中昌氏分为两类：一种认为衰老是机体固有的，随时间而演进的退化过程导致的结果；一种认为衰老是结构随机体损伤导致组织崩溃的结果。并归纳筛选十种学说，加以介绍。

原作者筛选的十种学说，都具有一定的科学依据，而且是互相联系，互为依据和条件。作者认为，内因是根本，外因是条件，共同构成人类衰老的机制。

（一）遗传基因是衰老的内因

遗传是细胞内在预定程序决定了它的寿命，寿命的遗传是由父母生殖细胞中染色体带来的遗传信息决定的。

决定寿命的长短，基本是由 DNA 所决定，但 DNA 不是绝对不可改变的。导致 DNA 改变的因素很多，但都不能作为决定寿命的普遍原因。影响最大的是自由基、交联反应、DNA 合成差错及突变。

（二）自由基对衰老的影响

1. 自由基对核酸的损害

自由基加成到碱基（胸腺嘧啶的 C_6 或 C_5 和腺嘌呤的 C_8）的双键中，破坏碱基，产生遗传突变，使 DNAβ 位置发生链的断裂或碱基缺失。反应产物可使核酸交联，造成 DNA 复制受阻。

2. 自由基对脂类的损害

自由基加成到不饱和脂肪酸（PUFA）分子中的不饱和键中，引起脂质过氧化，产生烷自由基扩散进入核酸或核糖体，直接进入 DNA 或 RNA，由细胞核、细胞浆损害的积累，逐渐影响细胞的功能。核 DNA 的损害，可使有错误的蛋白大量积聚。特别是亚细胞器中的 PUFA 升高，更易发生脂质过氧化，而招致严重后果。如线粒体损伤招致能量生成障碍；微粒体损害使多氧蛋白解聚脱落，抑制蛋白质合成；损害溶酶体导致细胞“自溶”。脂类过氧化使细胞膜失去原有性能，招致膜的损伤及通透性改变，抗原成分改变，造成更大的危害。

3. 自由基对蛋白质的损害

自由基引起的脂质过氧化物及其分解产物造成蛋白质交联聚合，使蛋白质变性，溶解度下降，结构破坏。因交联聚合，一些酶失去活性。

4. 自由基对酶的损害

自由基及其反应物如正在进行过氧化的脂质可使 RNA 酶失活，其产物丙二醛也可使 RNA 酶发生分子内和分子间的交联或断裂失活，不易酶解，随年龄增加而形成脂褐素沉积物。生物膜破坏和脂褐素在细胞中的大量积蓄导致细胞死亡。铁、铜等重金属可催化这一反应。过氧化氢基有高度反应性，可引起连锁反应，从而造成广泛的损伤，使酶系统受到损害。

5. 自由基对糖类的损害

自由基作用于细胞膜寡糖链糖分子的羟基碳，使之氧化成不饱和羟基或二聚体，引起细胞膜的产糖链破坏，造成细胞自溶。

总之，自由基是机体代谢过程不断产生的损害自身的毒性产物，它广泛参与机体的生理病理过程。它产生于电离辐射、非酶促反应及酶促反应。尤其是两大获能过程即光合作用和氧还原成水的过样，自由基活性氧在正常或异常代谢中均可产生，也可由 O_3、NO、NO_2，药物或某些致癌物质，以及放射线、紫外线等作用产生。自由基的释放均有导致细胞不可恢复的损害。

自由基是可以消除的，一是直接提供电子使自由基还原，二是增强抗氧化酶活性，消灭自由基。细胞膜上的自由基可用脂溶性维生素 E 清除，细胞外自由基可用水溶性维生素 C、辅酶 Q、半胱氨酸、脊胱甘肽等清除。变价金属铁、铜、锰在体内均可形成自由基清除系统，起到防范作用。

（三）大分子交联对衰老的影响

交联反应主要发生在核酸、蛋白质、胶原等大分子中。衰老的组织中，交联键主要为组氨丙氨酸，它是连接两条肽链的架桥物质。结缔组织中，组氨丙氨酸随衰老而增加，交联越多，组织硬化越大，如动脉硬化的形成。

体内促进交联作用的交联剂有：醛类、自由基、铝、铜、镁等金属物质。在细胞核 DNA 螺旋中，如两股均与交联剂结合时，机体的防御作用则不起作用。在细胞分裂时，交联剂仍保留在双股上。DNA 将出现“Y”形畸形，影响细胞生存。

1. DNA 的交联

DNA 的股间交联是细胞内最常见的交联反应，DNA 是遗传物质，控制着机体的新陈代谢过程，它发生交联，使其机构和功能发生异常，从而导致细胞的衰老和死亡。

2. 胶原的交联

胶原是体内含量最多的蛋白质，一是结缔组织中最主要的成分，遍布全身各个器官，在皮肤、肌腱、韧带、软骨、骨、角膜、巩膜等处最丰富。所以老化最突出的表现是皮肤褶皱，腰脊弯曲，关节变硬，运动失灵。

随着年龄的增长，胶原纤维出现异常和过多的交联，不仅可以发生在胶原分子内部的羟脯氨酸或赖氨酸及胶原分子内螺旋肽链之间，也可使过多的胶原纤维形成交联聚体，还可以与含有葡萄糖、甘露醇等糖蛋白形成交联。结果使这些交联不易松解。难溶于各种缓冲液，对抗分解酶的作用，水合力降低，不能完成正常的黏合、连接、支持和负重功能，导致老年形态及外貌的变化。更多的是造成结缔组织的通透性降低，妨碍体液成分和营养物质的供给，堵塞了代谢物的排出通路，导致代谢障碍、衰老和死亡。由于胶原交联使心脏功能下降、血压升高、骨质疏松，交联便构成衰老的因素。

九、经络与抗衰老

（一）生命过程与经络调整

人体的生命过程，从出生、发育、成熟、衰老到死亡，归根结底是物质的新陈代谢过程，是物质的合成与分解过程，是氧化还原过程、电子的授受过程和能量信息转变过程。

经络是低阻通道中电化学振荡通道，穴位则是振荡网络中的“生物奇点”，是信息收发中心。经络这个电化学振荡体系贯穿于生命过程的始终，存在于所有的生理系统，如神经系统、免疫系统、内分泌系统以及呼吸、循环、消化等各个系统，这些有序振荡发挥作用，协调各个器官的功能，在钙离子的同步振荡下，有节律地调控血管胀缩。

经络穴位有信号输出作用，也有信号输入作用，输出信号反映出体内的生理、病理状态，输入信号调整内环境、适应或抵御外环境的变化，产生医疗、保健和抗衰老的作用。

（二）经络在脑部的抗衰老作用

在循经感传的研究中，可以清楚地看到低频电脉冲刺激各经“井”穴，均可产生“经络环”。在经穴刺激过程中或刺激后，应用低温 SQUID 均可在脑部或穴位上检测到电磁波的有序振荡，并发现经络敏感人（感传显著者）的脑磁频谱与病人的脑磁频谱呈反相共振关系。利用这一规律，在疾病治疗、美容和抗衰老的过程中会取得高效速效的结果。《老年脑科学》一书中介绍，Finch 认为，引起脑衰老的内分泌系统还存在一个中枢，这个中枢在大脑（下丘脑 - 垂体轴），当它们发生故障时，机体内环境遭到破坏，平衡紊乱，代谢障碍，导致衰老。Finch（1976）与 Everitt（1980）都认为“老化钟”在下丘脑，由于下丘脑的功能衰退，使得各种促激素的分泌减少或作用降低，垂体及下属靶腺体功能改变是衰老机制中的重要内容，这些功能的全面衰退引起整体衰老。

作者在研究经络传导时发现，在经络环形成时，循经感传显著者可以出现自主性节律性感传，自主性节律性循经红线（充血带）、白线（贫血带）、皮丘带（循经血管神经性水肿）、发汗带（小汗腺循经兴奋）、麻感带（循经传感觉改变）等一系列自主神经功能的反应，是只有自主神经中枢下丘脑才能显现的功能反应。事实表明，经络与下丘脑的关系极为密切。

作者在经穴对各系统机能和病理状态的调整作用内容中，详细地介绍了“经穴疗法对全身各层次的神经系统（包括大脑）”和“对各种内脏器官功能活动的枢纽即神经内分泌系统的调整作用（包括对下丘脑 - 垂体系统）”，都证明经络具有整体调整作用，经络能够作用于衰老的中枢。

（三）经络调整与自由基的清除

经络调整在清除自由基方面起着关键的作用，前面事实已经说明清楚，自由基对机体的损害及老化有很大的危害，它能损害核酸，造成遗传突变，使 DNA 复制受阻。它能损害脂类，影响细胞功能，使有差错的蛋白大量积聚，使线粒体损害，造成能量生成障碍，使微粒体损害，抑制蛋白质合成，导致细胞自溶，使细胞膜通透性及抗原成分改变，造成自身免疫性疾病，自由基造成蛋白质交联聚合，使蛋白质变性，使酶失去活性。自由基损害酶的活性，形成脂褐素沉积，破坏生物膜，导致细胞衰老化、死亡，它损害糖类使细胞膜多糖链破坏，细胞自溶。

然而，自由基（游离基）是外层轨道中具有不成对电子的原子、原子团或分子以及含有未配对电子的离子和分子。

清除自由基的两个办法：一是利用维生素 E 或维生素 C 等增强抗氧化酶活性，一是直接提供电子，使自由基还原。经络调整本身就是电磁波在体内的有序振荡，使自由基在这个电化学通道中随时得以还原。随着经络疏通的过程，可以使获得活性的自由基形成惰性从而失去对各方的损害。所以经络调整对自由基的清除和抗衰老的作用是十分重要的。

1993 年张均一等在《中华理疗杂志》中介绍，在旋磁场的作用下，小鼠血清中自由基过氧化脂质的含量降低，SOD 活力增加。

实验证明，磁场确有清除自由基的作用，在经常性经络调整的过程中，自由基引发的一些老年病也会得以控制或减少，所以说，经络调整是延缓衰老、防止老年病的好方法。

十、经络抗衰老方法的具体应用

（一）概念上的防线——生活自律

人体组织、器官乃至各系统的结构与功能的老化和减退，是长期渐变的过程，不是到 60 岁突然变老的。中医特别讲究治未病胜过治已病，也就是预防为主的观点。不能在病后才知道爱护身体，甚至有病之后还不知道爱护身体。如果这样，过早衰老的问题必然提前出现。现提出几点注意事项。

1. 力争生活规律，起居定时

年轻人精力充沛，工作量大些、学习时间多些是应该的，也是可能的。然而，千万不要玩耍无度，长期熬夜。一个人的精力是有限的，过多过久地耗费精力，必然有伤气血，逐渐会疲劳，功能减退，体内废物（自由基等）大量积聚，开始走向老化。人体老化是渐变的、积累的。中医特别主张“睡子午觉”，特别是夜晚睡觉，原则上不超过夜间 12 点，更不要长期超过夜间 12 点。如果长时间熬夜、玩电脑和手机，必然导致内分泌和各系统功能的紊乱和伤害。

2. 饮食生活适度

随经济活动、商业活动、娱乐活动的发展，暴饮暴食、酗酒酗烟，严重地伤害身体，毒害心血管，毒害肝肾等各个系统。受毒害的组织、细胞不可能逃脱早老和死亡的命运，肥甘厚味的食品、各种麻辣烫食品不可能不伤脾胃功能。一切食品都要经过肝脏解毒，长期过重的负担，也必然造成肝、胃、胰、肾的伤害，所以一切生活内容都应适度。一切过度的生活内容，久而久之，都要伤害机体组织和功能，都会为过早衰老埋下伏笔。

3. 绿化环境，清除大气污染

由于汽车工业的发展，到处是汽车，到处有尾气。大量有害气体、致癌物质散布到千家万户，侵袭到许多无辜受害者的身体。为避免这些因素，一是加强道德观念，二是加强管理，三是加快城市绿化，从根本上保障城市居民的健康不受侵害，力争居住在一个空气新鲜无公害的自然环境。这些也是防止过早衰老的必要条件。

4. 加强自身锻炼，增强体质

人们在做到前三项内容之外，还要做到自觉地、经常地锻炼身体。生命在于运动，用进废退是自然规律，锻炼哪里，哪里就发达。铁匠的胳臂发达，骑自行车的人腿部发达。这是必然的。好吃少运动的人，肥胖是虚的，不是健康的体现。只有长期坚持锻炼的人，才能身强体健，气血旺盛，精力充沛，不易衰老。

5. 注意调整平和心态，心旷神怡

人都是作为社会人而存在，不从心、不顺心、不开心的事情人人都会遇到，时刻都会发生。要有一颗平常心，因势利导，不可强求力所不能及的结果。自己给自己一个宽松而能解脱的氛围，就可以心情愉快地接受各种挑战，可以摆脱烦恼。精神因素对身体健康的影响很大。精神愉快，会防止衰老的过早出现。记住一句话："宽容别人，首先是宽容自己。"

最后，还有一个"法宝"：就是经络调整防止衰老的问题。

（二）经络抗衰老的方法及效果

1. 经络疗法

（1）经络环皮部挑治法

【取穴】根据不同情况，选择主穴一号图或二号图打通经络环。

【方法】从上向下，男左女右，开始，每周 2 次，每穴用针轻轻点刺 2 下，作为抗衰老保健穴位不要重挑。

【效果】挑治之后多数人立刻感到全身轻松，精神焕发，能吃能睡，不易疲倦，不怕冷，不易出老年斑，不易感冒，不易得病。我们临床实践发现，有些人如限局性硬皮病患者裴某，经 2 年的经络治疗，不仅皮损能基本修复，皮肤的弹性也可恢复，达到美容效果（图 13－10－1）。

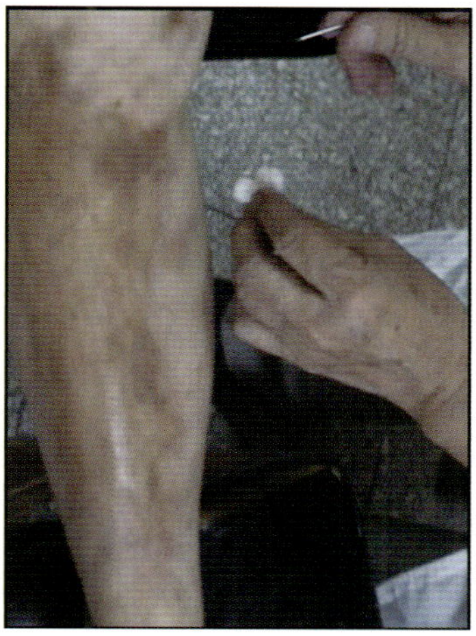

局限性硬皮病治疗前，病期 18 年

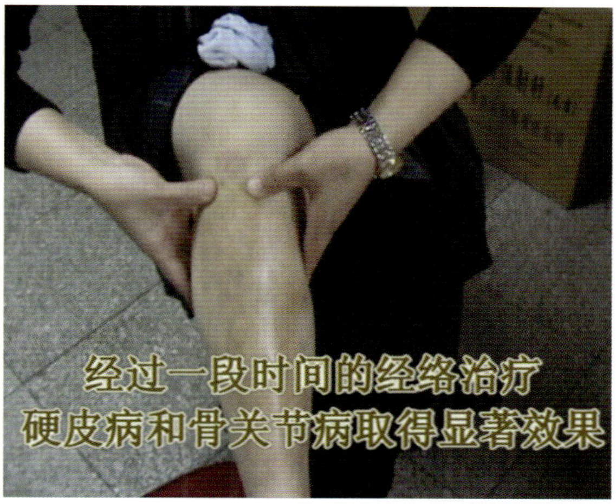

经络治疗 2 年后，皮损基本消退，恢复弹性

图 13－10－1　裴某，局限性硬皮病经络治疗前后

（2）经络皮部按摩梳理法

这是沿着经络皮部用刮板（或牛角梳的光面）按摩，达到疏通经络的目的，是一种保健方法，并有美容和抗衰老作用，是一种自我调理的方法，简便易行，坚持天天刮。

刺激部位：督脉重点在百会，十二经肢体部位重点在肘、膝以下。

【方法】 先刮百会，按顺时针方向，旋转 30 圈是第一步。第二步是沿督脉、膀胱经及胆经头部三条经五条线，向前、后从额至颈各刮 10 次。第三步是上肢里侧手三阴经，从肘窝起向下刮至 1、3、5 指，各刮 10 下，再转过背面手三阳经，从 2、3、5 指向上刮至肘部，前、中、后各刮 10 下。一般到此即可。如体质较差，疾病较多。第四步则是下肢内侧足三阴经，从足向上至膝或至股。下肢足三阳经，从上向下，也是三条，由足三里至足背 2 趾，从阴陵泉至足 4 趾，从委中经外踝达小趾外方。仍是每条 10 下。大体如此，不是硬性规定，多两下少两下无妨。如果没有脚部发冷、活动失灵，仅仅刮上肢各经也行。每天早晚各刮 1 次，每次几分钟，发热即可。

【效果】 刮后促进睡眠特别好，往往上肢未刮完，可能就已昏昏入睡。作者感到确有延缓衰老的作用，使人精神旺盛。本人 90 岁，每天工作 10 多个小时，并不感到十分疲倦。虽然不如年轻人伶俐，但走路骑车还看不出老人的状态。血管没有硬化，血压、心脏基本正常。磁共振脑部成像未见脑萎缩改变。

颈椎、膝关节有骨质增生，但不影响功能。面部、手背老年斑很少，皮肤红润有弹性。应该说，经络皮部按摩梳理法是抗衰老的好方法。

特别值得说明的是，经络皮部按摩梳理法增强了机体的抗病能力。以前仅肺炎住院治疗 17 次，近 10 年来几乎未患大病，感冒刚起，刮刮百会、风池多数能迎头拦截回去，重则几天可愈，不至于转为肺炎。

（3）经穴磁疗法

经穴磁疗法与针灸作用相似，但较针刺缓和，它在体内产生的电磁波振荡不亚于针刺，对老年病及退行性病有突出效果。

如颈椎病在病变压痛点或大椎及右侧三阴交穴贴磁，骨性关节炎在曲泉及阳陵泉上方压痛点贴磁，病情均可迅速好转，活动自如。冠心病、心绞痛在右侧三阴交痛点贴磁，迅速好转，T 波倒置也可以反转。尤其是老年夜尿频繁，排尿无力、不畅，在神阙、关元贴磁，绝大多数能即刻生效。胃功能低下，在上脘和神阙贴磁，当晚缓解。此外，对治疗下腿瘀积性皮炎、静脉血栓及下腿溃疡等，均有很好的效果。

总之，上述 3 种方法可以单独使用，也可结合适用。治疗老年病均有很好的疗效。经络环皮部挑治法和经络皮部按摩疏理法可以用作保健法，防治衰老的进程，可把衰老延缓 10 年以上。

附：学员独立实践实例介绍

1. 香港学员潘文琴医生应用经络环皮部挑治法治疗脑瘫实例

患者黎某，男，74 岁。2013 年 11 月 15 日突发左侧半身不遂，医院诊断为脑血管损伤，左侧偏瘫（见下图）。

2013 年 12 月 6 日，首次治疗前进行临床检查：患者左半身无知觉，手足强直下垂，不能活动。给予经络环皮部挑治法治疗。

第一次治疗：首先，激通经络环，重点是督脉与膀胱经这三条线。从百会、四神聪、风府（重挑）沿督脉经大椎、神堂、命门至长强。从风池向下沿两侧膀胱经，经肺俞、心俞、肝俞、肾俞、承扶、殷门、委中、承山，走肾经太溪、涌泉，重挑涌泉穴时，左脚弹跳一下，再挑涌泉又弹跳一下。病人开始有点知觉，再挑 5 个足趾，知觉明显。接着，沿大肠经从肩部到手合谷及十宣，但病人无反应。

12 月 7 日给予第二次治疗：先用头皮针、舌针，针后未见反应。再用经络环皮部挑治法，穴位、步骤同上，当挑到涌泉穴时，左脚知道回缩，有知觉，随后挑 5 个足趾，知觉增强。沿大肠经挑到合谷及十宣，略有反应，但无挑涌泉穴明显。

第三、四、五次连续治疗后，一个人搀扶下能缓慢走 2m 远。连续治疗半个月后，已经能搀扶走百米远。左手握力差，在环皮部挑治后采用同名经交叉对应规律，挑了 2 次，患者左手伸握动作明显加强。

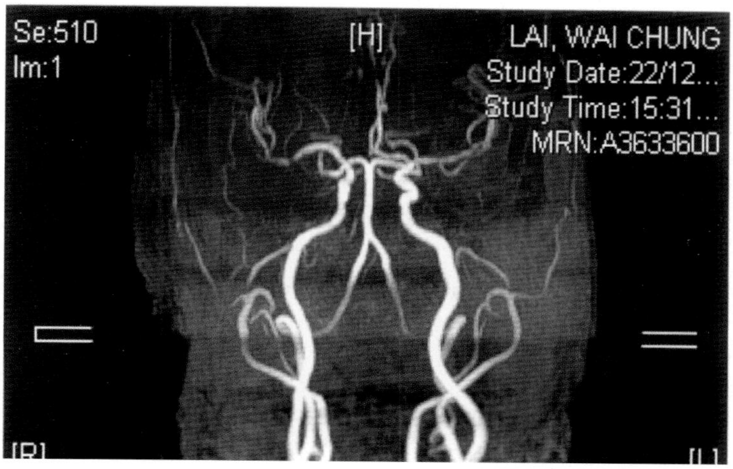

黎某的磁共振检查图（右侧大脑中动脉有损伤，左侧偏瘫）

2. 内蒙古呼伦贝尔学员高国清医生学习经络环皮部挑治法实践心得

自 2014 年 8 月参加国际针灸班，学习到经络学专家李定忠教授经络环皮部挑治法之后，对经络的认识进一步加深，实践中给人调理身体，应用所学之法疗效显著提高。

因本人自幼喜爱中医，先用人迎寸口脉法、三部九候脉法确定阴阳虚实，按老师针法逆经方向挑治之后，实则泻之，虚则补之，顺经方向挑治，调理经络，营运气血，比一般针法疗效好，见效快。以下病例供参考。

（1）糖尿病挑针经络调理案例

李某，男，45 岁，糖尿病病史 7 年。口服药物控制血糖，餐前 9.0mmol/L 左右，餐后 2 小时 14.0mmol/L 左右，左侧足部出现微循环障碍，大趾疼痛麻木。2014 年 12 月 15 日来我处调理，辨证为肝阳上亢，胃气不降。于是应用挑针，挑治肝经、胃经皮部经络，泻肝经补胃经至足，每天 1 次。半月后脚趾麻木疼痛减轻，血糖开始下降。一个半月后脚趾疼痛麻木痊愈，血糖稳定在餐前 5.0mmol/L 左右，餐后 2 小时 7.0mmol/L 左右。

（2）高血压挑针经络调理案例

李某，女，42 岁，2015 年 3 月 2 日来我处调理。自述高血压、头晕。经测量高压180mmHg，低压120mmHg，经辨证属足三阳肃降过多，足三阴升发不足之病。于是应用挑针，升发肝脾肾三经，调理足三阴、足三阳经络之平衡。次日，血压降到高压140mmHg以下，低压90mmHg以下。头晕解除。

（3）便秘挑针经络调理案例

陈某，女，65岁，常年便秘，2015年7月10日来我处调理。经辨证，大肠经升发过多，胃经肃降不足。于是应用挑针补胃经、泻大肠之经气。每天1次，7天后，大便恢复正常。

（4）心脏病挑针经络调理案例

杨某，女，52岁，心前区疼痛，心律不齐。2015年7月14日来我处调理。经辨证，心经、心包经气虚。于是用挑针补心经、心包经络气，泻三焦经、小肠经经气，每天1次。2日后，疼痛、心律不齐缓解；7日后，症状解除。

（5）痛风挑针经络调理案例

贾某，男，35岁，痛风，足大趾红肿、疼痛。2015年6月5日来我处调理。经辨证为足太阳膀胱经肃降过多，足少阴肾经升发不足。肾阳不足，造成肾功能下降，尿酸过高。遂用挑针泻足太阳、补少阴之经气，每日1次。3日后足大趾红肿，疼痛减轻。10日后症状解除。

（6）颈椎、腰椎病挑针经络调理案例

王某，男，50岁，颈椎腰椎病多年，时常疼痛。2015年8月2日来我处调理，经辨证，属足太阳膀胱经不降之症，用挑针肃降膀胱经，隔日1次。3日后疼痛减轻，半月后疼痛解除。经回访至今为止疼痛没再发作。

经过一年多几千病例实践得出，用挑针挑治皮部经络完全可以调理脏腑经络气血虚实阴阳平衡。一根针挑治加上人迎寸口脉法、三部九候脉法，完全可以取代药物，且没有药物伤肝肾的毒副作用。如能进一步论证、完善、发扬，必将在保障人类健康中发挥重要作用。

后　记

我和我的老伴李秀章具有相同的专业特长和追求——坚持走中西医结合之路治病救人。本书既是我们科研和实践的总结，也是几十年来，艰苦奋斗、互学共勉、相扶与共的历程。我有今天的事业和对中医经络研究的成果，不是我一个人的功劳，其中一半的功劳应归功于我老伴儿。我们愿意把我们共同钻研中医现代化和中西医结合的奋斗历程，介绍给志同道合的朋友们，以此共勉。

一个西医的临床医生怎么会研究起中医经络来？

我们有得天独厚的科研和行医的条件，这也是必备的条件。

第一，七代祖传、师传和专业系统的中医知识，为我们奠定了中医理论基础和临床实践的感悟。许多疑难病证，通过中医治疗，能够顺利解除病痛。亲眼见证病人的喜悦，成为我们开拓、创新经络研究工作的动力。

第二，西医知识为我们的研究工作创造了必备的条件。大学五年的课程学习，我们不仅掌握了物理、化学等基础理论知识，还掌握到人体解剖、组织、生理、病理、医疗、免疫等医学基础理论，而且也学到了各种实验研究方法和手段，这些为经络的实验研究铺平了道路。

上述的基础和必备条件缺一不可。证明中医现代化研究需要多学科的支撑。

为什么我会选择皮肤科专业作为经络研究的突破口？

应该说这是由于医生的良知和巧遇良机自然促成的。我在北大进入临床实习时，在皮肤科遇到一位老年女患者，全身患有泛发性神经性皮炎，已经两年多了，剧烈的瘙痒使她难以忍受，全身多处抓出厚皮，抓成大片的紫红斑块，像煮熟的牛肉一般。当时止痒药物只有苯海拉明，一次服用 2 ~ 3 片还止不住痒。最后老人家用烧红的熨斗把皮肤烫焦，以疼痛替代瘙痒！此情此景，我们作为治病救人的医生，眼看着病人蒙受伤痛的折磨，而束手无策，心里是什么滋味？既纠结又痛心。当场我就痛下决心，一定选皮肤专业，一定要从中医方面想办法，解决止痒问题。我开始向家父及针灸大师高凤桐所长学习针灸。然而，从针灸书和皮肤病学中，找不到有关皮肤科疾病应用针灸治疗的记载（因为皮肤科是新独立出来的学科），怎么办？我决定，先把针灸技术学好，在自己身上练好扎针的手法，同时也体会病人的感受。一方面把针灸、解剖和各种皮肤病的病因和好发部位结合起来，拟定一套皮肤病针灸治疗方法，开始在临床中逐步应用。治疗效果非常理想，并写成论文及汇报材料寄给中国医学科学院皮肤病研究所胡传揆、李洪迥、赵炳南各位所长，受到很大的重视。我很快被调到皮研所，专门从事皮肤病的针灸治疗和经络研究工作。当时皮研所是全国皮肤病汇总的地方。想不到另一个良机出现了，自然显现的沿着经络循行路线发生的皮肤病相继出现，我称之为循经皮肤病。我陆续发现心包经表皮痣、督脉疣状痣和任脉色素痣，而且都是先天性病变，这一重要的发现提示我，经络具有先天因素，为证实经络存在提供了铁的证据。它为我决心研究中医经络学，提供了极大的信心和科学保障。

为什么“披荆棘，踏坎坷，事业求成”？

“披荆棘，踏坎坷，事业求成”这是原卫生部副部长、国家中医局第一任局长吕炳奎教授为我和我老伴李秀章的亲笔题词（在本书中已展示）。这个题词说明了什么呢？说明我们的科研之路是相当艰难的，很多老领导都了解我们的情况。原卫生部老部长吕炳奎、钱信忠、胡熙明，及世界针联终生名誉主席王雪苔、主席邓良月等，对我们的工作都给予很大的关怀、支持和信任。

第一个坎坷是我身体状况不好。在中国医学科学院皮研所工作，既搞理论研究，又搞临床研究。白天从事经络诊疗工作，晚间学习和整理资料，夜间2～3点钟睡觉是常事，养成晚睡的习惯，身体状况越来越坏。仅肺炎住院治疗就17次，胃下垂到骨盆里10cm。到广东出差，六月天在室内还要穿棉袄，但我仍然没有停止工作，这是我的第一个坎坷。为了保证我的经络研究工作，家庭的一切事务都由老伴儿来承担，她为此牺牲了一切。在老伴的精心照顾和关怀下，又通过经络调整，我的身体逐步得到了好转，近10年已恢复到正常。今年已经90岁了，还能骑自行车上下班，而且还能保持每天10多个小时的工作，没有周末，也没有节假日。

第二个坎坷是科研环境异常艰难，既无经费又无条件。是理想和信心支持我钻研经络学，更是我的老伴儿，既能配合我的工作，又能包揽一切家务，让我安心工作，才终于做出了一些成绩。连续中标10多年的市区级课题，又中标“七五”“八五”10年的国家重大基础理论课题，而且作为课题组长，组成多学科合作的专家团队，在国家实验室应用美国进口仪器，进行实验研究和科学理论分析工作。

第三个坎坷是政治风浪的冲击。“文化大革命”是我国前进过程中的一段特殊历史时期。在这场政治风浪中，我和我的家庭都受到了冲击。我老伴儿为了保护我，事事冲在我前面，不惜牺牲自己的前途。最后，总算把一个一个的灾难都顶过去了，身体也就逐渐恢复了。虽然我没有在困难和灾难面前被吓倒，但给我的老伴带来了极大的伤害，成为她和我终生的遗憾。然而，我们的经络研究工作一直坚持不断。近20多年来，我们退而未休，又与我们的学生傅松涛教授合作，他在已有的工作基础上和大量的实践中，查阅了国内外大量的文献资料，增加认识，不断取得新的进展。这一切说明我们的点滴成就都是来之不易的。

成功的秘诀是什么？

第一，经络研究一定要从临床实践入手。

一定要理论联系实际，一定要从实践入手，反复验证。这是我老伴儿经常吹的耳边风。我们60多年的经络研究历程，就是本着这个原则走过来的。针灸大师贺普仁说：“经络研究我最佩服的是李定忠教授，他一直坚持从临床入手，理论联系实际。所以，他的研究内容最有说服力。”中国中医科学院资深研究员王雪苔说：“李定忠的经络现代化研究我很赞同。他坚持以中医理论为基石，以诊疗实践为切入点，把握经络本身的规律，用现代科学实验手段进行研究，初步实现了突破性进展。特此，我为他的新书写了序言，以表我意。”

我们的临床研究：

一是临床观察：可见的经络现象与感传现象都是从临床观察发现的。二是临床治疗：经络的传导机制、调整机制都是在诊疗实践中发现的，如细胞通信、临近接通；如自组织程序化调控，全身八九种病同治同效；如基因调控、组织新生、结构再现；等等。

第二，必须以经络本身的运行规律为切入点。循经感传有各种各样的运行规律，观察得越全面，认识就越清楚。不要发现一点做一个结论，不要简单地用神经、血管等固化组织与经络直接对号，这样容易忽略本质，陷入误区。

第三，必须用活体的、整体的、动态的、群体的、个体的，在不同条件下进行实验对比研究。60多年的研究过程告诫我们，离开活体、整体是找不到经络的，也不能用西医观点和方法与经络主观地进行对号入座。

第四，经络治疗必须抓住三点：首先打通“经络环”（体内闭合电路）；其次清除“以痛为腧”的结滞点。穴位是活的，既表现在病痛局部，也表现在对称点和交叉对应点，都是以压痛点、高亢音点的形式反映出来；每次要自己主动当场鉴定效果，如仍有痛点未消，立即找出未消除的结滞点和交叉对应点重挑，立即消除，便可当场生效。所以，每个人均可取得最佳效果。用死标准简单统计是不行的。

第五，争取多方的了解和支持。中医经络研究面对的是“千古之谜”，是“决生死，处百病，调虚实”的重大生命科学课题，是世界级的疑难课题。先后有多少著名大学，研究机构，大医院的科学家、医学家，经过几十年努力还未做出结论，单凭个人能力是不行的。所以在自己潜心努力奋斗的过程中，一定要及时向领导汇报，争取各级领导的了解，争取更多的科学家、医学家的理解和认同。用自己研究的成果给广大患者解除病痛，甚至是无私地、无偿地、无条件地关怀别人、关怀病人，赢得别人的同情、理解和支持。我的许多工作，如拍照、录像、制作，文章的打印、修改、编排等，都是朋友和病人主动协助完成的。在自己关心别人的情况下，换来别人的帮助。在别人还不理解、不支持的时候，要善于等待、善于用科学实证资料让人认识经络的科学性，逐渐地让人在事实面前自动地疏通认识。

第六，要尊重别人的科研成果，要多听取不同意见。每个成果都是众多科技工作者辛勤劳动的结晶，不要轻易地否定别人。对自己要严格，工作要认真，多吸收不同意见，甚至是反对意见。要善于从异议中汲取有益的成分，增加自己新的认识。这两点是我们自勉的格言。

总之，为了捍卫千年的中医国宝，为了振兴和发展中华古老的中医科学，为了实现中西医结合、共同创建具有中国特色的现代医疗体系，我们耗费毕生心血编著了这部专著。这是通过60多年的现代研究与创新疗法的实践，通过多学科大协作，初步完成中国原创生命科学现代化的著作。奉献给全国人民，并让千年国宝走向世界，造福人类。

李定忠

2018年8月19日

结　语

这本书，是我们在祖传、师传、双重高等学历、艰辛奋斗60多年科研和实践的基础上，是在国内外出版的五本经络专著、14项科研成果，经过专家鉴定和国家检索中心查证属实的基础上，并且通过几十万例临床实效验证的结晶。我们的成果在30余年中医科学院国际培训中心高级针灸班的教学现场演示，一直受到热烈的欢迎。证明我们资料来源的可靠性和实用性。

一、通过169条先天性循经皮肤病，证实经络的存在是基因决定的，经络学是中国的原创生命科学。

二、本书的科研成果，均属国家中标课题，由多学科专家团队组成，在国家实验室，用美国超导量子干涉仪等现代仪器设备研究，证实的多项重要成果。

1. 经络具有“波粒二象性”、驻波特征、电磁场效应等6项“量子”特征。属高能物理范畴。

2. 经络实质是电磁场驱动下物质、能量、信息流，智能型自组织联动，自我调整，自我完善系统，是人人都有的自身调控系统。

3. 临床观察和实验证明，十四经是客观存在的，是经络的主干线，它们是相通的，没有绝缘的边界，可以一点通多经，也可多点通一经。1973年“经络环”的发现，揭示出“气血运行，如环无端”的科学实质，是人体自然存在的“环形电导通道”。1983年得到诺贝尔奖评委瑞典Nordon Strom的科学证实。(1978年她来北京与李定忠进行过学术交流)

4. 经络调整规律和机制：经研究证实有10项内容，有些是走在国际科学前沿的内容，值得认真学习、钻研和推广。例如：

①基因程控：不论什么病，不论有几种病，都能做到多病同治，双向调整。如同计算机均能按固有程序一并调整。

②自寻的式“气至病所”调整，如同雷达跟踪，超越经络“界限”，直奔病变部位进行调整。

③智能型自组织联动：针刺一个穴位，沿着传导路线，不论科别，不论系统，随经络传导路线，走到哪里，调整到哪里。

此种调整机制，国内外尚属唯一，如果推广“经络环皮部挑治法”，普通人也能达到上述效果。

5. 应用我们首创的“经络环皮部（表皮）挑治法”和经穴磁疗法，曾取得的临床效果，如果以此为突破点，展开中西医结合，创建中国式全科医师模式，对解决看病贵、看病难、长期药物依赖和药害等问题都可能会取得突破性进展。例如：

（1）各种亚健康病人多数当场缓解，取得立竿见影的效果。

（2）多种疼痛病、骨关节病能在 5 ~ 10min 取得疗效，甚至恢复功能。

（3）冠心病、心绞痛、抑郁症、焦虑症等多数能当场缓解症状，在连续治疗中，焕然一新，走向正常生活。（有合金支架，不能贴磁）

（4）细菌、病毒、真菌感染，配合药物能迅速控制。

（5）Ⅱ度烫伤在红肿、破溃之前，穴位贴磁能迎头拦截回去（最快 20min 消退）。

（6）5mm 以内的鼻息肉、声带息肉、腱鞘囊肿、黑痣、毛囊炎、皮脂腺囊肿局部贴磁均可自动吸收，免于手术。

（7）高血压、糖尿病、气管炎、更年期综合征等各系统疾病，配合药物均可加快疗效。

（8）先天性、遗传性疾病，配合药物，均有治愈的先例。

（9）肥胖吸脂造成的萎缩斑、炎性痤疮的炎性瘢痕，经络治疗均可平复。

（10）甚至癌症康复期，也有彻底治愈的先例。

（11）坚持经络调整，对增强体质、增强免疫力、调整睡眠、延缓衰老都有作用。

（12）坚持经络调整，能使皮肤变白、细腻、润滑，充满活力，产生美容效果。

最后，欢迎大家认真学习经络学，认真钻研，掌握它的核心知识内涵。携起手来，在我们研究的基础上，继续发展创新，沿着习主席指引的科技创新之路，取得更加辉煌的科研成果。我们已九十高龄，希望后人接下去：第一，捍卫千年国宝！第二，传承子孙万代！第三，携同“一带一路”共同前进，造福世界人民！

李定忠　李秀章

2018 年 8 月 19 日

关于中医现代化及经络科学定位的思考与评述

王雪苔

中国中医科学院资深研究员　世界针灸学会联合会终身名誉主席

中医是世界非物质文化遗产之一，是中华民族几千年智慧的结晶，既是国宝也是人类之宝。有系统的理论，有丰富的科学内涵。有高超的技术和实实在在的疗效。经络理论则是中医系统科学的代表，是中医理论的核心组成部分。

人类在前进，科学在发展，我们中国人应该有志气。多学科学者应该齐心合力搞合作，加快中医现代化进程。用现代科学实验和现代科学语言，实现中医现代化，但必须明确方向：必须以中医理论为核心，必须以中医临床为切入点，如果脱离临床，就无法取得真知，也就不可能理解到中医经络理论的真髓。

根据我个人几十年的经络研究和亲自观察到的国内外经络研究现状来讲，我认为应该把握具有能量信息的“量子人体”，作为主导方向进行经络研究。我建议认真看看李定忠等人的几十年经络研究专著，会有所启发。李定忠教授的思路、技术路线、研究方法和取得的结果较合我意。

第一，他始终把握中医理论核心，从皮科临床中发现了大量自然显现的“可见经络现象”，证实十四经及其内在联系的存在，也证实经络存在具有先天因素。脱离临床就不可能取得这个证据。

第二，他通过针、电、磁的临床感传研究，发现感传与电磁振荡有关，发现十二经运行的环行通道，与体内闭合电路相吻合，而且也认识到各经之间没有绝缘的边界。

第三，他与合作者通过核素标记物在感传运行过程中发现经络实质具有类似量子的多种特征。

第四，他与合作者通过超导量子干涉仪对经穴内外磁信号的检测，发现健康人经穴上磁特性强而有规律，具有类似“驻波”特性，经穴外及病态时则有所不同，针刺后有调整作用，磁信号增强，并有规律。

第五，他在实验研究与临床实践中，相互印证，证实经络具有对称性、交叉对应性、轨道跃迁及动态守恒等特性，而且结合相关资料证实经络具有八大功能，并在继承和科研的基础上创建了新疗法，广泛提高了治疗效果。

第六，他发现经络的载体是人体的物质系统。经络的调整机制是在经穴刺激下产生能量转换、生物共振和信息触发，自组织地实现程序化的调整，达到动态平衡和自我完善。

即将出版的这本书是李定忠、李秀章等各位专家艰苦奋斗 60 多年的记录，也是国内外研究者智慧综合的记录。他愿意把他毕生研究的结果和经验奉献出来，让世人共享，这样做我是很欢迎的，希望得到广泛的支持和关注。他说他是个临床医生，对于这样深奥的科学理论的探讨毕竟是初步尝试，需要集思广益。我很赞赏！我希望多学科的专家、学者，携手并进，推进中医经络科学现代化，创建中国特色的新医学，为中华民族振兴，大家共同做出贡献。

读后记

经络研究是对现代科学的挑战

李定忠主任是我尊敬又爱戴的老师。他要我为他的新作《现代中医经络学》做审校，从而使我有机会先读了他的书稿。

在万里之遥的德国读稿过程之中，我仿佛又当面见到了李定忠老师本人，和蔼、谦虚、勤奋、认真、执着，把毕生的精力都投身于悬壶济世、治病救人的工作中，也投身于经络本质的探索之中。

记得早在1991年，美国的经络专家马千里（Giovanni Maciocia）在为《活生生的经络》（“The Vital Meridian”）一书写序言时就说过：“针灸是对现有‘科学’知识最顽强，也是最活生生的挑战。它有4000多年的历史，并且根植于一种‘身心统一’的哲学。而这种哲学完全不同于现代西方的世界观。但这个老古董居然不在现代科学面前自然消亡，反而不断成长。如果‘经络’和‘气’这些东西真的存在，那么，有关身心关系的现代观点，显然都要修改。”

确实，古典的中医，尤其是中医中的经络系统，是对现代科学的一种最活生生的挑战。

近几年，中国社科院把产生现代自然科学的西方文化称为“两希文化”。我高度欣赏他们的这一总结。其实，现代的欧美文化，就是希腊文化与希伯来文化的混合体。而所谓的现代自然科学（也就是最狭义的“科学”）就是在“两希文明”碰撞的基础上产生的。它是古希伯来文化与希腊文化碰撞的产物。

所以，现代自然科学又可以分成两大块，那就是“科学的精神”与“科学的方法”。前者来源于古希伯来文明，而后者来源于古希腊文明。

所谓的“科学的精神”，确实是与宗教精神、艺术精神都相通的，都是对“道”的追求，都是对“美”的追求。所谓“科学的精神”也就是一种“穷根究底的精神”，就是要问“我们这个世界是从哪儿来的”？“我们人类是从哪儿来的”？“我们死了以后要到哪儿去”？等等。用哥白尼的话来说：“科学的精神就是对真理的追求。”而这些问题，希伯来人早在3500年前就细细地问过了。

而“科学的方法”，则是古希腊哲学家亚里士多德（Aristotle，前384—前322年）的发明。也就是用严格的逻辑方法，建立一个高度理性化的知识体系，强调“可观察性，可重复性，定量性”等，并且追求人类知识的统一性。

第一个实施亚里士多德理想的，是希腊的数学家欧几里得（Euclid，约前330—前275）。他当时在埃及科学院当访问学者，把尼罗河每年测量的大量的数据进行了整理，写下了重要的《几何原本》，也就是我们现在初中一年级就学过的《平面几何学》。其实，这一门学科，几乎人人都学过，但可惜绝大多数人都忘了。它就是现代自然科学的模板，是极为重要的现代科学标准。

2000年后，牛顿（Sir Isaac Newton，1643—1727年）按这一模板，把哥白尼、伽利略、开普勒等先辈物理学家和他自己天文观察和实验结果整理成了《经典物理学》。在这经典物理学中，有著名的“牛顿三大定律”，也就是物理学家发现的，“天道”的理性表达式之一。

其实，牛顿第三定律“作用力等于反作用力”，也就是佛家早就发现的“因果报应”。但是，佛学只是一种模模糊糊的哲学表达式；而牛顿第三定律却可以非常清楚地写成“F = -F”，既可以客观地测定，又可以定量地计算。这就是现代科学的强项。于是，现代科学，尤其是现代物理学，成了人类知识系统中最美丽的一幢大厦。在牛顿建立的“经典物理学”的第一层楼上面，现代物理学家又建了第二层“电动物理学”，第三层“统计物理学”，和第四层“量子物理学”。现代化学和现代医学（西医）就是在第四层物理学上建立起来的，代表了目前现代科学的水平。

虽然现代自然科学并不是真理，只是人类对世界的一种认识和知识系统。但现代科学，尤其是现代物理学，确实是人类世界中最有理性、最有逻辑、最为严密的、最有自我批判精神的知识体系；同时，也是一个不断发展、不断完善的知识体系。正因为这样，在物理学第四层楼的上面，现代物理学家又开始构建物理学大厦的第五层：“生命物理学”，希望在这一层中，能构建一个能真正与古典中医兼容的、更宽广的理论体系。

从这一角度来看，中医可以看成是一种“古典科学”，因为也是中国古人一种对“道”的追求，对真理的追求，并且已经建立了一个相当自洽的、相当美丽的理论体系。可以不夸张地说，中医早就有了人类古典医学中，最为美丽、最为自洽、最为完善的医学理论体系。她不但在2000多年的漫长历史中，救了无数人的生命，使得中华民族成了一个人口众多的巨大民族，现在又对现代文明中发展起来的现代科学提出了有力的挑战，使得现代科学又有了进一步发展的动力和新的营养。

但是，由于历史和地理的原因，在华夏文化中发展出来的中医的理论系统，与在两希文化中发展起来的现代科学的理论系统，还不能很好地兼容。这就造成的了所谓“中医不科学”等说法。其实，这既是对中医的严重误解，也是对现代科学的严重误解。

说到底，所谓中医的现代化研究等等，就是寻找一条道路，如何把古典中医理论与现代科学理论兼容。其实，在科学发展的道路中，已经出现过许多次理论体系不兼容的问题。每当出现这样的问题，就需要寻找一个更大的理论框架，来包容这两种不同的理论体系。所以，我们现在又面临新的挑战，如何建立一个更有包容能力的、更广阔的科学理论系统。

现在，由于全球化，“古典中医”与“现代科学”这两个独立发展出来的科学理论体系，碰撞起来了。这种碰撞，不但对于古典中医是一个挑战，同时对于现代科学理论系统也是一个强大的挑战。真如马千里说的：“如果‘经络’和‘气’这些东西真的存在，那么，有关身心关系的现代观点，显然都要修改。”

其实，李定忠老师所做的第一步工作，就是马千里所说的，去证明“经络”和“气”真的存在。出身于皮肤科的他，首先从大量循经皮肤病的观察着手，证明了，“经络”并不是古人“面壁虚构”出来的东西，而是一种客观的存在。然后，他又从“气至病所”的中医基本概念出发，对“感传线路”变异性做了细致的观察，从而证明了“气”的客观存在和运动方式。

于是，李定忠老师马上就遇到了马千里说的第二个问题：“如果‘经络’和‘气’这些东西真的存在，那么，有关身心关系的现代观点，显然都要修改。”所以，许多年来，李定忠老师都在苦苦思考，从现代科学的角度来看，“经络”和“气”的背景又是什么呢?

为了解决这一个问题，李定忠老师又与许多不同学科的现代科学家合作，从各种不同的角度，对“经络”和“气”的背景做了几十年的长期探索。同时，他们也尽可能做出了许多可能的解释。他们的这些宝贵的工作，为进一步的探索，又提供了丰富的经验和扎实的资料。希望这次李老师著作的出版，能使更多的人，无论是东方还是西方，都能更多地来关注经络的现代科学研究，从而使中医和西医，都能更上一层楼。

在这儿，我还想借机提一下，除了李定忠老师这样的探险的勇士，还有与他同一辈的胡翔龙教授、张仁骥教授、祝总骧教授、李志超教授、孟昭威教授、孟竞璧教授、孙忠仁教授等，还有比我们都年轻的张维波教授，都是在20世纪70年代就开始进行“经络现代科学研究”的科学家。他们在“文化大革命”那样动乱的日子里，静心埋头苦干，在艰苦的条件下，用当时最先进的科学技术，对人类最古老的问题，做了大量精密细致的实验观察，积累了极为宝贵的资料，在经络研究方面，扎扎实实地，也默默无闻地把中国的科学水平推到国际的最前沿。

所以，他们才是中华民族真正的英雄。他们不是战争的英雄，而是和平的英雄。他们在世界一种最古老的文化中，默默地挖掘出了许多瑰宝，并把它重新献给整个人类的进步、和平与健康。他们也都是在未知世界探险的勇士，都是追求真理的勇士。他们也都是人类的脊梁。

我相信，通过这样的东西方文化的碰撞，以及东西方的大夫们和科学家们孜孜不倦长期探索，一定会创造出一个更为完善、更为美好的新医学、新科学，以及新的人类文明。

张长琳

原中国浙江大学生命科学院生物物理教授，中国，杭州

原德国西根大学客座教授，德国，西根

《国际物理治疗和生命物理学学报》主编，瑞士，日内瓦

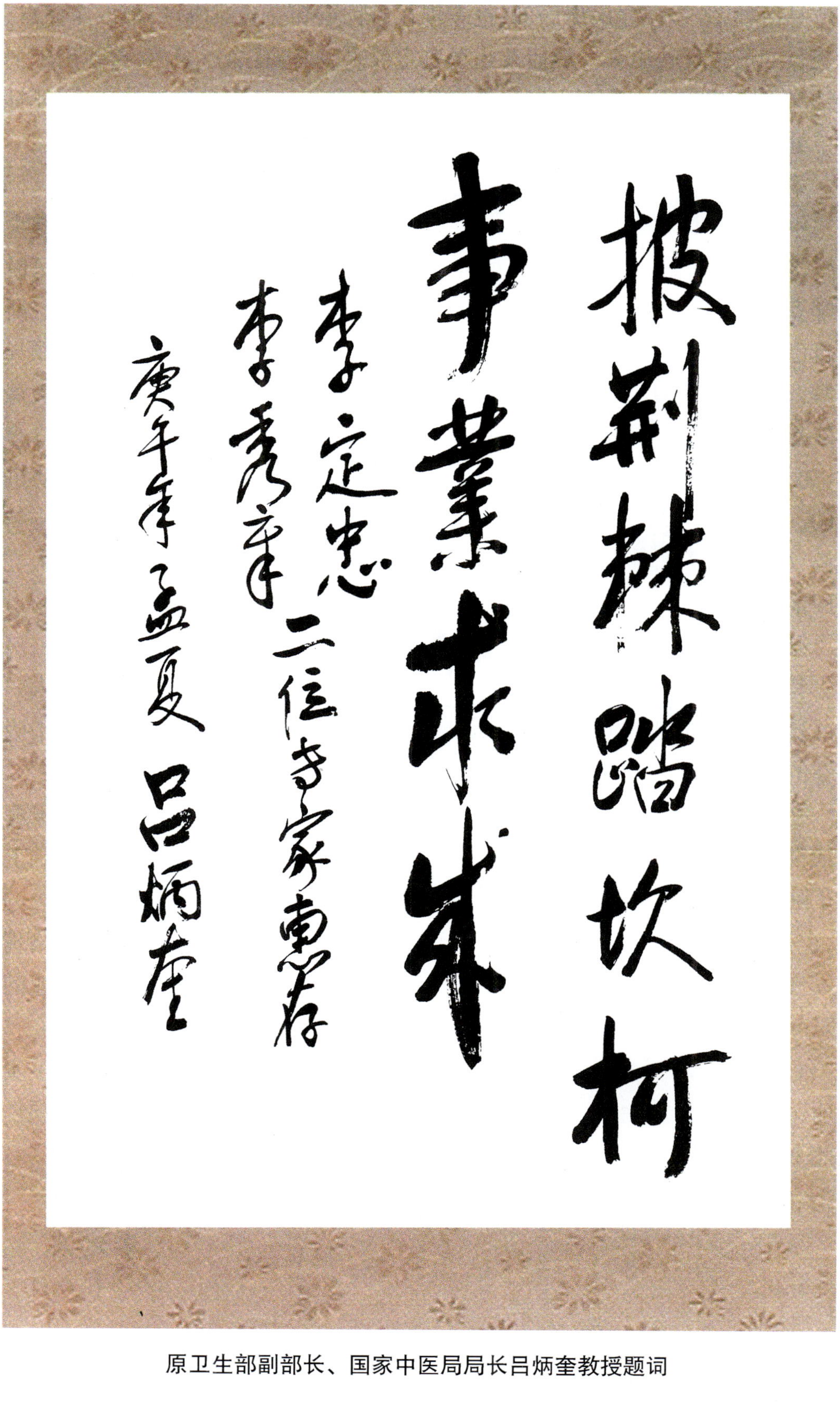

原卫生部副部长、国家中医局局长吕炳奎教授题词

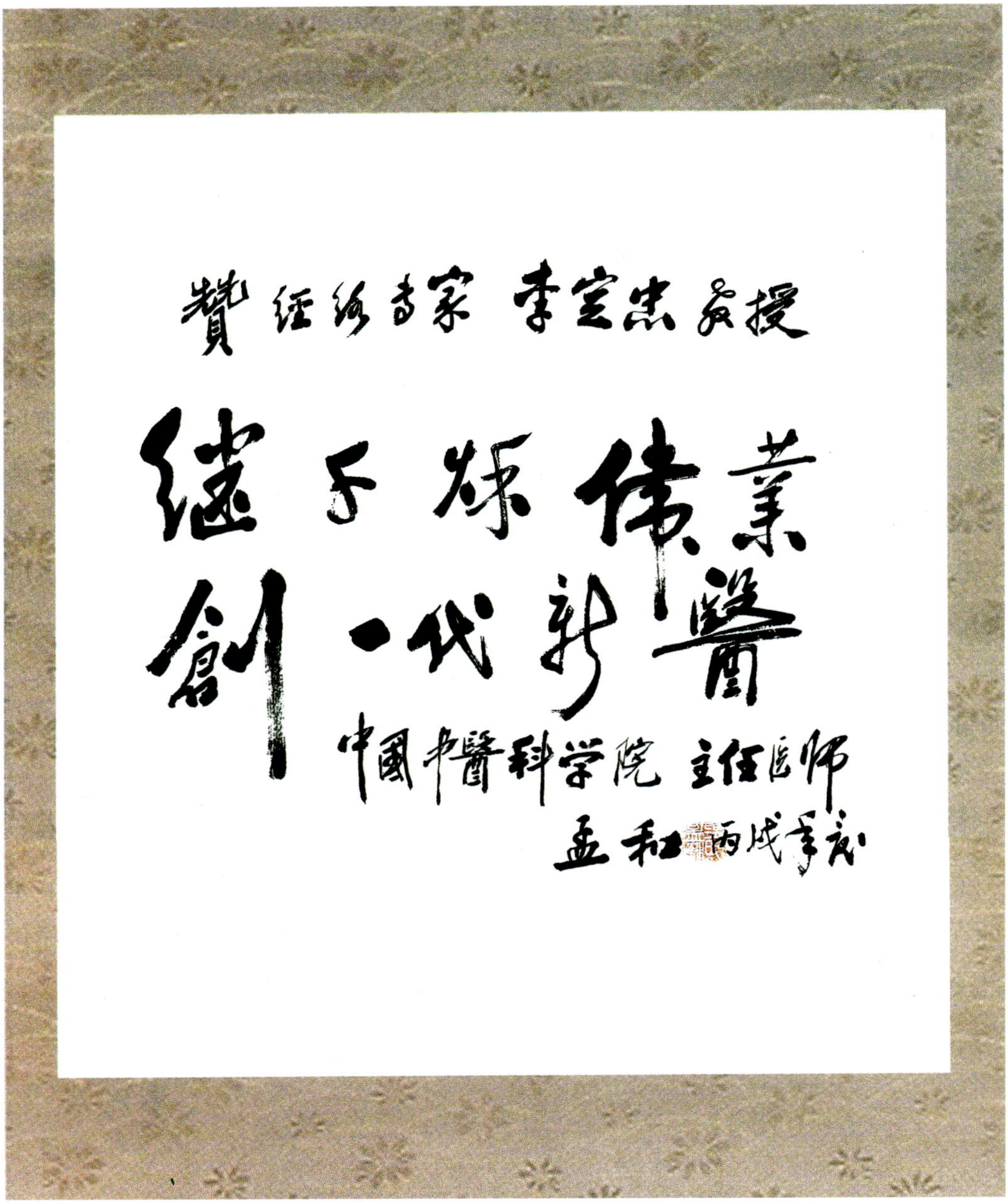

中国中医科学院主任医师孟和题